U0263640

中国心血管健康与疾病报告
2021

ANNUAL REPORT ON CARDIOVASCULAR HEALTH AND DISEASES IN CHINA（2021）

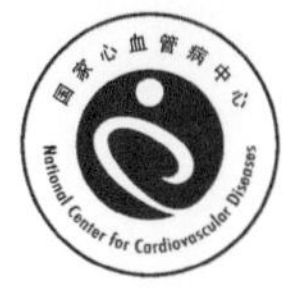

国家心血管病中心

National Center for Cardiovascular Diseases，China

科学出版社

北京

内 容 简 介

本书由国家心血管病中心编写。共分七个部分：第一部分心血管健康影响因素，第二部分心血管病危险因素，第三部分心血管病社区防治，第四部分心血管病，第五部分心血管病康复，第六部分心血管基础研究与器械研发，第七部分心血管病医疗费用。收录了中国心血管健康与疾病方面的大样本横断面和队列人群流行病学调查、随机对照临床研究、大样本注册登记研究和社区防治典型案例等有代表性的、已发表的、高质量的研究结果。

本书内容全面、准确、完整，具有代表性和权威性，可以为政府部门制定相关政策提供参考依据，也可为广大医务工作者、医学生日常工作和科学研究提供参考。

图书在版编目（CIP）数据

中国心血管健康与疾病报告 . 2021/ 国家心血管病中心主编 . —北京：科学出版社，2022.4

ISBN 978-7-03-071960-7

Ⅰ . ①中…　Ⅱ . ①国…　Ⅲ . ①心脏血管疾病－诊疗－研究报告－中国－2021　Ⅳ . ① R54

中国版本图书馆 CIP 数据核字（2022）第 048071 号

责任编辑：路　弘 / 责任校对：张　娟
责任印制：李　彤 / 封面设计：龙　岩

科 学 出 版 社 出版
北京东黄城根北街 16 号
邮政编码：100717
http://www.sciencep.com
北京建宏印刷有限公司 印刷
科学出版社发行　各地新华书店经销
*
2022 年 4 月第　一　版　开本：889 × 1194　1/16
2023 年 1 月第三次印刷　印张：14 1/4
字数：380 000

定价：150.00 元

（如有印装质量问题，我社负责调换）

《中国心血管健康与疾病报告》（2021）编委会

主　编　胡盛寿

副主编（以姓氏汉语拼音为序）

陈义汉　高润霖　葛均波　顾东风　韩雅玲　吴以岭　杨宝峰　张　运　郑　哲

专家咨询组（以姓氏汉语拼音为序）

蔡　军　常继乐　陈　红　陈敬洲　陈鲁原　陈晓平　陈育德　陈韵岱　董吁钢

樊　静　冯颖青　高润霖　葛均波　顾东风　郭晓蕙　韩雅玲　胡大一　胡盛寿

黄　岚　黄从新　黄德嘉　纪立农　贾伟平　姜一农　孔祥清　李　保　李　静

李　卫　李　勇　李光伟　李惠君　李立明　李南方　李庆印　李守军　李小鹰

李玉明　刘力生　柳志红　陆菊明　马冠生　牟建军　潘长玉　潘湘斌　饶克勤

舒　畅　孙寒松　唐熠达　陶　军　田　野　王　利　王　薇　王　巍　王继光

王建安　王文志　王拥军　王增武　吴　明　吴良有　吴以岭　肖瑞平　谢良地

严　激　严晓伟　杨宝峰　杨新春　杨艳敏　杨跃进　叶　平　袁　洪　袁祖贻

张　浩　张　健　张　澍　张　运　张抒扬　赵　冬　赵水平　赵文华　郑　哲

周胜华　周玉杰　朱　毅　朱大龙　朱鼎良　朱晓东　祝之明　庄　建　邹云增

编写委员会（以姓氏汉语拼音为序）

安　涛　蔡　军　蔡建芳　陈　冬　陈海波　陈可冀　陈丽霞　陈琦玲　陈晓荣

陈韵岱　丁荣晶　董虹孛　樊晓寒　冯　雪　冯芮华　高润霖　葛均波　巩秋红

顾东风　郭远林　韩雅玲　何建国　厚　磊　胡大一　胡盛寿　黄　洁　姜　垣

兰　峰　李光伟　李建军#　李建军*　李湉湉　刘　静　刘　蔚　刘爱玲　刘芳超

刘克军　刘力生　鲁向峰　罗明尧　罗新锦　马　晶　马丽媛　马树红　米　杰

欧阳晨曦　芮　璐　施小明　舒　畅　宋　雷　宋海庆　宋为群　孙筱璐

唐　闽　王　利　王　玉　王文志　王拥军　王增武　吴　浩　吴　静　吴寸草

吴永健　武　霄　肖瑞平　熊长明　许海燕　严晓伟　杨进刚　杨晓辉　杨新春

叶琳琳　于　欣　袁　昕　翟　屹　张　剑　张　健　张　翼　张　运　张而立

张书敏　张抒扬　张宇辉　赵　力　赵　勇　赵文华　曾绮娴　邹玉宝　左惠娟

中国康复研究中心（北京博爱医院）　* 中国医学科学院阜外医院

编辑部

责任编辑：樊　静

编辑助理：王增武　杨进刚　马丽媛　刘明波　何新叶　杨　阳

前 言

随着社会经济的发展，国民生活方式的变化，尤其是人口老龄化及城镇化进程的加速，居民不健康生活方式日益突出，心血管病危险因素对居民健康的影响越加显著，心血管病的发病率仍持续增高。目前心血管病死亡占城乡居民总死亡原因的首位，农村为46.74%，城市为44.26%。心血管病给居民和社会带来的经济负担日渐加重，已成为重大的公共卫生问题，加强政府主导的心血管病防治工作刻不容缓。

2019年6月24日，国务院印发了《国务院关于实施健康中国行动的意见》，从国家层面出台《健康中国行动（2019—2030年）》，提出从以“疾病”为中心向以“健康”为中心转变，从注重“治已病”向注重“治未病”转变。为响应“健康中国行动”，贯彻“以基层为重点，以预防为主”的国家方针，真正实现使心血管病防治主战场由医院逐步向社区转移，国家心血管病中心将2005年以来每年组织全国相关领域的专家编撰的《中国心血管病报告》改版为《中国心血管健康与疾病报告》。内容方面增加了心血管健康行为、康复、心血管基础研究等。倡导心血管全生命周期的健康管理，提高居民的心血管病风险意识，强调每个人是自己健康的第一责任人，注重不健康饮食和身体活动不足等上游危险因素控制，从源头上预防心血管疾病。

《中国心血管健康与疾病报告2021》仍坚持入选的材料为大样本横断面和队列人群流行病学调查、随机对照临床研究、大样本注册登记研究和社区防治典型案例等具有代表性的、已发表的、高质量的研究结果。经编委会专家的集体讨论，以求内容全面、准确和完整，充分体现代表性和权威性。

该报告可以为有关政府部门制定相关政策提供重要的参考依据，不仅是国家心血管病防治和开展国际交流与合作的资讯平台，也是提升中国在心血管病防治研究领域国际地位和影响力的重要组成部分。在我们历年的编写过程中，得到了国家卫生健康委员会、国家心血管病中心、中国医学科学院阜外医院、《中国心血管健康与疾病报告》编写编委会和学术委员会等机构和专家学者的大力支持和帮助，在此谨向他们表示衷心感谢。

尽管在编写过程中力求精益求精，可能还会存在疏漏之处，恳请广大读者提出宝贵意见，以使今后的报告更加臻于完善。

国家心血管病中心

2022年4月

目　录

概　要

1　心血管健康影响因素

1.1　烟草使用

2017年，中国吸烟导致的死亡人数为260万，占全球因烟草使用而死亡人数（830万）的近1/3，烟草使用对中国人群健康的危害程度远超全球平均水平。

2018年，中国≥15岁男性吸烟率为50.5%，女性为2.1%。中学生尝试吸烟率为17.9%，吸烟率为5.9%。超过50%的学生家里至少有一位吸烟的家长。

2018年，二手烟暴露率为68.1%，其中几乎每天都暴露于二手烟的比例为35.5%。现在电子烟使用率为0.9%。≥15岁吸烟人群的戒烟率为20.1%。

中国慢性病前瞻性研究（CKB）对50多万名成人平均随访7年的结果表明，与从不吸烟者相比，城市男性吸烟者死于心血管病（CVD）的风险比（HR）为1.63，农村男性吸烟者为1.24。女性吸烟者死于CVD的风险高于男性。

1.2　合理膳食

1982—2012年中国全国营养调查（CNNS）和1989—2015年中国健康与营养调查（CHNS）数据显示，中国居民的主要食物摄入量发生了明显变化，其主要特征是谷物和蔬菜的摄入量减少，动物性食物的摄入量增加，以猪肉为主。鸡蛋、鱼和奶制品的摄入量仍然很低，随着时间的推移，也只有很小幅度的增加。食用油明显增加，家庭烹调用盐减少，但食用油和烹调用盐的消费量均远高于推荐量。

在膳食结构方面，中国居民总能量摄入呈下降趋势。蛋白质摄入量变化不大，而碳水化合物供能比呈明显下降趋势，脂肪供能比呈上升趋势且已超过膳食指南推荐的上限水平（膳食指南推荐范围：20%～30%），农村脂肪供能比首次突破30%的推荐上限；维生素和矿物质摄入不足的风险依然存在。

根据2015—2017年中国居民营养与健康状况监测的73 572名≥2岁居民的数据，平均每标准人日的能量摄入量为2007.4kcal、碳水化合物266.7g、蛋白质60.4g、脂肪79.1g。

2016—2017年中国儿童与乳母营养健康监测对8777名6～11岁儿童的分析显示，该组人群膳食能量、蛋白质、脂肪和碳水化合物的日摄入量分别为1591.7kcal、50.0g、69.6g和196.3g。

对7265名中国12～17岁人群的分析显示，膳食能量、碳水化合物、脂肪和蛋白质的平均每人日摄入量分别为1995.0kcal、253.8g、84.5g、61.4g；碳水化合物、脂肪和蛋白质的供能比分别为50.6%、37.1%、12.3%。

一项对CHNS 1991—2015年29 238名成人数据进行分析的研究显示，我国正经历传统膳食模式向西方膳食模式的转变：我国南方膳食模式（高摄入量的大米、蔬菜和猪肉）得分下降，现代膳食模式（高水果、乳制品、蛋糕和其他糕点）和肉类膳食模式（高摄入量的内脏、家禽和其他牲畜肉类）得分上升。

一项在2014年对我国14个省（市）27 485名≥3岁人群中开展的调查显示，碳酸饮料中添加糖的每日平均摄入量为0.5g，供能比为0.11%；消费人群添加糖的每日平均摄入量为13.4g，供能比为2.69%。13～17岁青少年为碳酸饮料高消费群体。

2019年“农村义务教育学生营养改善计划”对中西部贫困农村27 374名中小学生的零食消费情况的调查显示，14.0%的学生每天吃零食≥2次，零食选择的前3位依次是蔬菜和水果（50.6%）、饼干和面包（50.1%）、膨化食品（40.0%）。

2015年中国成人慢性病与营养监测显示，中国18～59岁居民过去一周在外就餐的比例为36.1%，23.9%的人在外就餐次数≥7次；男性、18～44岁人群、城市、高学历、家庭收入高、未婚以及在职人员在外就餐的行为更为普遍。与2010—2012年相比，18～44岁人群在外就餐比例增长了14.7%，45～59岁人群增长了9%。

2015—2017年，中国居民营养与健康状况监测对181 795名≥18岁居民的调查显示，我国成人饮酒率为43.7%，饮酒者的平均酒精摄入量为28.3g/d，危险饮酒率（男性平均每日纯酒精摄入量41～61g，女性21～41g）为9.4%，有害饮酒率（男性平均每日纯酒精摄入量≥61g，女性≥41g）为13.7%，饮酒率、危害饮酒率和有害饮酒率均较2010—2013年增加。

全球疾病负担（GBD）2017显示，2017年，膳食纤维摄入较低导致中国170 143人因缺血性心脏病（IHD）死亡。在与脑卒中有关的前5位危险因素中，膳食因素占3个：钠摄入过多、水果摄入不足、谷类摄入不足，人群归因分值（PAF）分别为38.5%、24.2%和24.1%。

CKB研究对461 047名30～79岁居民平均随访11.2年后发现，不健康的饮食方式（过去一年中不能每天摄入蔬菜、水果、鸡蛋，并且每天或每周摄入红肉）增加缺血性脑卒中风险（HR＝1.23，95%CI：1.14～1.33）；过量饮酒（过去一年中每天酒精摄入量≥30g）或戒酒增加缺血性脑卒中（HR＝1.21，95%CI：1.17～1.26）和出血性脑卒中风险（HR＝1.30，95%CI：1.20～1.40）。

低钠盐与脑卒中关系研究（SSaSS）是一项开放标签的整群随机试验，在中国600个村庄纳入了有脑卒中病史，或者年龄≥60岁且患高血压的20 995名居民，平均随访4.74年。结果显示，与食用普通盐相比，食用低钠盐者脑卒中发生风险降低了14%（每1000人年事件数：29.14 vs 33.65；RR＝0.86，95%CI：0.77～0.96；$P=0.006$）。在食用低钠盐的参与者中，高钾血症引起的严重不良事件发生率并未显著高于食用普通盐的参与者。

1.3 身体活动

采用多阶段整群抽样的中国学龄儿童青少年身体活动和体质健康研究调查了各省共计12万～13万余名中小学生，发现2017年小学生和初中生的身体活动达标率高于2016年，高中生达标率没有明显改变。

2016年，85.2%中小学生每周参加≥2节体育课。31.5%的中小学生每周参加≥5次课外体育训练。中小学生平时看各类屏幕时间（看电视、使用手机或电脑）≥2h的比例分别为8.7%、11.5%、9.0%，而周末则分别升高至23.7%、27.7%、17.5%。

2014年国民体质监测显示，中国居民经常参加锻炼率为33.9%。除70岁以上人群外，30～39岁人群经常参加锻炼率最低，60～69岁人群最高。

CHNS发现，1991—2009年，中国成人平均身体活动总量呈下降趋势（399MET·h/7d vs 213MET·h/7d）。2011年男性职业活动量较1991年下降了31%，女性的趋势类似。

CHNS还显示，中国成人静态行为时间从1991年的平均15.1h/周增加至2009年的20.0h/周。中国慢性病及其危险因素监测报告显示，≥18岁成人业余静态行为时间由2010年的平均2.7h/d升高至2013年的

3.3h/d，城市升高幅度大于农村，男性、女性相似。

根据世界卫生组织（WHO）2016年发布的全球168个国家2001—2016年的身体活动数据，对其中40～74岁人群资料的分析显示，达到身体活动建议目标可以预防我国18.3%的过早死亡，相当于每年避免101.65万40～74岁的人过早死亡。

GBD 2016研究显示，中国归因于缺乏身体活动而导致的年龄标化脑卒中死亡率在1990—2016年趋于下降，男性年龄标化脑卒中死亡率由6.0/10万下降至1.8/10万，女性由3.4/10万下降至0.6/10万，男性的年度净变化率为-1.3%，女性为-2.9%。

对中国动脉粥样硬化性心血管病风险预测研究（China-PAR）队列中基线无CVD的100 560人中位随访7.3年的资料分析显示，与基线时未达到中高强度身体活动推荐目标者相比，CVD发病风险在达标者中降低了26%（HR＝0.74）；高度活跃者的风险可降低38%（HR＝0.62）。与基线及随访期间身体活动均不活跃者相比，保持活跃者的CVD风险可降低43%（HR＝0.57）。

CKB队列研究中48.7万余名基线无CVD人群平均随访7.5年的结果显示，总身体活动量与CVD死亡呈显著负关联，与活动量最低组（≤9.1MET・h/d）相比，最高5分位组（≥33.8MET・h/d）CVD死亡风险降低41%（HR＝0.59）。身体活动量每增加4MET・h/d，风险降低12%；增加职业或非职业活动均可降低CVD死亡风险。

对上海男性和女性健康研究中12万余名成人的长期随访显示，与不参加休闲身体活动者相比，中等强度休闲身体活动（如打太极拳、跳舞、健身步行等）参加者的CVD死亡风险下降14%（HR＝0.86）；即使未达到最小推荐量（7.5MET・h/7d），CVD死亡风险也有明显下降，并且存在剂量反应关系。

GBD研究显示，2013年中国由于身体活动不足导致的医疗费用约48.6亿美元，占全球的10%，其中间接费用17.8亿美元，直接费用30.8亿美元。家庭支出占33.90%，政府支出占55.80%，第三方支出占10.30%。

对中国慢性病与危险因素监测（2007年）及中国卫生服务调查（2003年）的数据进行综合分析后显示，2007年中国居民患冠心病、脑卒中、高血压、癌症和2型糖尿病直接归因于身体活动不足（未达到WHO推荐标准）的比例分别为12.3%、15.7%、8.5%、11.3%和13.5%，同时，因缺乏身体活动而导致的超重或肥胖还可进一步加重这种风险。2007年缺乏身体活动造成的经济负担为67亿美元，占当年主要慢性病全部经济支出的15.2%，直接医疗支出超过了年度中国主要非传染性疾病总直接经济负担的15%。

1.4　健康体重

2012年，中国6岁以下儿童超重率和肥胖率分别为8.4%和3.1%。与2002年相比，分别增加了1.9%和0.4%。

2012年中国≥18岁居民超重率30.1%，肥胖率11.9%。与2002年相比，分别增加了7.3%和4.8%，农村增幅高于城市。

2014—2018年，中国心血管病高危人群早期筛查与综合干预项目（China PEACE）对270万名35～75岁人群的调查显示，女性年龄标化腹型肥胖（腰围≥85cm）率为32.7%（32.6%～32.8%）；男性（腰围≥90cm）为36.6%（36.5%～36.8%）。估计全国每3个人中就有1人为腹型肥胖。

预计到2030年，中国成人（中国标准）、7～17岁儿童青少年（中国标准）和≤6岁儿童（WHO诊断标准）的超重肥胖率可能分别达到65.3%、31.8%和15.6%，而超重和肥胖的人数可能分别达到78 995万、5892万和1819万。

根据GBD研究，2019年中国归因于高体重指数（BMI）的CVD死亡人数为54.95万，归因于高BMI的CVD年龄标化死亡率为38.64/10万，11.98%的CVD死亡归因于高BMI。

中国超重和肥胖导致的直接医疗费用为84亿～239亿美元，间接医疗费用为626亿美元。

按照CHNS中观察到的超重肥胖率及费用发展趋势，在没有考虑医疗保健服务费用长期增长的情况下，2030年归因于超重肥胖的医疗费用预计为4180亿元人民币（以下简称为元）。

1.5 健康心理

一项Meta分析发现，在基于医院的23项研究中，中国住院冠心病患者抑郁症患病率为51%，0.5%～25.44%为重度抑郁症；对社区冠心病患者的研究发现，抑郁症患病率为34.6%～45.8%，3.1%～11.2%为重度抑郁症。

INTERHEART研究发现，中国急性心肌梗死（AMI）患者抑郁症患病率为21.7%，明显高于无CVD病史对照组（10.4%）。虽然中国抑郁症患病率低于全球其他51个国家和地区，但抑郁与AMI的相关性高于其他国家（中国：OR＝2.27，95% CI：1.95～2.65；其他国家：OR＝1.37，95% CI：1.28～1.47）。

CKB对486 541名30～79岁中国居民的分析发现，重度抑郁症的患病率为0.6%，重度抑郁症是心脏病的危险因素之一（HR＝1.32，95%CI：1.15～1.53），尤其是城镇居民的风险增加更为显著（HR＝1.72，95%CI：1.39～2.14）。

上海精神卫生中心对中国32家医院3273名抑郁症患者的分析发现，约31.3%的抑郁症患者以循环系统疾病为首发症状。其他表现还有失眠、胃肠道系统疾病、躯干疼痛、感觉异常、神经系统疾病、性欲减退、身体疼痛等。

2 心血管病危险因素

2.1 高血压

在1958—1959年、1979—1980年、1991年、2002年进行的全国范围内的高血压抽样调查发现，≥15岁居民高血压的患病粗率分别为5.1%、7.7%、13.6%和17.6%，总体呈上升趋势。

中国高血压调查（CHS）发现，2012—2015年中国≥18岁居民高血压患病粗率为27.9%，加权率为23.2%。估计中国成人高血压患病人数为2.45亿。血压正常高值检出粗率为39.1%，加权率为41.3%，估计全国有血压正常高值人数4.35亿。

2018年，中国慢性病与危险因素监测（CCDRFS）在全国31个省、自治区、直辖市的298个县（区），对采用多阶段分层整群随机抽样方法抽取的179 873名≥18岁常住居民的调查显示，高血压患病率为27.5%（95%CI：26.6%～28.4%）。

CHNS研究对12 952名年龄＞18岁中国成人前瞻性队列调查显示，高血压年龄标化发病率从1993—1997年的40.8/1000人年增长至2011—2015年的48.6/1000人年。

1991—2011年，CHNS在中国8个省（1997年增至9个省，2011年增至12个省）对≥18岁成年人进行了8次横断面调查。结果显示，血压正常高值年龄标化检出率从1991年的23.9%增加到2011年的33.6%。

2015年，中国≥18岁成人高血压知晓率、治疗率和控制率分别为51.6%、45.8%和16.8%，与既往调查相比，均有明显提高。

2005—2010年对12 497名成人随访5年发现，在调整其他危险因素后，男性饮酒者发生高血压的风险是不饮酒者的1.236倍，女性是1.409倍。

2007—2010年全国8省调查、2011—2012年全国28个省横断面研究以及中国健康与养老追踪调查（CHARLS）均提示，空气污染可导致高血压危险增加。

一项Meta分析共纳入41项与高血压和抑郁相关的临床研究，显示我国高血压患者抑郁症的患病率为28.5%。

一项发表在《新英格兰医学杂志》上的多中心、随机对照试验显示，在对8511名老年高血压患者中位随访3.34年期间，强化治疗组4243例患者中有147人（3.5%）发生了主要结局事件，而标准治疗组4268例患者中有196人（4.6%）发生了主要结局事件（RR＝0.74，95%CI：0.60～0.92）。强化治疗组的主要结局事件发生率明显低于标准治疗组，绝对差异为1.1%。

一项研究发现，强化高血压控制（血压目标值降至133/76mmHg）与标准高血压控制（血压目标值降至140/90mmHg）相比，10年内可使中国高血压患者避免220.9万例冠心病事件、440.9万例脑卒中事件和7.51万例CVD死亡事件；与标准高血压控制相比，强化高血压控制可避免13%的脑卒中事件，使男性和女性分别避免17%和11%的冠心病事件。

根据2015—2025年中国心血管病政策模型预测，与维持现状相比，如果对已有CVD和尚无CVD的Ⅰ期和Ⅱ期高血压患者进行治疗，每年将减少80.3万例CVD事件（脑卒中减少69.0万例，心肌梗死减少11.3万例），获得120万质量调整生命年（QALY）。

中国若采纳2017年美国心脏病学会/美国心脏协会（ACC/AHA）发布的成人高血压诊断和治疗指南，并且达到目前的高血压治疗率，将使终身高血压药物治疗费用增加427亿美元，但CVD治疗费用减少37.7亿美元，同时防止141万因伤残而引起的生命年损失。

一项社区多中心前瞻性队列研究采用倾向评分匹配法和成本-效益分析法评价了抗高血压仿制药与原研药的长期降压疗效、成本-效果和心血管结局。发现仿制药组每位患者的年平均费用明显低于原研药组（分别为220.4美元和472.7美元）。使用仿制药每年平均为每位患者节省252.3美元，而两组降低收缩压的效果相似（分别为7.1mmHg±1.0mmHg和7.9mmHg±1.0mmHg）。仿制药组和原研药组的成本-效益比（随访时收缩压降低1mmHg的年平均成本）分别为31.0和59.8。与仿制药物治疗相比，原研药每多降低1mmHg的收缩压，成本增加315.4美元。

2012—2015年，中国儿童青少年心血管健康调查（CCACH）项目在全国6个城市对44 396名6～17岁儿童采用非同日3个时点的筛查策略调查儿童高血压患病率，尽管采用中国和美国各自最新标准筛查的单个时点高血压患病率有所差异（17.1% vs 15.4%），但经过非同日连续3次血压测量得到的患病率均下降了79%，最终的高血压患病率比较接近（3.7% vs 3.3%）。

在全国5个城市30所小学1～5年级开展的营养与运动干预预防高血压随机对照研究中，以15所学校为对照组（3333人），另外15所学校为干预组（3431人）。干预组实施以人群为基础的营养促进（包括营养课程、发放营养宣传手册、对学校餐厅进行配餐指导）和运动促进（每日至少20min的中高强度身体活动）。1年后，与对照组相比，干预组儿童的收缩压下降了0.9mmHg，高血压发病率下降了1.8%。

2.2　血脂异常

2015年中国成人营养与慢性病监测项目（CANCDS）对179 728名≥18岁居民的调查结果显示，中国居民总胆固醇（TC）、低密度脂蛋白胆固醇（LDL-C）、非高密度脂蛋白胆固醇（非HDL-C）、甘油三酯（TG）水平均较2002年升高。

非传染性疾病危险因素协作组分析发现，1980年，中国居民的平均非HDL-C水平是全球最低的国家之一，到2018年，则达到或超过了许多高收入西方国家的非HDL-C水平，为4mmol/L左右。

北京儿童青少年代谢综合征（BCAMS）研究分别于2004年和2014年纳入6～18岁北京市儿童青少年1660名和1649名，结果显示，2014年儿童青少年TC、LDL-C、非HDL-C和TG水平与10年前相比均明显升高。

2002年CHNS、2010年中国慢性肾病工作组调查（CNSCKD）、2011年CHNS及2012年中国居民营养与慢性病状况调查4项大型流行病学调查研究显示，中国≥18岁人群血脂异常（定义为存在任一类型的血脂异常，包括TC≥6.22mmol/L、LDL-C≥4.14mmol/L、HDL-C＜1.04mmol/L、TG≥2.26mmol/L）的总体患病率大幅度上升，由2002年的18.6%上升为2012年的40.4%。

2012—2015年CHS对中国29 678名≥35岁居民的调查显示，血脂异常总体患病率为34.7%。2014年中国脑卒中筛查与预防项目（CNSSPP）结果显示，中国≥40岁居民年龄与性别标化的血脂异常总体患病率为43.0%。

2013—2014年第四次中国慢性病与危险因素监测（CCDRFS）项目与2015年CANCDS项目数据显示，中国居民血脂异常主要类型是低HDL-C血症和高TG血症。

2012—2013年一项研究调查了全国7个省、自治区、直辖市93所中小学16 434名6～17岁儿童青少年，血脂异常的总体检出率为28.5%（儿童血脂异常切点为TC≥5.18mmol/L、LDL-C≥3.37mmol/L、HDL-C≤1.04mmol/L和TG≥1.7mmol/L）。

2012—2015年CHS调查显示，中国≥35岁成人对血脂异常的知晓率为 16.1%、治疗率为7.8%、控制率为4.0%。

第四次CCDRFS项目对163 641名居民调查显示，在15 382例高危人群中（占总人群的9.4%），LDL-C未达标率高达74.5%（LDL-C＜2.6mmol/L为达标）；在2945例极高危人群中（占总人群的1.8%），LDL-C未达标率高达93.2%（LDL-C＜1.8mmol/L为达标）。

血脂异常国际研究-中国（DYSIS-China）对25 317名≥45岁患者（调脂药物治疗至少3个月）的研究分析显示，动脉粥样硬化性心血管病（ASCVD）高危、极高危人群的LDL-C治疗达标率分别为44.1%和26.9%。

2014年11月～2017年6月，中国心血管病医疗质量改善（CCC）项目在全国150家三级医院入选既往有明确心肌梗死病史或冠状动脉血管重建术、此次再发急性冠脉综合征（ACS）的患者6523例，发现再发ACS患者入院时的他汀治疗率为50.8%，LDL-C达标率为36.1%（LDL-C＜1.8mmol/L）；其中≥75岁的再发ACS患者入院时他汀治疗率更低，仅为33.9%，达标率也更低，仅为24.7%（LDL-C＜1.8mmol/L）。

GBD 2017显示，高LDL-C归因死亡人数中81.76%死因为IHD，18.24%死因为缺血性脑卒中（IS）；高LDL-C对IHD死亡的PAF为40.30%，对IS死亡的PAF为18.49%；高LDL-C归因死亡率为61.08/10万；高LDL-C造成的伤残调整寿命年（DALY）为1816.21万人年，其中归因IHD的DALY为1394.15万人年，占76.76%；DALY率为1285.83/10万。

开滦前瞻性队列研究对51 407人平均随访6.84年，发现LDL-C升高（≥3.4mmol/L）的累积暴露时间及多次测定的LDL-C累积暴露值均显著增加AMI的新发风险，提示LDL-C的心血管危害呈“累积暴露”效应，独立于单次LDL-C测量值。

CKB研究显示：LDL-C水平与IS呈强烈正相关，与脑出血（ICH）呈强烈负相关（LDL-C每降低1mmol/L，IS相对风险降低15%，ICH相对风险增加16%），上述相关性进一步被孟德尔随机分析所验证，遗传风险评分相关的LDL-C水平每降低1mmol/L，IS相对风险降低25%，ICH相对风险增加13%；HDL-C水平与IS风险呈负相关（LDL-C和HDL-C与IS的关联相互独立），与ICH无关；TG水平与IS风险呈较弱的正相关，与ICH呈负相关。

一项研究纳入了中国多省队列研究中无ASCVD的成人21 265名（35～64岁），按照《中国成人血脂异常防治指南（2016年修订版）》10年ASCVD危险评估进行分类，结果显示：在低、中、高风险人群中，低剂量他汀类药物干预可使10年ASCVD发病率分别降低4.1%、9.7%和15.5%；将他汀类药物价格降低至2019年中央政府集中采购政策水平，可显著降低各类风险人群的增量成本效果比（ICER），从而大大提高他汀类药物用于ASCVD一级预防的成本效益。

2.3 糖尿病

1980年对30万全人群的调查显示，糖尿病患病率为0.67%。2015—2017年，在中国大陆31个省、自治区、直辖市对75 880名18岁及以上成人的横断面调查显示，中国成人糖尿病患病率（WHO标准）为11.2%（95%CI：10.5%～11.9%），糖尿病前期检出率为35.2%（95%CI：33.5%～37.0%）；采用美国糖尿病学会（ADA）诊断标准糖尿病患病率为12.8%（95%CI：12.0%～13.6%），其中既往确诊糖尿病患病率为6.0%（95%CI：5.4%～6.7%），新诊断糖尿病患病率为6.8%（95%CI：6.1%～7.4%）。估计目前中国大陆成人糖尿病人数达1.298亿（男0.704亿，女0.594亿）。

有研究基于浙江省糖尿病监测系统，对2007年1月1日～2017年12月31日新诊断的879 769例2型糖尿病患者的资料进行了分析，结果显示2型糖尿病的年龄标化总发病率为281.73/10万人年（95%CI：281.26～282.20）。标化年发病率从2007年的164.85/10万人年上升到2017年的268.65/10万人年，年均增加4.01%，且在男性、年轻人和农村地区人群中增加更快。

中国大庆糖尿病预防研究纳入了来自33个诊所的577名葡萄糖耐量试验诊断的糖耐量受损的成年人，以小组随机的方式被分配到对照组或者三种生活方式干预组中的一组（饮食、运动、饮食加运动），强化生活方式干预从1986年持续到1992年。在30年的随访中，与对照组相比，干预组使糖尿病发病推迟3.96年（中位数），糖尿病发病风险下降39%，心血管事件下降26%，复合微血管事件下降35%，心血管死亡下降33%，全因死亡下降26%。干预组脑卒中和严重视网膜病变的发生率比对照组也明显降低，干预组较对照组平均预期寿命增加1.44岁。

数学模型估计，在全国范围内对糖尿病前期人群进行生活方式干预非常具有效价比，可减少9.53%的糖尿病累积发病率，平均预期寿命增加 0.82岁，QALY增加0.52，平均总成本减少700美元，增量成本收益比（ICER）为-1339美元/QALY。

2.4　慢性肾脏病

2009年9月～2010年9月，在中国13个省、自治区、直辖市进行的全国慢性肾脏病（CKD）患病率调查研究入选了47 204名＞18岁的成年人，结果显示，CKD的总患病率为10.8%，以此推算中国约有1.2亿名CKD患者。其中，肾功能异常［eGFR＜60ml/（min·1.73m^2）］的患病率为1.7%，白蛋白尿（尿白蛋白与肌酐比值＞30mg/g）的患病率为9.4%。

2015—2016年CHARLS研究纳入了6706名≥60岁受试者，肾功能下降［eGFR＜60ml/（min·1.73m^2）］的总患病率是10.3%（95%CI：9.3%～11.2%）。随着年龄的增长，肾功能下降的患病率不断增高（60～64岁，3.3%；65～69岁，6.4%；70～74岁，11.4%；75～79岁，22.2%；＞80岁，33.9%）。

中国肾脏疾病数据网络（CK-NET）2016年度报告显示，合并CKD诊断的住院患者占该年度总住院患者的比例为4.86%。CKD患病率在糖尿病患者中为13.90%，在高血压患者中为11.41%，在心血管病患者中为7.96%。18.82%的住院CKD患者合并冠心病，16.91%合并心力衰竭，13.22%合并脑卒中，4.01%合并心房颤动。

2016年，CKD患者的人均住院费用为15 405元［四分位区间（IQR）8435～29 542元］，高于无CKD患者的11 182元（IQR 5916～18 922元）。血液透析患者平均花费89 257元，腹膜透析患者为79 653元。

2.5　代谢综合征

2010—2012年中国居民营养与健康状况调查在中国大陆31个省、自治区、直辖市纳入98 042名≥18岁调查对象，依据修订的NCEP ATP Ⅲ标准，发现代谢综合征患病率为24.2%。

2010—2012年中国居民营养与健康状况调查对16 872名10～17岁儿童青少年的调查显示，依据中华医学会儿科学分会提出的诊断标准，代谢综合征患病率为2.4%；依据Cook标准，代谢综合征患病率为4.3%。

2.6 空气污染

环境大气污染和室内空气污染是影响中国DALY的第3位和第13位危险因素。与1990年相比，2019年与室内空气污染相关的总死亡人数下降了72.7%，DALY损失下降了80.2%。

2000—2016年，中国归因于$PM_{2.5}$长期暴露的超额死亡人数逾3000万，年超额死亡人数为150万～220万。

一项在全国层面开展的$PM_{2.5}$长期暴露及相关疾病负担评价研究显示，2000—2016年中国归因于$PM_{2.5}$污染导致的死亡人数达3008万，自2013年以来，中国每年因$PM_{2.5}$暴露导致的总死亡人数呈逐渐下降趋势。

基于我国272个城市2013—2015年大气污染和死因逐日数据开展的系列研究发现，随着$PM_{2.5}$、粗颗粒物（直径2.5～10μm）、O_3、SO_2、NO_2和CO暴露浓度的增加，CVD死亡风险增加，大气污染物暴露浓度升高还与冠心病和高血压的死亡风险增加有关。

一项基于中国22.6万名城市居民的前瞻性队列研究显示，与一直使用清洁燃料做饭的居民相比，使用固体燃料做饭的居民全因死亡、CVD死亡和呼吸系统疾病死亡风险分别增加了19%、24%和43%。另外，厨房通风可降低19%的全因死亡风险和25%的CVD死亡风险。

3 心血管病社区防治

国家慢性病综合防控示范区（以下简称“示范区”）是践行“健康中国”理念、推动“健康入万策”的先导性项目。截至2020年，在中国大陆31个省、自治区、直辖市共建成488个国家级“示范区”，覆盖全国17.1%的县（市、区），已超额完成《中国防治慢性病中长期规划（2017—2025年）》提出的中期指标（2020年“示范区”覆盖率达到15%）。

天津市“示范区”在开展“三减三健”健康生活方式行动的同时，探索社区高血压管理和医联体建设等多种创新模式。2008—2018年全人群死亡监测分析表明，“示范区”人均期望寿命由81.48岁上升至82.38岁。男性由79.66岁上升至80.31岁，女性由83.44岁上升至84.51岁，而非“示范区”男性人均期望寿命无上升趋势；“示范区”AMI粗死亡率和标化死亡率均呈下降趋势，且年度变化百分比大于非“示范区”（粗死亡率：-5.36% vs -4.02%；标化死亡率：-6.27% vs -5.41%）。

重庆市和贵阳市通过持续建设健全慢性病监测系统，对“示范区”人口主要慢性病早死概率进行了分析，发现“示范区”主要慢性病早死概率呈显著下降趋势，由2012年的17.21%下降至2017年的15.38%，各年度均低于非“示范区”，而非“示范区”未见明显的年度变化，2012年和2017年分别为16.79%和17.05%。贵阳市分析发现，2018年“示范区”（含2个国家级和3个省级“示范区”）主要慢性病早死概率为15.95%，其中，CVD早死概率为7.48%，即，当年30岁的人群如果预计按当年30～69岁各年龄组的CVD死亡概率存活到69岁，由于CVD死亡的总体概率为7.48%。

4 心血管病

4.1 心血管病流行趋势

中国CVD患病率处于持续上升阶段。推算CVD现患病人数3.3亿，其中脑卒中1300万人，冠心病1139万人，心力衰竭890万人，肺源性心脏病500万人，心房颤动487万人，风湿性心脏病250万人，先天性心脏病200万人，下肢动脉疾病4530万人，高血压2.45亿人。

城乡居民疾病死亡构成比中，CVD占首位。2019年农村、城市CVD分别占死因的46.74%和44.26%。每5例死亡中就有2例死于CVD。农村CVD死亡率从2009年起超过并持续高于城市水平。

2019年农村CVD死亡率为323.29/10万，其中心脏病死亡率为164.66/10万，脑血管病死亡率为158.63/10万；城市CVD死亡率为277.92/10万，其中心脏病死亡率为148.51/10万，脑血管病死亡率为129.41/10万。

4.2　冠心病

根据《中国卫生健康统计年鉴2020》，2019年中国城市居民冠心病死亡率为121.59/10万，农村为130.14/10万。2019年冠心病死亡率继续2012年以来的上升趋势，农村地区上升明显，到2016年已超过城市水平。

2002—2018年AMI死亡率总体呈上升态势，2019年略有降低。从2005年开始，AMI死亡率呈快速上升趋势，农村地区AMI死亡率不仅于2007年、2009年、2010年超过城市地区，而且自2012年开始农村地区AMI死亡率明显升高，并于2013年开始持续高于城市水平。

2013年中国第五次卫生服务调查显示，中国大陆≥15岁人口冠心病的患病率为10.2‰，60岁以上人群为27.8‰。与2008年第四次调查数据相比（7.7‰），总患病率升高。2013年中国大陆≥15岁人口冠心病的患病人数为1140万，比2008年第四次国家卫生服务调查的全年龄段冠心病患病人数增加了约108万。

China PEACE分析了中国大陆31个省、自治区、直辖市随机抽样确定的162家二、三级医院的13 815份住院病历，发现2001—2011年，全国每10万人中，因ST段抬高型心肌梗死（STEMI）住院的患者人数逐年增加。按自然人口数估计，STEMI住院率从2001年的3.7 /10万增高至2006年的8.1/10万和2011年的15.8/10万。

China-PEACE研究显示，中国AMI患者的医疗过程和结果存在显著的地理差异，这种差异在2001、2006、2011、2015年四个时间节点持续存在。

中国急性心肌梗死注册（CAMI）研究分析显示，中国不同级别医院STEMI患者的治疗和结局存在显著差异。与省级医院相比，地、县级医院的STEMI患者接受再灌注治疗的比例较低，发生院内死亡的比例较高。

中国急性冠脉综合征临床路径研究（CPACS）纳入了中国大陆17个省、自治区、直辖市70家医院的15 140例ACS患者，结果表明ACS患者出院后规范二级预防药物的应用率逐年下降，出院时应用率为86%，1年后降至68%，2年后降至59.7%。其中，三级医院出院时应用率为90.1%，1年时降至71%，而二级医院出院时仅为79.5%，1年时降至64%。此外，收入水平较低的患者抗高血压药物和他汀类药物的应用率较低。

一项对全国不同地区53家医院3387例AMI发病24h内患者的研究显示，30d内再入院率为6.3%，近50%发生于出院后5d内。其中77.7%因为心血管事件入院，包括心绞痛（31.2%）、心力衰竭（16.7%）和AMI（13.0%）等。再入院率与欧美等发达国家的前瞻性研究结果相近，但低于美国国立数据库的数据（约7.5%）。

China-PEACE研究表明，中国AMI患者出院后早期心肌梗死再发率较高，1年内再发心肌梗死率为2.5%，其中35.7%发生在出院后30d内，再发心肌梗死患者1年病死率升高25.42倍，早期再发心肌梗死患者1年病死率最高（53.5%）。

CAMI研究分析了2013—2016年80家收治STEMI患者≥50例且有急诊经皮冠状动脉介入术（PCI）治疗能力的医院，这些医院共连续收治29 581例STEMI患者，住院病死率为6.3%。结合中国 STEMI 诊断和治疗指南及美国心肌梗死质量标准计算综合质量评分（OBCS）后显示，较低 OBCS（＜71.1%）医院、中等 OBCS（71.1%～76.5%）医院和较高 OBCS（＞76.5%）医院STEMI患者的住院病死率分别为7.2%、6.6%和5.4%。

根据医院质量监测系统（HQMS）中开展心血管病诊疗的1910家三级公立医院（占全国三级公立医院数的79.5%）和2124家二级公立医院（占全国二级公立医院数的35.9%）的10 259 521例CVD相关住院患者病案首页数据（不含军队、中医类医院），2020年中国冠状动脉介入治疗的患者为1 014 266例。

全国87家心脏中心参加的中国心脏外科注册研究（CCSR）数据显示：2013—2016年，共有56 776例患者接受冠状动脉旁路移植术（CABG）治疗，接受手术时平均年龄为（61.8±8.8）岁，女性占24.6%。CABG术后总的院内死亡率为2.1%。

2017—2019年在中国9个地点针对接受冠状动脉造影或CTA的6000余例患者进行了一项多中心横断面研究，表明面部特征与冠状动脉疾病（CAD）风险增加有关，该团队开发并验证了一种基于面部照片检测CAD的深度学习算法，该算法可以辅助识别CAD，有望用于门诊CAD概率评估或社区CAD筛查。

4.3 脑血管病

2019年，脑卒中是导致中国死亡人数最多的疾病，达2 189 175人，与2009年相比，死亡人数上升了12.4%。2019年，我国新发脑卒中3 935 182人，脑卒中患者达到28 760 186人。脑卒中也是2019年DALY的首位原因，DALY数达45 949 134，年龄标化DALY率为2412.52/10万。

2019年，中国居民脑血管病粗死亡率为149.56/10万，占总死亡人数的22.17%。在所有死亡原因中，脑血管病位列恶性肿瘤（162.46/10万）和心脏病（160.26/10万）之后，为死因顺位的第3位。

城市居民脑血管病粗死亡率为129.41/10万，占城市总死亡人数的20.61%；农村为158.63/10万，占22.94%。中国居民脑血管病粗死亡率男性高于女性，农村高于城市。

2003—2019年，农村人口脑血管病各年度的粗死亡率均高于城市居民。2006—2009年，城市居民脑血管病粗死亡率增长1.41倍，农村增长1.44倍。2009—2012年，脑血管病的粗死亡率呈逐年下降趋势，但在2013—2019年又略有上升，且农村地区相对显著。

1997—2015年，CHNS对15 917名居民的分析显示，年龄标化脑卒中发病率在北方地区为4.17/1000人年，南方地区为1.95/1000人年，南北方差异具有统计学意义。这种差异存在于农村而非城市。层级模型分析提示，地区差异可用高血压患病率差异来解释。

2013年全国短暂性脑缺血发作（TIA）流行病学研究对分布于155个疾病监测点的178 059户家庭进行面对面调查，在595 711名参与调查的人群中，TIA加权发病率为23.9/10万，男性为21.3/10万，女性为26.6/10万。据估计，全国每年新发TIA达31万人。

2013年流行病学调查显示，我国脑卒中患病率为1596.0/10万，年龄标化患病率为1114.8/10万，农村（1291.1/10万）高于城市（814.4/10万）。脑卒中标化患病率最高的是华中地区（1549.5/10万），其次为东北地区（1450.3/10万）和华北地区（1416.5/10万），最低的是华南地区（624.5/10万）。

2019年度脑血管病监测平台显示，全国31个省份共纳入291 632例急性缺血性脑卒中住院患者，发病4.5h内到院者rt-PA静脉溶栓率为30.4%，住院死亡率为0.4%。

4.4 心律失常

根据国家卫生健康委员会网上注册系统的资料统计和省级质控中心上报数据，受COVID-19疫情影响，2020年全国心脏起搏器置入86 181例，较2019年下降了4.8%，其中双腔起搏器占73%；起搏器置入适应证主要有病态窦房结综合征（55.0%）、房室传导阻滞（41.5%）和其他适应证（3.5%）。希氏束-浦肯野系统（希浦系统）起搏，包括希氏束或左束支起搏，在缓慢性心律失常患者中的可行性、安全性及有效性临床研究在国内进展迅猛。左束支起搏技术源于国内，自2019年已经在国际心血管病相关杂志上发表了70多篇学术论文。

2012—2015年CHS研究发现，中国≥35岁居民的房颤患病率为0.7%，农村（0.75%）高于城市（0.63%），其中34%的患者为新发现的房颤，自己并不知晓。

中国脑卒中筛查项目（CNSSS）在2013—2014年对1 252 703名40岁以上成年人的调查显示，中国12%的缺血性脑卒中患者合并房颤，以此推算，中国缺血性脑卒中合并房颤的患者超过215万人，而该部分患者接受抗凝治疗的比例很低，仅为2.2%，其中98.2%的药物为华法林。

中国心房颤动注册研究对2011—2014年32家医院7977例非瓣膜性房颤患者的分析发现，CHA_2DS_2-VASc评分≥2分和1分的患者接受口服抗凝药物的比例分别为36.5%和28.5%，0分的患者也有21.4%使用抗凝药物。三甲医院为9.6%～68.4%，非三甲医院为4.0%～28.2%。

据全国房颤注册研究网络平台数据显示，房颤导管射频消融（RFCA）比例逐年增加，2017年、2018年、2019年和2020年房颤RFCA占总RFCA手术的比例分别为27.3%、31.9%、33%和32.2%。目前房颤RFCA仍以环肺静脉电隔离为主，占总体消融量的60.2%，围手术期缺血性脑卒中发生率为0.4%，出血性脑卒中发生率为0.1%。

RFCA已在中国600余家医院广泛应用。国家卫生健康委员会网上注册系统资料显示，自2010年起导管射频消融手术量持续迅猛增长，年增长率13.2%～17.5%。受疫情影响，2020年射频消融手术量为102 864例，较前几年明显减少。2020年室上性心动过速消融比例为40.7%，房颤射频消融比例为32.2%，与2019年基本持平。

2005年7月～2006年6月，一项前瞻性研究对678 718人进行了随访，共发生2983例死亡，其中心脏性猝死（SCD）284例（9.5%），SCD发生率为41.8/10万，男性高于女性（44.6/10万 vs 39.0/10万），估测中国每年发生SCD约50万例。

根据国家卫生健康委员会网上注册系统的资料统计和省级质控中心上报的数据，受疫情影响，2020年ICD置入量较2019年略有下降（4800 vs 5031例）。2020年置入的ICD中，单腔占比50%；一级预防占比53%，二级预防占比47%。

中国10家医院230例长QT综合征（LQTS）患者的研究结果显示，LQT1型（*KCNQ1*突变，占37%）、LQT2型（*KCNH2*突变，占48%）和LQT3型（*SCN5A*突变，占2%）是其主要亚型。

中国离子通道病注册中心及国际项目协作小组研究显示，LQTS先证者平均发病年龄为（17.3 ± 14.2）岁，20岁以前发病者占60%，女性占76%。其中儿童LQTS恶性度高，临床表型多呈现为复杂心律失常，致病或可能致病的突变基因检出率为71%。在中国西南地区，33.7%的不明原因猝死的患者携带LQTS相关突变基因（*KCNQ1*和*KCNH2*）。

国内研究对20～50岁职工健康普查发现，早复极检出率为2.73%～3.99%，多见于男性及中等以上劳动强度者。在13 405名高中或大学生的心电图筛查中发现，早复极检出率为1%，男性多见，发生部位以下壁导联最常见，其次是下壁合并侧壁导联，形态主要为顿挫型和切迹型；随访12～36个月，未发生SCD等心血管事件和心律失常。对1215名竞技体育类大学生运动员心电图进行分析发现，早复极检出率为35.9%，男性居多，部位以下壁导联最常见，形态以顿挫型最多。

4.5　瓣膜性心脏病

2012年10月～2015年12月，一项研究采用分层多阶段随机抽样的方法对31 499名≥35岁居民通过超声心动图检测，发现1309人患有瓣膜性心脏病，瓣膜性心脏病的加权患病率为3.8%，据此推测中国约有2500万例瓣膜性心脏病患者。风湿性瓣膜病仍是我国瓣膜性心脏病的主要病因，而退行性瓣膜病的患病人数近几年明显增加。我国瓣膜性心脏病患者中，55.1%为风湿性瓣膜病变，21.3%为退行性瓣膜病变。

上海中山医院的研究人员对2011年1月～2015年12月在该院接受经胸超声心动图检查的325 910例患者资料进行分析后发现，其中诊断为主动脉瓣二瓣化的患者有3673例（1.13%），男性占69.1%，明显主动脉瓣功能不全者58.4%，升主动脉扩张者52.5%，主动脉根部扩张者19.2%。

4.6 先天性心脏病

先天性心脏病（简称先心病）在全国多地均位居新生儿出生缺陷的首位。先心病检出率存在地区差异，多为2.9‰～16‰。

一项中国新生儿先心病检出率及空间分布特征的Meta分析纳入1980—2019年617项研究中76 961 354名新生儿的资料，结果显示全国新生儿先心病检出率持续上升，从1980—1984年的0.201‰上升到2015—2019年的4.905‰。先心病检出率从西部到东部地区逐渐上升，从南部到北部地区逐渐下降。

2011年8月～2012年11月对中国东部12家医院、西部6家医院的122 765名新生儿的调查显示，中国新生儿先心病检出率为8.98‰，女性（11.11‰）高于男性（7.15‰）。

根据《中国卫生健康统计年鉴2020》, 2019年中国城市居民先心病死亡率为0.76/10万，农村为0.91/10万，农村地区高于城市地区。

2020年，根据中国生物医学工程学会体外循环分会收集的全国714家开展心脏外科手术医院的数据（包括香港特别行政区），共开展先心病手术62 704例，占所有心脏及主动脉外科手术量的28.2%，占比呈下降趋势，首次退居心血管外科治疗病种中的第2位，这可能与我国每年出生人口数量及出生率的下降、产前诊断和产前筛查的普及相关。＜18岁未成年患者的心脏手术量为37 665例，占2020年先心病总数量的60.1%，较2019年下降了6.5%，提示成人先心病矫治手术呈逐年增长的趋势，且在我国占较高比例。

综合国家卫生健康委员会先心病介入治疗网络直报系统和军队先心病介入治疗网络直报系统的资料，2019年中国大陆先心病介入治疗总量为39 027例。其中，大陆地方医院2019年先心病介入治疗量为34 758例，较2018年增加5.45%；治疗成功率为98.41%，严重并发症发生率为0.12%，死亡率为0.01%。整体上，中国地方医院先心病介入治疗例数呈缓慢上升趋势。2019年大陆开展先心病介入治疗的地方医院达313家，医师数量达483人。

4.7 心肌病

2001年10月～2002年2月，中国9个省市（区）针对8080名居民（男性4064名，女性4016名）的分层整群抽样调查显示，人群肥厚型心肌病（HCM）粗患病率为0.16%，男性患病率（0.22%）高于女性（0.10%），经年龄、性别校正后的患病率为80/10万，据此估计中国成人HCM患者超过100万例。

根据上述9省市（区）调查，中国扩张型心肌病（DCM）患病率为19/10万。2011年7月～2011年12月，中国北方非克山病地区DCM患病率调查研究实际调查7省120村共49 751人，共检出DCM患者6例，估计患病率为1.2/万。

中华医学会心血管病学分会对国内42家医院1980年、1990年、2000年三个全年段10 714例心衰患者进行分析，结果发现三个时间段的DCM比例分别为6.4%、7.4%和7.6%。

中华医学会儿科学分会心血管学组的调查显示，2006年7月～2018年12月国内33家医院共收住心肌病患儿4981例，占同期儿科住院患儿的0.079%（4981/6 319 678），其中以DCM最多［1641例（32.95%）］，其次为心内膜弹性纤维增生症（EFE）［1283例（25.76%）］和左室心肌致密化不全（LVNC）［635例（12.75%）］；住院人数整体呈逐年增多趋势。

国内一项研究对529例HCM患者进行基因检测发现，43.9%的患者有明确致病突变，其中占比最多的是*MYH7*基因和*MYBPC3*基因。2020年，中国医学科学院阜外医院研究发现常见基因变异也是导致HCM发病的重要原因，提示存在非孟德尔遗传模式，且具有种族特异性。

致心律失常型心肌病（ACM）主要由编码桥粒蛋白基因突变导致，国内研究数据显示63.3%的患者可检测到致病基因突变，其中占比最多的为*PKP2*基因。纯合的*DSG2*基因founder变异*p.Phe531Cys*是中国ACM的患病因素，占比高达8.47%，且外显率高。*PNPLA2*基因的纯合变异c.245G＞A/p.G82D与ACM的表型外显相关。

一项研究回顾性分析了2010年10月～2019年12月产前诊断的所有心肌致密化不全（NCCM）胎儿，在49 898例胎儿中鉴定出37例NCCM，NCCM在胎儿中的检出率为0.07%。其中47%发现基因检测阳性，非肌小节基因突变占绝大多数，儿童和成人最常见的3个肌小节基因（*MYH7*、*TTN*和*MYBPC3*）均未发现突变。

4.8　心力衰竭

一项中国10个省市20个城市和农村15 518人的调查显示，2000年中国35～74岁人群慢性心力衰竭患病率为0.9%，据此保守估计中国约有400万例慢性心力衰竭患者。

CHS对22 158名居民的分析显示，在≥35岁的中国人群中，心力衰竭患病率为1.3%，左心室收缩功能障碍患病率［左室射血分数（LVEF）＜50%］为1.4%，中/重度舒张功能障碍患病率为2.7%。

中国心力衰竭注册登记研究（China-HF）对2012年1月～2015年9月全国132家医院13 687例心力衰竭患者的分析显示，住院心力衰竭患者的病死率为4.1%。

2020中国心力衰竭医疗质量控制报告，对2017年1月～2020年10月全国113家医院33 413例记录院内转归的心力衰竭患者分析显示，住院患者的病死率为2.8%。

对2011年1月～2012年9月北京地区14家医院因急性心衰而急诊就诊的3335例患者进行长达5年的随访发现，5年全因病死率为55.4%，心血管病死率为49.6%，中位生存时间为34个月。

根据2020年中国心力衰竭医疗质量控制报告，心力衰竭患者平均年龄为（67±14）岁，男性占60.8%，心力衰竭患者中瓣膜病所占比例逐年下降，高血压（56.3%）、冠心病（48.3%）成为目前中国心力衰竭患者的主要病因。感染是心力衰竭发作的首要原因，其次为心肌缺血和劳累。射血分数降低、射血分数中间值和射血分数保留的心力衰竭分别占40.2%、21.8%和38.0%。

中国住院心力衰竭患者整体利尿剂的使用率变化不明显，地高辛的使用率受国际临床研究的影响呈下降趋势，醛固酮受体拮抗剂及β受体阻滞剂的使用率上升。RAS阻滞剂的整体使用率呈上升趋势，但因血管紧张素受体脑啡肽酶抑制剂（ARNI）的问世，ACEI和ARB的使用率降低。

根据国家卫生健康委员会网上注册资料统计和省级质控中心上报数据，2020年CRT置入量为3896例，较2019年下降13.9%。因符合CRT-P适应证的患者同时符合CRT-D适应证，CRT-D的置入比例在逐年增长。2013—2015年22家中心纳入454例CRT-P/D的研究结果显示，52.2%的患者选择CRT-D。2019年接受CRT治疗的病例中CRT-D的比例进一步增长（占64%）。年置入40例以上的医院CRT-D置入比例更高，而GDP水平较低地区CRT-D的置入比例更低。

截至目前在中国境内共有16家医院开展了近100例左心室辅助装置置入术。其中国家药品监督管理局共批准了3项置入式左心室辅助装置治疗终末期心脏衰竭安全性和有效性评价的临床试验研究。

第1项是中国医学科学院阜外医院牵头，由重庆永仁心生产的EVAHEART Ⅰ临床安全性和有效性研究。2018年1月～2021年1月，共入组完成17例EVAHEART Ⅰ置入术，围手术期死亡0例。长期随访，除2例分别于术后156d和1035d接受心脏移植外，其余15例患者长期携带人工心脏生存350～1100d。

第2项是中国医学科学院阜外医院牵头，由苏州同心生产的CH-VAD安全性和有效性的临床试验研究。2019年1月～2020年12月，5家中心共完成33例CH-VAD置入术，围手术期死亡3例，其余30例术后1个月心功能恢复至NYHA Ⅰ～Ⅱ级。长期随访显示，1例患者心脏功能恢复术后166d撤除装置，1例患者术后190d撤除装置接受心脏移植，其余28例长期随访携带装置生存360～1600d。

第3项是由航天泰心生产的“火箭心”治疗终末期心力衰竭安全性和有效性的临床试验研究，已完成50例入组，具体数据有待进一步公布。

根据中国心脏移植注册系统数据，截至2020年，中国共有56所医疗机构具备心脏移植资质，2015—2020年，中国各移植中心实施并上报心脏移植年手术量依次为279例、368例、446例、490例、679例和557例，6年共完成并上报2819例（不包含香港、澳门和台湾地区的数据）。2020年，中国接受心脏移植患者中，非缺血性心肌病占比为74.4%；在儿童心脏移植受者中，非缺血性心肌病占比为84.9%。2020年，中国心脏移植受者院内存活率为88.5%，多器官衰竭和移植心脏衰竭占早期死亡原因的60%以上。2015—2020年，全国心脏移植术后1年生存率为85.3%，术后3年生存率为80.4%。其中，成人心脏移植术后1年生存率和3年生存率分别为85.3%和80.4%；儿童心脏移植术后1年和3年生存率分别为91.0%和84.0%。

4.9 肺血管病和静脉血栓栓塞性疾病

4.9.1 肺动脉高压

2007年5月～2010年10月，全国多中心研究纳入确诊的成人肺动脉高压（PH）患者551例，包括动脉性肺动脉高压（PAH）487例（88.4%）和慢性血栓栓塞性肺动脉高压（CTEPH）64例（11.6%）。PAH中各亚型所占比例分别是先天性心脏病相关性PAH（PAH-CHD）273例（56.1%）、结缔组织病相关性PAH（PAH-CTD）64例（13.1%）和特发性PAH（IPAH）150例（30.8%）。

2014年全国系统性红斑狼疮（SLE）多中心协作组（CSTAR）的数据表明，若将PH定义为经超声心动图测得的静息状态下肺动脉收缩压≥40mmHg，SLE患者中PAH的患病率为3.8%（74/1934）。

2006年以前中国没有治疗PAH的靶向药物，IPAH及家族性PAH的1年、3年和5年生存率分别为68.0%、38.9%和20.8%，进入靶向药物时代后IPAH的生存状况明显改善，1年和3年生存率分别为92.1%和75.1%。

4.9.2 肺血栓栓塞症与深静脉血栓形成

1997—2008年，中国60多家三甲医院的16 972 182例住院患者中共有18 206例确诊为肺栓塞（PE），PE在住院患者中的占比为0.11%。1997—2008年中国PE病死率显著降低，从1997年的25.1%（95%CI：16.2%～36.9%）降至2008年的8.7%（95%CI：3.5%～15.8%）。

中国静脉血栓栓塞症（VTE）住院率和病死率研究分析了2007年1月至2016年12月中国大陆90家医院105 723例VTE患者。其中43 589例（41.2%）为PE合并深静脉血栓（DVT），62 134例（58.8%）为单纯DVT。年龄及性别校正后的住院率由2007年的3.2/10万增至2016年的17.5/10万，住院病死率由2007年的4.7%降至2016年的2.1%，住院时间从14d降至11d。

中国肺栓塞注册登记研究（CURES）2009—2015年共纳入全国31个省、自治区、直辖市医疗机构的7438例成人急性症状性肺栓塞住院患者，结果显示，高危（血流动力学不稳定）、中危［sPESI（简化的肺栓塞严重指数）≥1］和低危（sPESI＝0）患者分别占4.2%、67.1%和28.7%。CT肺动脉造影是最常用的诊断方法（87.6%），抗凝治疗是最常用的初始治疗方法（83.7%）；初始全身溶栓治疗的使用比例从14.8%减少到5.0%，急性PE病死率从3.1%降至1.3%。

中国住院患者静脉血栓栓塞症风险特征研究（DissolVE-2）于2016年3～9月在中国60家三甲医院入选因内科或外科急症住院时间≥72h的13 609例患者，其中内科6623例（48.7%），外科6986例（51.3%），根据第9版CHEST指南进行危险分层，结果发现，内科患者低风险和高风险各占63.4%和36.6%，外科低风险、中风险和高风险分别占13.9%、32.7%和53.4%。外科住院患者发生VTE的主要危险因素是开放手术（52.6%），内科住院患者是急性感染（42.2%）。所有患者接受任何VTE预防措施的比例为14.3%（外科19.0%，内科9.3%），接受第9版CHEST指南推荐的VTE预防措施的比例为10.3%（其中外科11.8%，内科6.0%）。

4.10　主动脉和外周动脉疾病

4.10.1　主动脉疾病

根据2011年中国健康保险数据进行估测，中国大陆急性主动脉夹层年发病率约为2.8/10万，男性明显高于女性（3.7/10万 vs 1.5/10万）。

主动脉夹层注册登记研究（Sino-RAD）结果显示，中国主动脉夹层患者平均年龄为51.8岁，患病年龄较欧美国家年轻10岁左右。在治疗方面，对于A型主动脉夹层，开放手术治疗率为89.6%，药物治疗率为7.8%，腔内治疗率为1.6%，杂交治疗率为1.3%，住院死亡率为5.5%。而对于B型主动脉夹层，单纯药物治疗率为21.3%，病死率为9.8%；外科手术治疗率为4.4%，死亡率为8.0%；腔内治疗率为69.6%，死亡率为2.5%。

不同类型的胸主动脉手术患者，其住院天数与住院费用各不相同。HQMS数据显示，2020年中国胸主动脉腔内修复术（TEVAR）平均住院日为15.9d，平均住院费用为15.75万元；单纯带主动脉瓣人工血管升主动脉替换术（Bentall手术）平均住院日为23.4d，平均住院费用为21.16万元；全主动脉弓人工血管置换术平均住院日为23.2d，平均住院费用为27.41万元。

对中国中部地区3个城市以及2个农村社区共5402名年龄≥40岁具有相关危险因素的人群筛查发现，腹主动脉瘤患病率为0.33%；年龄在55～75岁的人群腹主动脉瘤患病率高于其他年龄段（0.51% vs 0.11%）。一项横断面调查对辽宁省4个城市共计3560名年龄＞60岁的人群进行腹主动脉超声筛查，结果显示腹主动脉瘤的阳性检出率为0.9%。

一项关于国人腹主动脉瘤增长速度的Meta分析表明，中国人群腹主动脉瘤的年生长速度为0.18～0.75cm，瘤体直径越大，生长速度越快。

HQMS数据显示，2020年中国腹主动脉人工血管置换术患者平均住院日为22d，平均住院费用为12.30万元；腹主动脉腔内修复术（EVAR）平均住院日为14d，平均住院费用为17.84万元。

4.10.2　外周动脉疾病

4.10.2.1　下肢动脉疾病

一项中国大陆地区的分层随机抽样调查显示，≥35岁的自然人群下肢动脉疾病（LEAD）患病率为6.6%，据此推测中国约有4530万例LEAD患者。其中，1.9%的患者接受了血运重建，据此估测中国实施血运重建的例数为86万。

4.10.2.2　颈动脉粥样硬化性疾病

2018年中国脑卒中预防项目（CSPP）对106 918 名≥40岁社区居民的颈动脉超声检查结果进行的分析显示，颈动脉中度及以上狭窄的患病率为0.5%。

根据《中国脑卒中防治报告2019》，2018年度颈动脉内膜剥脱术（CEA）上报例数为4910例，手术严重并发症发生率为2.79%。2018年，颈动脉支架置入术（CAS）共开展15 801例，严重并发症发生率为1.92%。

4.10.2.3　肾动脉狭窄

一项18年共纳入2905例肾动脉狭窄（RAS）患者的单中心研究发现，RAS病因包括动脉粥样硬化

（82.4%）、大动脉炎（11.9%）、纤维肌性发育不良（4.3%）和其他原因（1.4%）；动脉粥样硬化由1999—2000年的50%增加到2015—2016年的85%。年龄≤40岁的患者中非动脉粥样硬化病因更多见。

4.10.2.4 锁骨下动脉狭窄

臂间收缩压差≥15mmHg是预测锁骨下动脉狭窄＞50%的一个强有力的指标，可用于锁骨下动脉狭窄的流行病学筛查和诊断。来自上海一社区3133名平均年龄69岁的老年人群研究表明，臂间收缩压差≥15mmHg的人数占1.7%。单中心研究显示锁骨下动脉狭窄住院患者中的病因构成，在年龄＞40岁的患者中动脉粥样硬化占95.9%，而年龄≤40岁的患者中大动脉炎占90.5%。

4.11 肿瘤心脏病学

一项纳入71万例患者的大规模队列研究发现，18%的癌症患者伴有CVD危险因素或患有CVD，其中13%至少有一种CVD危险因素，5%有一种CVD。在调整年龄、性别、肿瘤分期和所接受的治疗后，合并心力衰竭的肿瘤患者预后最差，全因死亡风险增加79%；其次是心肌梗死，全因死亡风险增加50%。

5 心血管病康复

5.1 心脏康复

2016年一项针对全国医院心脏康复工作的现状调查共纳入中国大陆七大区124家三甲医院，结果显示仅有30家医院（24%）开展了心脏康复服务，平均1亿人口中仅有2.2家医院能开展心脏康复。在13家完成36项调查并开展心脏康复的医院中，有3家（23%）开展了院内Ⅰ期康复，3家（23%）开展了Ⅱ期康复，7家（54%）同时开展了Ⅰ期和Ⅱ期康复。

5.2 脑卒中康复

2016年，中国康复医院数量和康复床位数均较前几年显著增加。2018年国家医疗质量管理与控制信息系统抽样调查，包含了新疆生产建设兵团在内的32个省、自治区、直辖市的7544家医院数据，结果显示，2147家医院配置康复医学病房，病房配置率为28.46%，其中实际纳入统计的1897家康复病房的平均床位数为41.17张。2018年全国综合医院康复医学科平均出院患者753.25人次，其中脑卒中患者241.56人次。神经内科病房早期康复（住院24～48h）开展率为11.79%，其中急性缺血性脑卒中早期康复开展率为25.25%。

2009年调查显示国内康复医师1.6万名、治疗师1.4万名和护士1.2万名，2018年康复医师增加至3.8万名，护士增加至1.5万名。康复治疗师毕业于康复专业的占比为70%左右，毕业于中医的占比为15%左右。

康复医学科2018年患者人均住院费用为11 222元，其中，药费2286元，药占比为20.37%；康复治疗费用5567元，治疗费用占比49.61%。北京大学第三医院康复医学科对462家具有康复医学科病房的三级医院的1 552 248个样本进行统计，结果显示2013—2018年康复医学科平均住院日21.53d，日均住院费用810元，在具体费用中，康复相关费用（康复费与物理治疗费）占比逐年提升，药占比（西药费、中成药费、中草药费占出院费用的比例）逐年下降。

6 心血管基础研究与器械研发

6.1 心血管基础研究

中国大陆地区的高水平心血管基础研究从2005年后开始起步，有影响力的论文主要发表在*Circulation*和*Circulation Research*两大杂志。通过*Cell*、*Nature Medicine*、*Circulation*、*J Am Coll Cardiol*、*Eur Heart J*、*Circ Res*和*Nature Communications*等期刊的数据，可以观察到近几年国内高水平心血管基础研究的快速发展。

2020—2021年通讯作者和主要作者均来自中国大陆地区，以探索心脏和血管解剖、发育与功能/发病机制为对象的基础研究论文共48篇，涉及心肌疾病（IHD、心肌病、心肌炎、心力衰竭等）、心律失常、动脉粥样硬化及生长发育等方面。其中热点研究包括心脏保护与再生、单细胞测序技术、基因治疗及机器学习等。

6.2 心血管医疗器械研发产品

2020年9月1日～2021年8月31日，国家药品监督管理局共批准68项医疗器械进入创新医疗器械审评通道，其中31项为心血管类产品，说明心血管领域的创新在我国医疗器械创新领域占主导地位，占比达45.6%；而且国产原创产品有58项，占比85.3%。同时期，共批准15项医疗器械进入优先医疗器械审评通道，其中有2项为心血管类产品。

2020年9月1日～2021年8月31日，国家药品监督管理局共批准获得心血管领域三类医疗器械注册证142项，其中101项为国产产品，其中11项产品曾进入国家创新医疗器械审评通道。与2019年9月1日～2020年8月31日的数据相比（获批141项注册证，国产产品96项，其中5项曾进入国家创新医疗器械审评通道），国家药品监督管理局在心血管器械审批方面的速度持续加快，获批创新医疗器械占比显著增加，同时也可以看到中国目前在心血管医疗器械领域的产业化发展进入高速发展阶段。这101项国产产品中，介入类产品有90项，成像类产品4项，血流测量系统3项，开放手术类产品2项，有源手术类产品1项，AI软件1项。

7 心血管病医疗费用

7.1 出院总人次数及其变化趋势

2019年中国医院心脑血管病患者出院总人次数为2684.41万人次，占同期出院总人次数（包括所有住院病种）的14.03%；其中，心血管病1434.88万人次，占7.50%，脑血管病1249.53万人次，占6.53%。

CVD患者出院人次数中，以IHD（893.48万人次）和脑梗死（827.60万人次）为主，其比重分别为36.92%和34.20%；2019年糖尿病出院人次数为461.27万人次。

1980—2019年，中国CVD患者出院人次数年均增速为9.59%，快于同期全病种出院人次数的年均增速（6.33%）。CVD各病种出院人次数年均增速排位依次为心力衰竭（20.66%），心绞痛（13.02%），脑梗死（11.91%），肺栓塞（11.45%），IHD（11.04%），AMI（10.94%），脑出血（8.84%），高血压（7.04%），心律失常（6.15%），高血压性心脏、肾脏病（5.95%），慢性风湿性心脏病（0.70%）和急性风湿热（-11.98%）。糖尿病出院人次数年均增速为13.31%。

7.2 心血管病住院费用

2019年中国心脑血管疾病的住院总费用为3133.66亿元。其中，心血管病的住院总费用为1773.38亿元，包括IHD 1256.25亿元（其中，心绞痛427.84亿元、AMI 321.18亿元）、心律失常180.99亿元、高血压167.21亿元（其中，高血压性心脏、肾脏病27.61亿元）、心力衰竭130.64亿元、风湿性心脏病19.30亿元、肺栓塞18.09亿元、急性风湿热0.90亿元；脑血管病的住院总费用为1360.28亿元，其中脑梗死811.97亿元、脑出血296.33亿元；另外，糖尿病的住院总费用为365.92亿元。

扣除物价因素的影响，自2004年以来，AMI、脑梗死和脑出血住院总费用的年均增长速度分别为25.99%、18.82%和13.51%；与2018年相比，2019年IHD的住院总费用增长了9.55%（心绞痛14.41%），高血压增长了-2.03%（高血压性心脏、肾脏病7.91%），肺栓塞增长了11.53%，心律失常增长了15.59%，心力衰竭增长了24.04%，慢性风湿性心脏病增长了-10.18%，急性风湿热增长了-9.46%；另外，糖尿病增长了7.72%。

2019年，IHD的次均住院费用为14 060.20元（心绞痛15 486.51元、AMI 30 368.54元），脑梗死9811.18元，脑出血19 843.37元，高血压6514.19元（高血压性心脏、肾脏病8929.68元），肺栓塞17 169.01元，心律失常16 028.28元，心力衰竭9368.51元，慢性风湿性心脏病9525.63元，急性风湿热5780.11元；另外，糖尿病7932.88元。

扣除物价因素的影响，自2004年以来，AMI、脑梗死和脑出血次均住院费用的年均增长速度分别为5.86%、1.29%和4.59%；与2018年相比，2019年IHD的次均住院费用增长了4.94%（心绞痛1.23%），高血压增长了0.62%（高血压性心脏、肾脏病1.62%），肺栓塞增长了0.07%，心律失常增长了8.89%，心力衰竭增长了2.80%，慢性风湿性心脏病增长了1.53%，急性风湿热增长了2.87%；另外，糖尿病增长了-0.35%。

第一部分　心血管健康影响因素

1.1　烟草使用

吸烟严重危害中国居民健康。国家卫生健康委员会2021年5月发布的《中国吸烟危害健康报告2020》指出，中国吸烟人数超过3亿[1]。2017年，中国人口约占全球人口的1/5（18.5%），但吸烟导致的死亡人数为260万，占全球因烟草使用而死亡人数（830万）的近1/3，烟草使用对中国人群健康的危害程度远远超过了全球平均水平[2, 3]。

1.1.1　中国人群吸烟状况

1.1.1.1　15岁及以上人群烟草使用状况

中国15岁及以上人群吸烟率从2010年的28.1%下降到2018的26.6%，8年下降了1.5个百分点，下降速度低于全球。2018年我国男性吸烟率（50.5%）高于女性（2.1%），农村（28.9%）高于城市（25.1%）。不同年龄人群中，45～64岁年龄组当前吸烟率最高，达30.2%。不同教育水平人群中，大专及以上学历人群吸烟率最低，为20.5%[4]。

1.1.1.2　青少年烟草使用状况

2019年中国疾病预防控制中心（CDC）组织各省控烟专业机构对青少年烟草流行情况进行了调查，结果显示，中学生尝试吸烟率为17.9%，其中初中生为12.9%，普通高中生为21.6%，职业高中生为30.1%；吸烟率为5.9%，其中初中生为3.9%，高中生为5.6%，职业高中生为14.7%，职业高中的男生吸烟率为23.3%，女生为3.7%，超过了15岁以上女性吸烟率（2.1%）。与2014年相比，初中生尝试吸烟率和吸烟率分别下降了27.9%（从17.9%下降到12.9%）和33.9%（从5.9%下降到3.9%）。超过50%的学生家里至少有一位吸烟的家长[5,6]。2021年6月1日生效的《中华人民共和国未成年人保护法》增加了控烟内容：任何人不得在学校、幼儿园和其他未成年人集中活动的公共场所吸烟，但仍有46.9%的学生看到过老师在学校里吸烟。

1.1.1.3　电子烟使用

2018年中国人群现在电子烟的使用率为0.9%，主要以年轻人为主，15～24岁年龄组人群电子烟使用率为1.5%。获得电子烟的主要途径是互联网（45.4%）。值得关注的是，与2015年相比，听说过电子烟、曾经使用过电子烟，以及正在使用电子烟的比例均有所提高[4]。

《中国吸烟危害健康报告2020》指出，有充分证据表明电子烟是不安全的，会对健康产生危害。电子烟调味剂加热后可产生有害物质。电子烟中调味剂的不合理使用，会增加对电子烟使用者的危害[1]。

1.1.1.4 二手烟暴露状况

2018年中国二手烟暴露率为68.1%，其中几乎每天都暴露于二手烟的比例为35.5%。44.9%的被调查对象报告有人在自己家中吸烟。室内工作场所、餐厅、政府大楼、医疗卫生机构的二手烟暴露率分别从2010年的60.6%、87.6%、54.1%和36.8%下降至2018年的50.9%、73.3%、31.1%和24.4%。2018年二手烟暴露最严重的室内公共场所依次为网吧（89.3%）、酒吧/夜总会（87.5%）和餐馆（73.3%）。总体而言，中国大部分公共场所二手烟暴露情况有所改善[4]。

1.1.1.5 戒烟

（1）戒烟状况：2021年世界无烟日的主题是“承诺戒烟”。这项活动于2020年12月启动，为期1年，旨在督促吸烟者戒烟，目标是帮助全球11亿吸烟者中的1亿人成功戒烟。

2018年中国15岁及以上吸烟人群的戒烟率为20.1%，男性（19.6%）低于女性（30.2%），城市与农村无明显差异。年龄越高，戒烟率越高，15～24岁年龄组吸烟人群的戒烟率仅有8.1%，65岁以上组为38.7%。不同职业人群中，教师的戒烟率最高，为33.5%。考虑到每日吸烟者成瘾性更高，戒烟较偶尔吸烟者更难，故引入“戒烟比”来统计每日吸烟者中的戒烟比例。2018年中国成人的戒烟比为15.6%，男性（15.3%）低于女性（23.0%）。在当前吸烟者中，16.2%的人打算在未来12个月内戒烟，5.6%打算在1个月内戒烟。在吸烟者中，19.8%尝试过戒烟，女性（23.5%）高于男性（19.6%）。年龄越高，尝试戒烟率越低，65岁以上年龄组最低，仅为16.4%。教育水平越低，尝试戒烟率越低，小学及以下教育水平者最低，为16.2%，教师在过去12个月内的尝试戒烟率最高，为36.3%。数据显示，在过去12个月内戒过烟的人（包括戒烟者和复吸者）中，超过半数戒烟的主要原因与自身健康有关。尝试戒烟的前三位原因分别是担心继续吸烟影响今后的健康（38.7%）、已经患病（26.6%）和家人反对吸烟（14.9%）。因患病而戒烟的比例在高年龄组及农村中相对突出，65岁及以上年龄组为44.2%；农村为29.5%，城市为24.3%。与2015年相比，吸烟人群的戒烟率有所增加，从18.7%上升到20.1%，但差异无统计学意义[4]。

中国、日本、韩国三个亚洲国家的男性吸烟率曾经都很高，对这三个国家的男性戒烟行为进行比较后发现，中国和韩国计划未来6个月内戒烟的比例分别是28%和31%，日本仅为11%。戒烟成功的重要因素就是要不断尝试，在过去一年中，中国、韩国和日本吸烟者的尝试戒烟率分别为19%、50%和54%。中国与日本、韩国之间，戒烟意图和尝试戒烟之间的差距非常明显，这表明中国吸烟者开始认识到戒烟的重要性并希望戒烟，但这些意愿难以转化为实际行动[2]。

（2）戒烟服务的提供：2018中国成人烟草调查显示，在过去12个月内有36.5%的吸烟者去看过病，这些人中58.3%被医务人员询问过是否吸烟，其中46.4%得到过医务人员的戒烟建议[4]。

中国心血管病医疗质量改善项目（CCC项目）对37 336例急性冠脉综合征（ACS）吸烟者的戒烟干预措施进行了评估。这些患者中，35.3%在出院前接受了戒烟干预。不同医院提供戒烟干预的比例相差较大，从0到100%，干预率低于10%的医院约占40%。45岁以下的ACS患者中，只有36.0%接受了戒烟干预。即使在复发性ACS的吸烟者中，也只有31.8%接受了干预。最常见的干预方案是向吸烟者提供戒烟手册（30.8%），其次是制订个性化戒烟计划（9.1%）和药物治疗处方（0.6%）。在研究期间，戒烟干预率从开始的29.4%上升到41.9%，但仍显著低于其他心血管干预措施，包括他汀类药物（92.8%）、阿司匹林（92.6%）、β受体阻滞剂（67.4%）和血管紧张素转化酶抑制剂（ACEI）或血管紧张素Ⅱ受体拮抗剂（ARB）（56.4%）（图1-1-1）[7]。

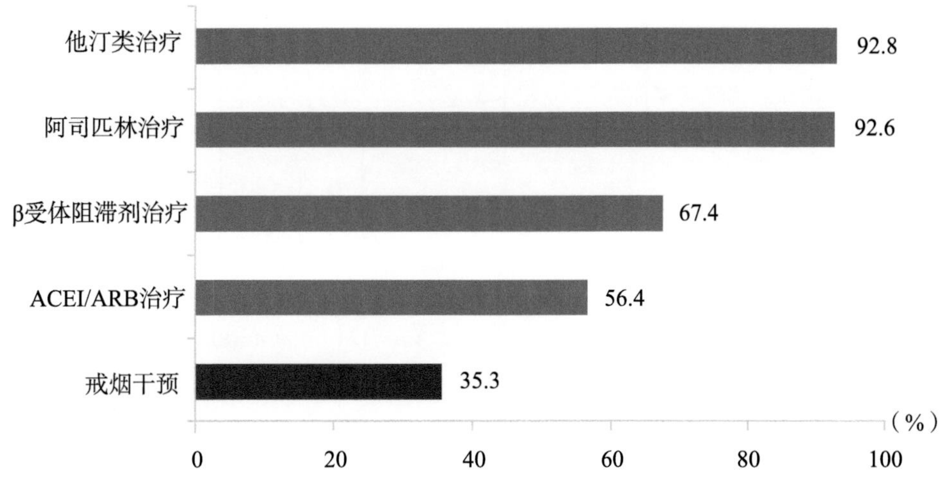

图1-1-1 ACS患者在出院前接受戒烟干预和其他ACS二级预防药物治疗情况的比较

1.1.2 烟草使用的危害

1.1.2.1 吸烟与CVD死亡风险

中国慢性病前瞻性研究（CKB）对50多万名30～79岁成年人（平均年龄51岁）平均随访7年的结果表明，与从不吸烟者相比，男性吸烟者死于CVD的风险比（HR）在城市人群中为1.63（95%CI：1.49～1.77），在农村人群中为1.24（95%CI：1.17～1.32）。主动戒烟超过5年者的死亡风险与从不吸烟者接近；20岁前开始吸烟者的死亡风险高于20～24岁开始吸烟者。城市男性死于CVD的风险随吸烟量的增加而增加。与从不吸烟者相比，女性吸烟者死于CVD的风险高于男性[8]。

1.1.2.2 吸烟与心力衰竭发病风险

利用CKB研究对487 197名35～79岁随访对象10年的随访数据分析吸烟与中国成人心力衰竭发病的关系，结果显示：与非吸烟或偶尔吸烟者相比，既往吸烟者（HR＝1.48，95%CI：1.31～1.67）和当前吸烟者（HR＝1.34，95%CI：1.22～1.49）心衰的发病风险均增高，且吸烟量越大，心衰发病风险越高。既往吸烟者戒烟时间≥10年者的心衰发病风险低于戒烟时间＜10年者，但仍高于非吸烟或偶尔吸烟者。即使戒烟20年后，戒烟者心衰发病风险仍高于不吸烟者（图1-1-2）。非因疾病戒烟者的心衰发病风险低于因疾病戒烟者［1.23（95%CI：1.04～1.45）vs 1.62（95%CI：1.41～1.86）］，但仍高于非吸烟或偶尔吸烟者[9]。

目前中国吸烟者很重要的戒烟原因就是生病，如果控烟政策或者无烟环境等因素能使吸烟者在未患病时就戒烟，心衰的发病风险将会大大下降。也就是说，戒烟越早越好[4]。

1.1.2.3 吸烟对急性冠脉综合征预后的影响

CCC项目于2014年11月～2018年12月纳入了92 509例ACS住院患者，结果显示[7]：男性患者的吸烟率为52.4%、女性为8.0%。与不吸烟者相比，吸烟者ACS的发病年龄更早，入院时出现ST段抬高型心肌梗死（STEMI）等严重临床表现的比例更高（67.8% vs 54.8%；P＜0.001），心肌损伤标志物上升的人数比例更多（86.1% vs 83.0%，P＜0.001），住院期间出现心脏危重症状的风险更高（OR＝1.14，95%CI：1.08～1.20，P＜0.001）。

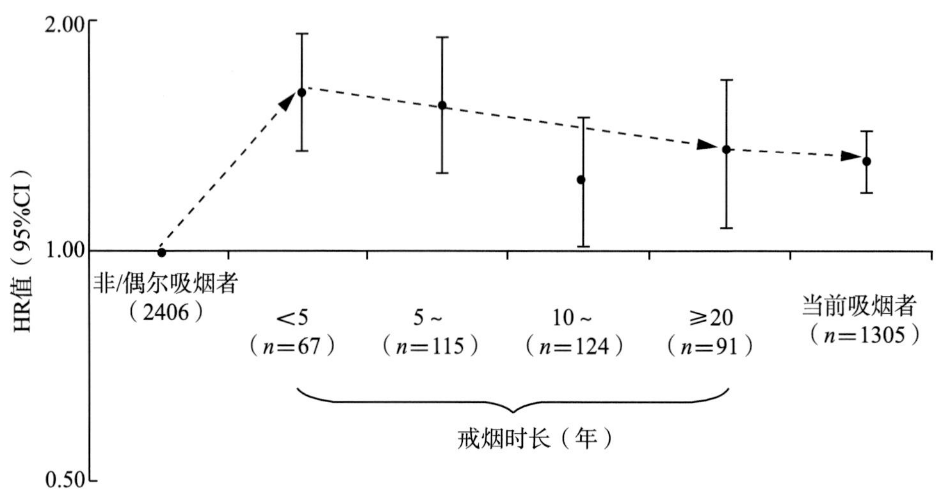

图1-1-2　戒烟时长与心力衰竭发病风险的关联

仅在既往吸烟者中分析戒烟时长与心衰发病的关联；模型以年龄（5岁一组）和项目地区（10个地区）进行联合分层，调整性别、文化程度、婚姻状况、冠心病、脑卒中、恶性肿瘤家族史、饮酒、身体活动、新鲜蔬菜、新鲜水果、肉类及制品和鱼的摄入频率、BMI、腰围、高血压史及糖尿病史；其他戒烟原因包括医师建议、家人建议、经济因素及担忧健康

1.1.2.4　吸烟与中老年男性CVD、冠心病和脑卒中的发生风险

以东风-同济（DFTJ）队列中基线未患冠心病、脑卒中、癌症且无严重心电图异常的13 940名退休男性（平均年龄65岁）为研究对象，平均随访6.7年，采用Cox比例风险回归模型分析，结果显示：吸烟增加中老年男性CVD、冠心病（CHD）和脑卒中的发生风险，且吸烟指数越大或开始吸烟时年龄越小，CVD发生风险越高。经多因素调整后，与从不吸烟者相比，当前吸烟者发生CVD、CHD和脑卒中的风险显著增加，吸烟指数≥40包年者发生CVD、CHD和脑卒中的风险HR值分别为1.49（95%CI：1.32～1.68，P＝0.001）、1.40（95%CI：1.22～1.62，P＝0.026）和1.59（95%CI：1.26～2.00，P＝0.029），开始吸烟年龄＜20岁者发生CVD和CHD的风险HR值分别为1.29（95%CI：1.06～1.58，P＝0.007）和1.30（95%CI：1.03～1.64，P＝0.010）。戒烟可降低CVD和脑卒中的发生风险，与当前吸烟者相比，戒烟时长≥10年者发生CVD和脑卒中的风险显著降低，HR值分别为0.80（95%CI：0.71～0.91，P＝0.017）和0.65（95%CI：0.50～0.84，P＝0.207）[10]。

1.1.3　二手烟暴露对心血管代谢的影响

1.1.3.1　20～49岁中国育龄女性二手烟暴露与糖尿病患病风险

2015—2016年对全国31个省、自治区、直辖市国家孕前免费检查项目中1000多万对年龄20～49岁夫妻进行的研究显示，丈夫吸烟，妻子易患糖尿病；丈夫烟瘾越重，妻子患病风险越高。与夫妻均不吸烟相比，仅丈夫吸烟，妻子患糖尿病风险增加9%；如果双方都吸烟，患病风险增加28%。丈夫每日吸烟10支以下、11～20支和＞20支时，妻子罹患糖尿病的风险分别增加6%、13%和25%；在丈夫吸烟量相同的情况下，妻子患糖尿病的风险随BMI增加而增加[11]。

1.1.3.2　20～49岁中国育龄女性二手烟暴露与高血压患病风险

对2014年全国31个省、自治区、直辖市国家免费产前检查项目中502.7万对年龄20～49岁夫妻的数据分析显示：丈夫吸烟，妻子患高血压的风险增加。与夫妻均不吸烟的女性相比，仅丈夫吸烟、仅妻子本人吸烟，或夫妻均吸烟三组女性高血压患病风险的多因素调整OR值分别为1.28（1.27～1.30）、1.53（1.30～1.79）和1.50（1.36～1.67）。此外，女性高血压患病风险与丈夫吸烟量和丈夫吸烟所致的妻子累积烟草烟雾暴露量有关，随暴露量增加，妻子高血压患病风险增加[12]。

1.1.4 吸烟相关的疾病负担

采用GBD比较风险评估研究方法，利用2013年江苏省慢性病及其危险因素和死因监测数据，计算吸烟导致的30岁及以上居民CVD疾病负担。结果显示：监测地区30岁及以上居民CVD死亡162 158例，其中归因于吸烟的死亡25 102例［人群归因分值（PAF）：15.48%，归因死亡率：55.13/10万］，早死寿命损失年（YLL）为532 494人年，潜在工作损失年为78 024人年，早死指数为9.15年，人均期望寿命下降0.58岁。吸烟的CVD人群归因分值在男性和女性中分别为27.97%和3.18%，归因死亡率分别为100.13/10万和11.27/10万。缺血性心脏病（IHD）和出血性脑卒中归因于吸烟的疾病负担最严重，标化YLL率分别达3.65‰和3.20‰[13]。

1.1.5 控烟法规及措施

2020年国家卫生健康委员会、国家中医药管理局下发《关于进一步加强无烟医疗卫生机构建设工作的通知》，要求各地充分认识建设无烟医疗卫生机构的重要性和必要性，切实加强组织领导，本着统一组织、属地管理的原则，动员尚未开展的医疗卫生机构尽快启动建设，鼓励已开展的医疗卫生机构保持建设成效，推动无烟医疗卫生机构建设工作全面开展，力争到2022年全国医疗卫生机构实现全面无烟的目标。自2009年以来，这已经是相关部委发布的第三个关于无烟医疗机构创建的文件。2020年11月国家卫生健康委员会与中华全国妇女联合会、中国计划生育协会联合印发《关于倡导无烟家庭建设的通知》，提出要求深入推进无烟家庭建设。12月教育部和国家卫生健康委员会印发《关于进一步加强无烟学校建设工作的通知》，明确了力争到2022年年底实现各级各类学校全面建成无烟学校的目标。

早在2013年，中国共产党中央委员会办公厅和国务院办公厅就印发了《关于领导干部带头在公共场所禁烟有关事项的通知》；2019年出台的《国务院关于实施健康中国行动的意见》明确提出了到2022年基本实现“把各级党政机关建设成无烟机关”的目标；2020年国家卫生健康委员会、中央文明办、全国爱卫办联合印发《关于加强无烟党政机关建设的通知》，再次明确党政机关室内区域全面禁止吸烟。截至2021年5月，全国省级及以上无烟党政机关建成率达78.9%。各地正加速进入党政机关禁烟“全面达标”的攻坚期。

健康中国2030阶段性控烟目标是到2022年无烟法规保护全国30%的人口。目前中国有20多个城市已完成符合《烟草控制框架公约》的控烟立法，覆盖了全国13.8%的人口，距离30%的目标还有很大差距。

CDC等部门整合全国戒烟门诊信息、戒烟热线、移动戒烟等多种戒烟服务资源，制作了中国戒烟平台微信小程序，于2021年“世界无烟日”之际推出，旨在强化戒烟服务，向各地公众提供戒烟服务。

参考文献

［1］国家卫生健康委员会. 中国吸烟危害健康报告2020［EB/OL］.（2021-05-31）. http://www.nhc.gov.cn/guihuaxxs/s7788/202105/c1c6d17275d94de5a349e379bd755bf1.shtml?from＝singlemessage&R0NMKk6uozOC＝1622274098115.

［2］Geoffrey TF，Jiang Y，Lorraine VC，et al. Achieving the goals of healthy China 2030 depends on increasing smoking cessation in China：Comparative findings from the ITC project in China，Japan，and the Republic of Korea［J］. China CDC Weekly，2021，3（22）：463-467.

［3］Zhou MG，Wang HD，Zeng XY，et al. Mortality，morbidity，and risk factors in China and its provinces，1990—2017：a systematic analysis for the Global Burden of Disease Study 2017［J］. Lancet，2019，394（10204）：1145-1158.

［4］李新华. 2018中国成人烟草调查报告［M］. 北京：人民卫生出版社，2020.

[5] 梁晓峰. 中国青少年烟草调查报告2014 [M]. 北京：人民卫生出版社，2015.
[6] Liu SW，Xiao L，Zeng XY，Tobacco use and exposure among secondary school student-China，2019 [J]. China CDC Weekly，2020，2 (22)：385-393.
[7] Hu GL，Zhou MG，Liu J，et al. Smoking and provision of smoking cessation interventions among inpatients with acute coronary syndrome in China：findings from the improving care for cardiovascular disease in China-acute coronary syndrome project [J]. Glob Heart，2020，15 (1)：72. DOI：10.5334/gh.784.
[8] 庞元捷，余灿清，郭彧，等. 中国成年人行为生活方式与主要慢性病的关联——来自中国慢性病前瞻性研究的证据 [J]. 中华流行病学杂志，2021，42 (3)：369-375.
[9] 杨若彤，韩雨廷，吕筠，等. 中国10个地区成年人心力衰竭流行情况及其吸烟影响因素研究 [J]. 中华流行病学杂志，2021，42 (5)：787-793.
[10] 雷文慧，何诗琪，王豪，等. 中老年男性吸烟状况与心血管疾病发生风险的关联性 [J]. 中华疾病控制杂志，2019，23 (7)：774-779.
[11] Zhang MJ，Yang Y，Liu FC，et al. The association of husband smoking with wives' dysglycemia status：a cross-sectional study among over 10 million Chinese women aged 20 ～ 49 [J]. J Diabetes，2019，12 (5)：354-364.
[12] Yang Y，Liu FC，Wang L，et al. Association of husband smoking with wife's hypertension status in over 5 million Chinese females aged 20 to 49 years [J]. J Am Heart Assoc，2017，6 (3). DOI：10.1161/JAHA.116.004924.
[13] 范周全，罗鹏飞，苏健，等. 吸烟对江苏省居民心脑血管疾病死亡的归因疾病负担分析 [J]. 中华预防医学杂志，2019，53 (3)：267-271.

1.2 合理膳食

1.2.1 膳食营养现状及变化趋势

1982—2012年中国全国营养调查（CNNS）和1989—2015年中国健康与营养调查（CHNS）数据显示，中国居民的主要食物摄入量发生了明显变化，其主要特征是谷物和蔬菜的摄入量减少，动物性食物的摄入量增加，以猪肉为主（图1-2-1）。鸡蛋、鱼和奶制品的摄入量仍然很低，随着时间的推移，也只有很小幅度的增加。食用油明显增加，家庭烹调用盐减少，但食用油和烹调用盐的消费量均远高于推荐量[1-3]。对CHNS 1991—2015年29 238名成人数据分析后确定了三种不同的膳食模式：南方、现代和肉类，显示南方膳食模式（高摄入量的大米、蔬菜和猪肉）得分下降，现代膳食模式（高水果、乳制品、蛋糕和其他糕点）和肉类膳食模式（高摄入量的内脏、家禽和其他牲畜肉类）得分上升，表明我国经历了传统膳食模式向西方膳食模式的转变[4]。

中国居民膳食结构也发生了很大变化。1982—2012年CNNS和1989—2015年CHNS数据均显示总能量摄入呈下降趋势，其中，蛋白质摄入量变化不大，而碳水化合物供能比呈明显下降趋势，脂肪供能比呈上升趋势且已超过膳食指南推荐的上限水平（膳食指南推荐范围：20% ～ 30%）（图1-2-2），农村脂肪供能比首次突破30%推荐上限；维生素和矿物质摄入不足的风险依然存在[1, 2, 5]。

来自2015—2017年中国居民营养与健康状况监测的73 572名2岁及以上居民的数据显示，膳食能量和宏量营养素摄入存在城乡、东中西差异，微量营养素缺乏依然存在。平均每标准人日的能量摄入量为2007.4kcal、碳水化合物266.7g、蛋白质60.4g、脂肪79.1g[6]。其中对18 161名65岁及以上老年人的膳食数据结果显示，每日能量的平均摄入量为1595.5kal，碳水化合物、蛋白质、脂肪的供能比分别为52.7%、12.1%和35.4%[7]。60岁及以上老年人新鲜蔬菜消费率为98.7%，全人群摄入量中位数为270.0g，消费人群摄入量中位数为300.0g，摄入不足的比例为49.6%。新鲜水果消费率为84.2%，全人群摄入量中位数为30.0g，消费人群摄入量中位数为50.0g，摄入不足的比例为85.2%[8]。

2016—2017年中国儿童与乳母营养健康监测收集了8777名中国6 ～ 11岁儿童的数据，分析显示其能量、蛋白质、脂肪、碳水化合物的日摄入量分别为1591.7kcal、50.0g、69.6g、196.3g[9]，农村儿童的蛋

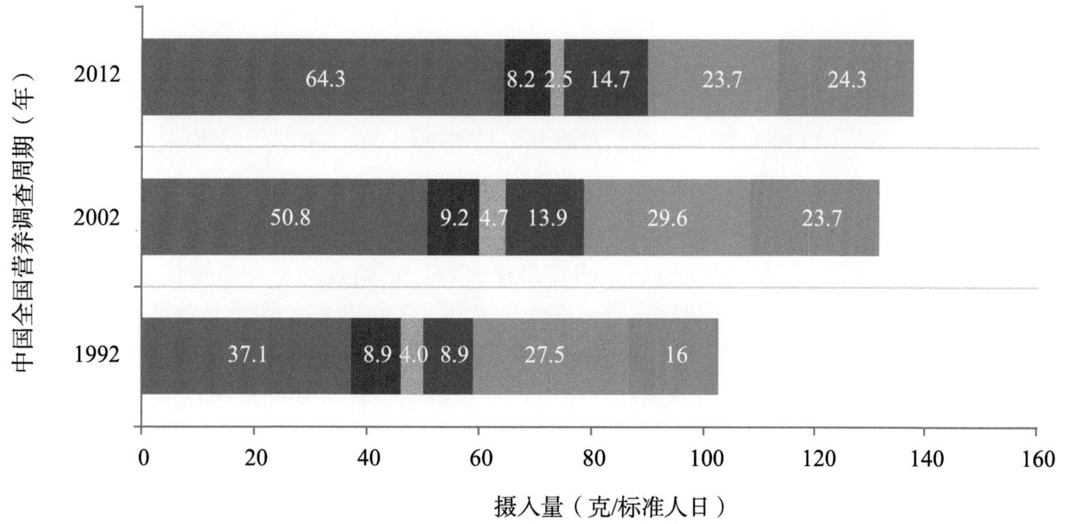

图1-2-1　1992—2012年中国居民动物性食物摄入量变化趋势（克/标准人日）
数据来源：1992、2002、2010—2012年中国全国营养调查及全国营养报告

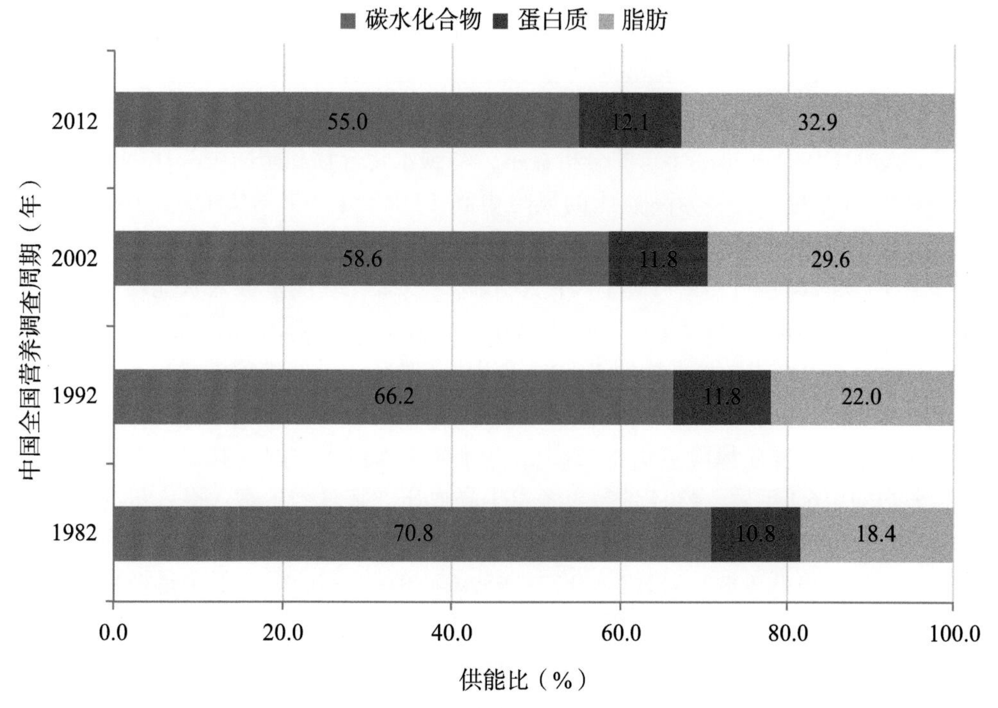

图1-2-2　1982—2012年中国居民碳水化合物、蛋白质和脂肪供能比变化趋势
数据来源：1982、1992、2002、2010—2012年中国全国营养调查及全国营养报告

白质摄入不足问题依然存在，脂肪摄入量增长幅度较大且西部地区更为显著。对7265名中国12～17岁人群的分析显示，膳食能量、碳水化合物、脂肪和蛋白质的平均每人日摄入量分别为1995.0kcal、253.8g、84.5g、61.4g；碳水化合物、脂肪和蛋白质的供能比分别为50.6%、37.1%、12.3%，脂肪供能比高于推荐值（30%）的比例为72.9%，碳水化合物供能比低于推荐值（50%）的比例为48.0%，蛋白质供能比低于推荐值（10%）的比例为22.6%；膳食脂肪来源于食用油、动物性食物和植物性食物的比例分别为43.9%、36.6%和19.6%，农村儿童脂肪供能比增幅过快[10]。

一些不健康的饮食行为仍然存在。一项2014年在我国14个省（市）27 485名3岁及以上人群中开展的调查显示，碳酸饮料添加糖每日平均摄入量为0.5g，供能比为0.11%；消费人群添加糖每日平均摄入量为13.4g，供能比为2.69%。13～17岁青少年为高消费群体[11]。来自2019年“农村义务教育学生营养改善计划”的中西部贫困农村27 374名中小学生的零食消费情况显示：14.0%的学生每天吃零食≥2次，零食选择的前3位依次是蔬菜、水果（50.6%），饼干、面包（50.1%）和膨化食品（40.0%）[12]。2015年中国成人慢性病与营养监测显示，中国18～59岁居民过去一周在外就餐的比例为36.1%，23.9%的人在外就餐次数≥7次；男性、18～44岁人群、城市、高学历、家庭收入高、未婚以及在职人员在外就餐的行为更为普遍[13]；与2010—2012年相比，18～44岁人群在外就餐比例增长了14.7%，45～59岁人群增长了9%[14]。2015—2017年中国居民营养与健康状况监测302个监测点的181 795名18岁及以上成人饮酒数据显示，我国成人饮酒率为43.7%，城市高于农村，男性高于女性；饮酒者的平均酒精摄入量为28.3g/d，危险饮酒率（男性平均每日纯酒精摄入量≥41g，且＜61g的饮酒行为；女性平均每日纯酒精摄入量≥21g，且＜41g的饮酒行为）为9.4%，有害饮酒率（男性平均每日纯酒精摄入量≥61g，女性平均每日纯酒精摄入量≥41g）为13.7%，均为农村高于城市，男性高于女性。饮酒率、饮酒者的危害饮酒率和有害饮酒率均较2010—2013年增加[15]。饮酒不利健康，可增加胎儿酒精综合征、肝损伤、CVD、某些癌症、痛风等风险。尽管饮酒与CVD危险性呈J形曲线关系，但饮酒量不论多少，都提高女性患乳腺癌、肺结核的风险以及男性患唇癌、口腔癌和肺结核的风险，而评估每天饮酒量对所有疾病风险时，每天0个饮酒单位（95%CI：0.0～0.8）对健康的损害最小，随着每天饮酒量的增加呈上升趋势[16]。因此成人最好不饮酒，若饮酒也应限量，男性每天酒精摄入量不超过25g，女性不超过15g。儿童和孕妇乳母应禁酒。

1.2.2 膳食营养与心血管病及其风险因素的关系

CHNS系列研究分析了膳食营养与高血压的关系，显示：①宏量营养素供能比与高血压有关。对10 459名12岁以上人群（1991—2011年）的分析显示，与碳水化合物和脂肪中等比例的膳食摄入相比，食用高碳水化合物和低脂肪的人发展为高血压的风险更高（HR＝1.295，95%CI：1.167～1.436），尤其在年轻人群（HR＝1.422，95%CI：1.106～1.828）、农村地区（HR＝1.373，95%CI：1.206～1.565）、饮酒人群（HR＝1.363，95%CI：1.153～1.611）中更明显[17]。②三餐能量摄入状况与高血压有关。对基线12 995名18～59岁人群平均随访11.2年后，4766名新发高血压。根据能量摄入情况分为平均、早餐主导、午餐主导、晚餐主导的进餐模式。与平均的进餐模式相比，晚餐主导的进餐模式与较低的高血压发生风险相关（HR＝0.90，95%CI：0.84～0.98）。农村居民早餐的能量摄入与高血压发生风险呈正相关，城市居民午餐的能量摄入与高血压发生风险呈负相关[18]。③维生素A摄入状况与高血压有关。对12 245名基线无高血压的人群平均随访6.1年后，4304名参与者发生高血压。膳食维生素A摄入量与新发高血压之间呈现L形相关关系。与较低的维生素A摄入相比（＜227.3μgRE/d），较高的维生素A摄入（≥227.3μgRE/d）的人群新发高血压的风险更低（调整后HR＝0.73，95%CI：0.63～0.78），不论是植物来源还是动物来源的维生素A均显示同样的关系[19]。④烟酸摄入与高血压有关。对来自CHNS 7轮调查的12 243名成人随访6.1（3.6～11.3）年后，4306人发生高血压。与膳食烟酸最低四分位数相比（＜12.4mg/d），位于第3四分位数人群（14.3～16.7mg/d）的高血压风险最低（HR＝0.83，95%CI：0.75～0.90）。膳食烟酸摄入与新发高血压之间呈J形相关关系：当膳食中的烟酸低于15.6mg/d时，烟酸摄入量每增加1mg/d，新发高血压的人数就会减少2%。当膳食中的烟酸高于15.6mg/d时，烟酸摄入量每增加1mg/d，新发高血压的人数就会增加3%[20]。

一项在2007—2008年纳入25 080例基线高血压患者的前瞻性队列研究，于2012—2015年平均随访5.8年时，共有4112例发生血压进展。总果蔬摄入达标者较未达标者血压进展风险降低17%（OR＝0.83，95%CI：0.77～0.90），蔬菜结果类似。总果蔬和蔬菜摄入量每增加100g/d，血压进展风险分别下降4%（OR＝0.96，95%CI：0.94～0.98）和5%（OR＝0.95，95%CI：0.93～0.97）[21]。

CHNS项目数据也揭示了膳食与糖尿病的关系：①1997—2011年对11 153名成人（其中811名2型糖尿病患者）的分析显示，调整相关混杂因素后，将晚餐和早餐的能量和宏量营养素之间的差值分为五分位数后，与最低五分位数相比，最高五分位数的人群发展为2型糖尿病的风险更高（$HR_{\Delta 能量}$＝1.46，95%CI：1.13～1.87；$HR_{\Delta 脂肪}$＝1.85，95%CI：1.43～2.41；$HR_{\Delta 蛋白质}$＝1.37，95%CI：1.06～1.78），提示晚餐比早餐摄入更多的能量、蛋白质、脂肪可增加患2型糖尿病的风险。将晚餐能量的5%换到早餐，可使患2型糖尿病的风险降低7%，将晚餐中的5%来自脂肪或蛋白质的能量换成早餐的等能量的碳水化合物、蛋白质和脂肪，也会降低患2型糖尿病的风险[22]。②CHNS 2015年8726名18岁及以上人群的分析中，将一天中的能量摄入模式分为早、中、晚餐主导模式。其中晚餐主导模式人群胰岛素抵抗风险更高（OR＝1.21，95%CI：1.05～1.40）；在一天中较晚的时间摄入的能量占一天总能量比例较高的个体，其胰岛素抵抗风险也较高[23]。③CHNS 4轮调查（2004，2006，2009，2011）分析显示，基线7312名成人（平均年龄48.3岁）平均随访5.8年后，209人罹患2型糖尿病。调整了人口学、生活方式以及膳食等混杂因素后，与蛋白质摄入量最低四分位数相比，最高四分位数人群发生2型糖尿病的OR为2.38（95%CI：1.43～3.98）；与不吃鸡蛋的人群相比，每天吃3个及以上鸡蛋的人群发生2型糖尿病的OR为3.76（95%CI：2.05～6.90）；未发现胆固醇摄入量与2型糖尿病发生有关[24]。

CHNS 2004—2011年对6411名45～79岁基线无脑卒中的人群随访32 024人年后共发生179例脑卒中事件。调整主要生活方式和膳食危险因素后发现钙摄入与脑卒中风险降低呈正相关，与最低四分位相比，脑卒中的HR为0.53（95%CI：0.29～0.96，趋势检验P＝0.03）。分层分析发现，男性膳食钙摄入与脑卒中风险呈负相关，HR为0.33（95%CI：0.15～0.76，趋势检验P＝0.02）；女性HR为1.24（95%CI：0.46～3.35，趋势检验P＝0.89）[25]。2017年全球疾病负担（GBD 2017）研究中1990、2000、2010和2017年中国脑卒中疾病负担相关数据分析显示，中国1990—2017年脑卒中的标化伤残引起的健康寿命损失年（YLD）率、早死寿命损失年（YLL）率和伤残调整寿命年（DALY）率分别增长了30.9 %、−38.8%和−33.1%。在2017年DALY、PAF和DALY率与脑卒中有关的前5位危险因素中，膳食因素占3个：钠摄入过多（1706.0万人年、38.5%和1207.8/10万）、水果摄入不足（1071.7万人年、24.2%和758.7/10万）、谷类摄入不足（1069.0万人年、24.1%和756.8/10万）[26]。

SSaSS研究在中国河北省、辽宁省、宁夏回族自治区、山西省和陕西省600个村庄纳入了20 995名参与者（有脑卒中病史，或者年龄≥60岁且患高血压；平均年龄为65.4岁，其中49.5%为女性）进行开放标签的整群随机试验，平均随访时间为4.74年，结果显示，与食用普通盐相比，食用低钠盐者脑卒中发生风险降低了14%（每1000人年事件数：29.14 vs 33.65；RR＝0.86，95%CI：0.77～0.96，P＝0.006），心血管不良事件发生风险降低了13%（每1000人年事件数：49.09 vs 56.29；RR＝0.87，95%CI：0.80～0.94，P＜0.001），全因死亡风险降低了12%（每1000人年事件数：39.28 vs 44.61；RR＝0.88，95% CI：0.82～0.95，P＜0.001）。在食用低钠盐的参与者中，高钾血症引起的严重不良事件发生率并未显著高于食用普通盐的参与者（每1000人年事件数：3.35 vs 3.30；RR＝1.04，95%CI：0.80～1.37，P＝0.76）[27]。

GBD 2017研究显示，2017年，膳食纤维摄入较低导致中国170 143人因缺血性心脏病（IHD）死亡，男性IHD的归因死亡风险和DALY均高于女性[28]。

来自中国慢性病前瞻性研究（CKB）的证据显示，在调整混杂因素后，与过去一年从不或很少吃水果者相比，每日吃新鲜水果者死于CVD的风险、发生急性冠心病事件（MCE）、缺血性脑卒中（IS）、出血性脑卒中（HS）事件的风险降低，HR分别为0.60（95%CI：0.54～0.67）、0.66（95%CI：0.58～0.75）、0.75（95%CI：0.72～0.79）、0.64（95%CI：0.56～0.74）。与过去一年从不或很少摄入鸡蛋者相比，每日摄入鸡蛋的研究对象发生CVD的HR为0.89（95%CI：0.87～0.92），缺血性心脏病（IHD）、IS和HS的HR分别为0.88（95%CI：0.84～0.93）、0.90（95%CI：0.85～0.95）、0.74（95%CI：0.67～0.82）。与过去一年从不饮茶者相比，每日饮茶者新发IHD、MCE的HR分别为0.92（95%CI：0.88～0.95）和0.90（95%CI：0.82～0.99），新发IS和HS的HR分别为0.92（95%CI：0.89～0.96）和0.86（95%CI：0.80～0.93）。与过去1个月不常吃辣食者（＜1d/周）相比，常吃辣食者（6～7d/周）发生IHD的HR为0.78（95%CI：0.67～0.89）[29]。

CKB项目于2004—2008年纳入461 047名基线无心脏病、脑卒中和糖尿病的30～79岁成年居民，2013—2014年平均随访11.2年后发现，不健康的饮食方式（过去一年中不能每天摄入蔬菜、水果、鸡蛋，并且每天或每周摄入红肉）可以增加缺血性脑卒中的发生风险（HR＝1.23，95%CI：1.14～1.33），未发现与IHD、出血性脑卒中和2型糖尿病的关系；过量饮酒（过去一年中每天酒精摄入量≥30g）或戒酒会增加缺血性脑卒中（HR＝1.21，95%CI：1.17～1.26）和出血性脑卒中风险（HR＝1.30；95%CI：1.20～1.40），未发现与IHD和2型糖尿病的关系[30]。

1.2.3 合理膳食政策、行动和指南

为引导居民合理膳食，国家颁布和实施了一系列政策，如《"健康中国2030"规划纲要》《国民营养计划（2017—2030年）》，同时实施了一系列国家行动和专项，如《健康中国行动（2019—2030年）》之"合理膳食行动""全民健康生活方式行动"之"三减三健专项行动"（减盐、减油、减糖；健康骨骼、健康体重、健康口腔）。此外，相关部门也制定了一系列膳食指导/指南，如《中国居民膳食指南（2016年）》《成人糖尿病患者膳食指导》（WS/T 429—2013）、《高血压患者膳食指导》（WS/T 430—2013）、脑卒中患者膳食指导（WS/T 558—2017）等。

参考文献

[1] Huang L，Wang Z，Wang H，et al. Nutrition transition and related health challenges over decades in China［J］. Eur J Clin Nutr，2021，75（2）：247-252.

[2] 常继乐，王宇. 中国居民营养与健康状况监测2010—2013年综合报告［M］. 北京：北京大学医学出版社，2016.

[3] 王邵顺子，张兵，王志宏，等. 1989—2015年中国15个省（自治区、直辖市）18～35岁成年人食物摄入变化趋势［J］. 卫生研究，2021，50（3）：442-447.

[4] Zhang JG，Wang ZH，Du WW，et al. Twenty-five-year trends in dietary patterns among Chinese adults from 1991 to 2015［J］. Nutrients，2021，13（4）：1327. DOI：10.3390/nu13041327.

[5] 李惟怡，张兵，王惠君，等. 1989—2015年中国15个省（自治区、直辖市）18～35岁成年人膳食维生素摄入现状及其变化趋势［J］. 卫生研究，2021，50（3）：448-453.

[6] 于冬梅，赵丽云，琚腊红，等. 2015—2017年中国居民能量和主要营养素的摄入状况［J］. 中国食物与营养，2021，27（4）：5-10.

[7] 赵方蕾，房红芸，赵丽云，等. 2015年中国65岁及以上老年人膳食能量及宏量营养素摄入现状［J］. 卫生研究，2021，50（1）：37-45.

[8] 郭齐雅，于冬梅，赵丽云，等. 2015年中国60岁及以上老年人新鲜蔬菜水果消费状况［J］. 卫生研究，2021，50（3）：401-408.

[9] 朴玮，于冬梅，琚腊红，等. 2016—2017年中国6～11岁儿童能量和宏量营养素摄入情况［J］. 卫生研究，2021，50（3）：389-394.

[10] 琚腊红，赵丽云，房红芸，等. 2016—2017年中国12～17岁儿童青少年能量及宏量营养素摄入状况［J］. 中国食物与营养，2021，27（4）：20-25.

[11] 刘飒娜，张彤薇，潘峰，等. 我国3岁及以上居民碳酸饮料中添加糖摄入状况分析［J］. 中国食品卫生杂志，2020，32（5）：556-560.

[12] 毕小艺，李荔，杨媞媞，等. 中国农村营养改善计划地区2019年学生零食消费及影响因素［J］. 中国学校卫生，2021，42（3）：329-333.

[13] 琚腊红，于冬梅，郭齐雅，等. 2015年中国18～59岁居民在外就餐行为及其对肥胖的影响［J］. 卫生研究，2021，50（3）：395-400.

[14] 姚业成，宫伟彦，宋超，等. 2010—2012年中国成年居民在外就餐行为分析［J］. 营养学报，2019，41（1）：10-14.

[15] 朴玮，赵丽云，房红芸，等. 中国18岁及以上成人饮酒行为现况［J］. 中国食物与营养，2021，27（10）：15-19.

[16] GBD 2016 Alcohol Collaborators. Alcohol use and burden for 195 countries and territories，1990—2016：a systematic analysis for the Global Burden of Disease Study 2016［J］. Lancet，2018，392（10152）：1015-1035.

[17] He DL，Sun N，Xiong ST，et al. Association between the proportions of carbohydrate and fat intake and hypertension risk：findings from the China Health and Nutrition Survey［J］. J Hypertens，2021，39（7）：1386-1392.

[18] Shang XW，Flehr AJ，Fang Y，et al. Meal patterns and incident hypertension in community-dwelling middle-aged adults：an 11-year follow-up cohort study［J］. J Hypertens，2021，39（7）：1393-1401.

[19] Zhang Y，Liu M，Zhou C，et al. Inverse association between dietary vitamin A intake and new-onset hypertension［J］.

Clin Nutr，2021，40（5）：2868-2875.
［20］Zhang ZX，Liu MY，Zhou C，et al. Evaluation of dietary niacin and new-onset hypertension among Chinese adults［J］. JAMA Netw Open，2021，4（1）：e2031669. DOI：10.1001/jamanetworkopen.2020.31669.
［21］贺枝，刘芳超，李建新，等. 中国农村地区高血压患者果蔬摄入对血压进展的影响研究［J］. 中华疾病控制杂志，2021，25（3）：276-283.
［22］Ren XY，Yang X，Jiang HY，et al. The association of energy and macronutrient intake at dinner vs breakfast with the incidence of type 2 diabetes mellitus in a cohort study：The China Health and Nutrition Survey，1997—2011［J］. J Diabetes，2021，13（11）：882-892.
［23］Song XY，Wang HJ，Su C，et al. Association of time-of-day energy intake patterns with nutrient intakes，diet quality，and insulin resistance［J］. Nutrients，2021. DOI：10.3390/nu13030725.
［24］Shuai Y，Liu MW，He QQ，et al. Egg，cholesterol and protein intake and incident type 2 diabetes mellitus：Results of repeated measurements from a prospective cohort study［J］. Clin Nutr，2021，40（6）：4180-4186.
［25］Zhu HL，Liu Y，Zhang J，et al. Dietary calcium，magnesium，and phosphorus intakes and risk of stroke in Chinese adults［J］. Sci Rep，2021，11：11270. DOI：10.1038/s41598-021-90388-z.
［26］刘咪，王晨冉，梁娟娟，等. 中国1990—2017年脑卒中及其危险因素疾病负担变化趋势分析［J］. 中国公共卫生，2021，37（10）：1501-1507.
［27］Neal B，Wu YF，Feng XX，et al. Effect of salt substitution on cardiovascular events and death［J］. N Engl J Med，2021，385（12）：1067-1077.
［28］Wang ZQ，Zhang L，Zheng H，et al. Burden and trend of ischemic heart disease and colorectal cancer attributable to a diet low in fiber in China，1990—2017：findings from the Global Burden of Disease Study 2017［J］. Eur J Nutr，2021. DOI：10.1007/s00394-021-02556-6.
［29］庞元捷，余灿清，郭彧，等. 中国成年人行为生活方式与主要慢性病的关联——来自中国慢性病前瞻性研究的证据［J］. 中华流行病学杂志，2021，42（3）：369-375.
［30］Han YT，Hu YZ，Yu CQ，et al. Lifestyle，cardiometabolic disease，and multimorbidity in a prospective Chinese study［J］. Eur Heart J，2021，42（34）：3374-3384.

1.3　身体活动

身体活动是指由于骨骼肌收缩产生的机体能量消耗增加的所有活动[1]，包含频率、强度、类型和时间四个基本要素。其中，强度＜3.0代谢当量（MET）的身体活动为低强度，3.0～5.9MET为中等强度，6.0MET及以上为高强度，并将清醒状态时处于坐位或倚靠体位下强度≤1.5MET的身体活动定义为静态行为。身体活动量一般以活动强度（MET）与时间（min或h）的乘积表达，每周的活动量一般表达为MET・h/7d或MET・min/7d。

人群水平的身体活动测量通常是在个体基础上，通过问卷调查的主观方法或运动传感器（如计步器、加速度计等）的客观方法评估群体水平。WHO推荐成年人应每周达到150min中等强度身体活动，或者75min高强度身体活动，或二者的组合。中国人群锻炼率的常用指标是经常参加锻炼率，即每周参加至少3次、每次至少30min中高强度锻炼者的比例。中小学生身体活动达标率为每天至少进行1h中高强度身体活动者的比例。目前中国居民普遍表现为身体活动不足的特征和趋势。

1.3.1　流行现况与趋势

1.3.1.1　青少年

中国学龄儿童青少年身体活动和体质健康研究采用多阶段整群抽样[2,3]，覆盖全国各省共计12万～13万余名中小学生。数据显示，2017年小学生（4～6年级）和初中生的身体活动达标率高于2016年，高中生达标率没有明显改变（图1-3-1）。

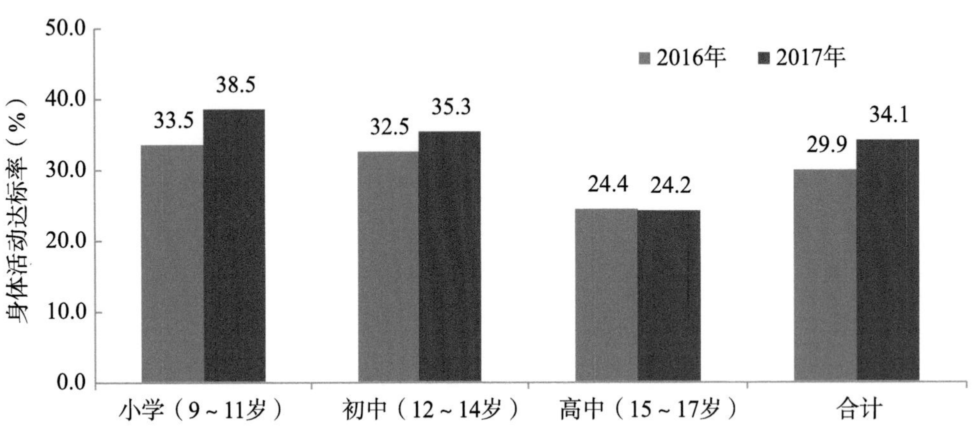

图1-3-1　2016年和2017年中国中小学生身体活动达标率

身体活动达标指每天至少进行1h中高强度身体活动

2016年，85.2%中小学生每周参加≥2节体育课（按照30～45min体育课算作1节课，60～90min体育课算作2节课），初中生＞小学生＞高中生。其中，各年级女生均高于男生，城市高于农村（图1-3-2）。同时，31.5%的中小学生每周参加≥5次课外体育训练[4]，城市低于农村，男生略高于女生（图1-3-3）。

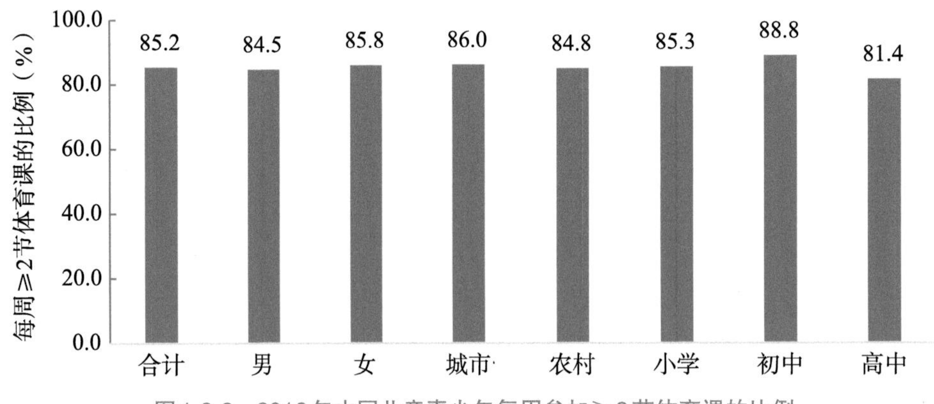

图1-3-2　2016年中国儿童青少年每周参加≥2节体育课的比例

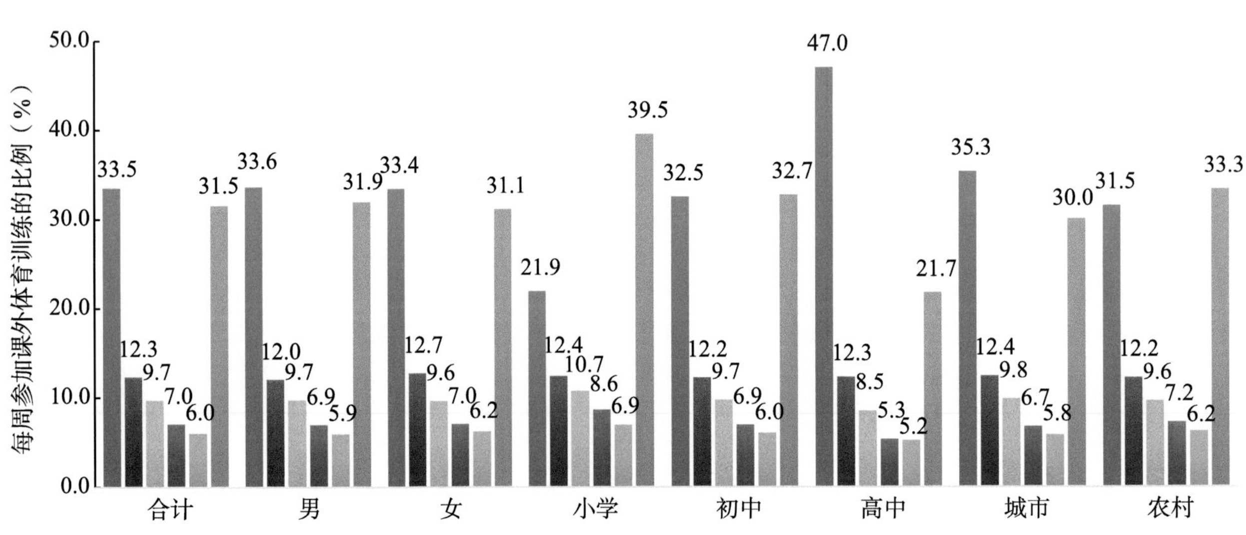

图1-3-3　2016年中国儿童青少年每周参加课外体育训练的比例

2016年中小学生平时各类屏幕时间（看电视、使用手机或电脑）≥2h的比例分别为8.7%、11.5%、9.0%，而周末则分别升高至23.7%、27.7%、17.5%，男生高于女生。从各类屏幕时间≥2h的比例来看，平时城市学生低于农村学生，周末使用手机和电脑时间≥2h的比例则高于农村学生（图1-3-4）。

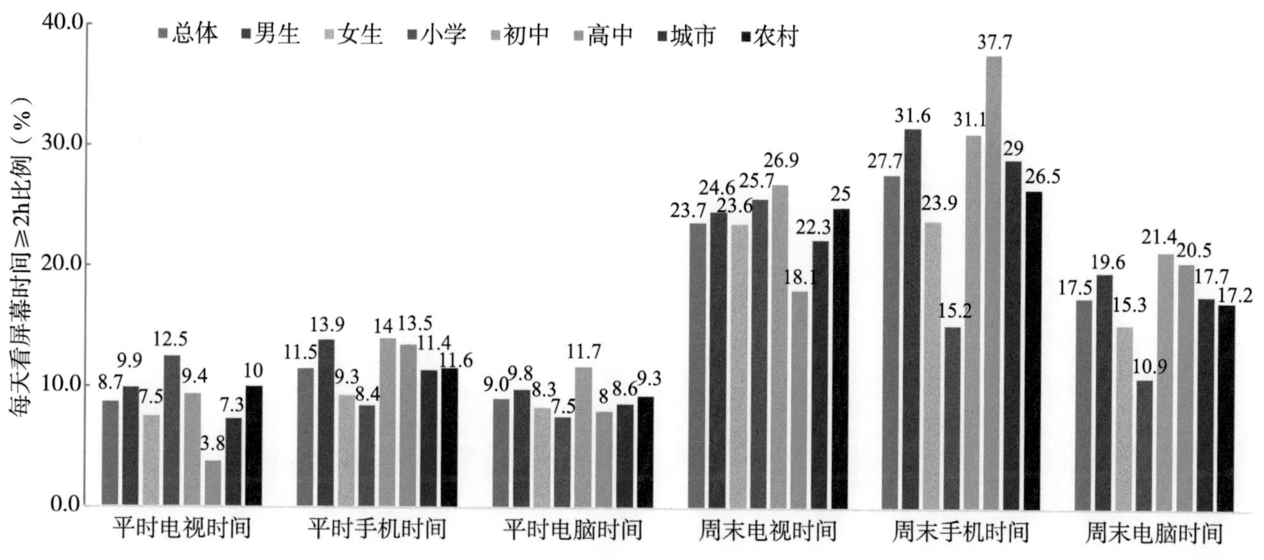

图1-3-4　2016年平均每天看屏幕时间≥2h的中小学生比例

全国学生体质与健康调研的两次横断面调查数据显示[5]，2014年我国9～22岁学生校内体育锻炼1h的比例为23.8%，高于2010年（20.5%），小学生（9～12岁）、初中生（13～15岁）、高中生（16～18岁）和大学生（19～22岁）均有所上升。

对8115名青年（平均20岁）COVID-19疫情期间网络调查显示[6]，社交距离限制前、限制期和解除隔离期，完全不运动者的比例先明显上升后略降低，活动达标者（150min/周）的比例先降低（从38.6%降至19.4%），后回升至25.3%。社交距离限制期间平均每天静态行为明显上升，静态行为增加者的比例高于减少者的比例，活动增加者的比例低于减少者的比例。

对1985—2014年6次全国学生体质与健康调查共计738 523名13～18岁汉族学生的调查结果显示[7]，中学生体质健康达标优秀率总体呈下降趋势，年度之间差异有统计学意义（$P<0.001$）（图1-3-5）。

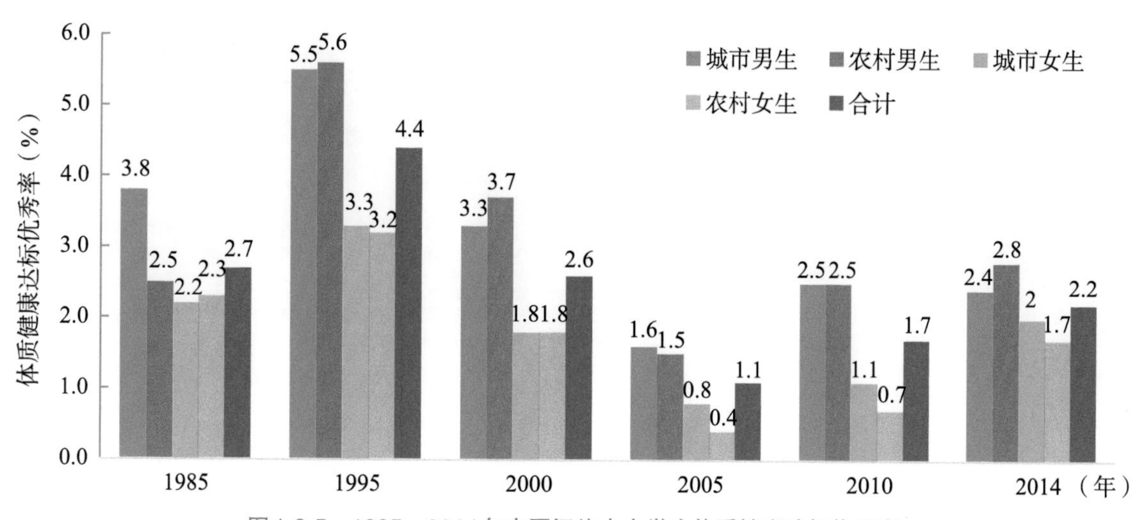

图1-3-5　1985—2014年中国汉族中小学生体质健康达标优秀率

1.3.1.2 成人

中国健康与营养调查（CHNS）显示[8]，1991—2009年，中国成人平均身体活动总量呈下降趋势（399MET・h/7d vs 213MET・h/7d）。2011年男性职业活动量较1991年下降了31%，女性的趋势类似[9]。

国民体质监测显示[10]，2014年中国居民经常参加锻炼率为33.9%。20岁及以上人群为14.7%，其中城市（19.5%）高于农村（10.4%）。除70岁以上人群外，30～39岁人群经常参加锻炼率最低，60～69岁人群最高（图1-3-6）。

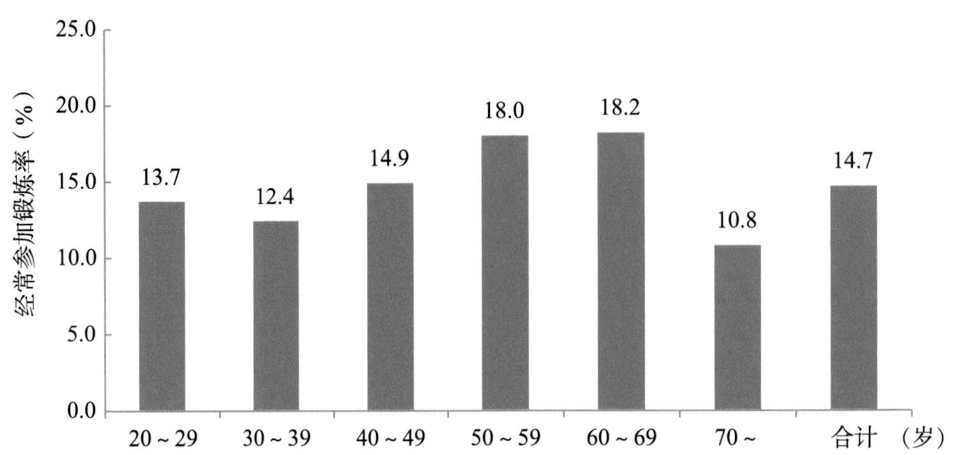

图1-3-6 2014年20岁及以上成人经常参加锻炼率
经常参加锻炼指每周进行不少于3次、每次至少30min的中高强度锻炼

CHNS显示[8]，中国成人静态行为时间从1991年的平均15.1h/7d增加至2009年的20.0h/7d。中国慢性病及其危险因素监测报告显示[11]，2013年中国≥18岁成人业余静态行为时间由2010年的平均2.7h/d升高至2013年的3.3h/d，城市升高幅度大于农村，男性、女性相似（图1-3-7）。

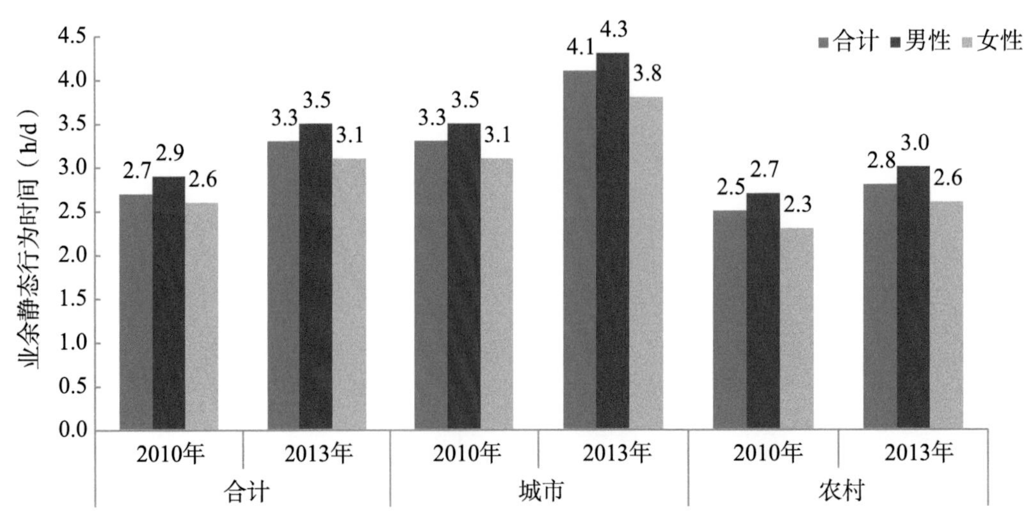

图1-3-7 2010年与2013年中国成人业余静态行为比较

中国老年健康影响因素跟踪调查（CLHLS）资料显示[12]，2018年中国老年人群看电视时间比1998年增加了2～3倍（OR＝2.40，95%CI：2.23～2.59），做家务的比例增加了14%（OR＝1.14，95%CI：1.05～1.24），阅读的比例下降了32%（OR＝0.68，95%CI：0.60～0.75），锻炼的比例下降了24%

（OR＝0.76，95%CI：0.70～0.82）。

1.3.2 身体活动与心血管健康及死亡风险

1.3.2.1 身体活动对心血管健康的影响

2014年全国中小学生体质与健康调查对214 301名学生的数据分析显示[13]，随着综合体质评分（PFI）6分位数（＜P_{20}，P_{20}，P_{40}，P_{60}，P_{80}，≥P_{80}）升高，7～18岁中小学生高血压患病率（OR＝0.87～0.68）、收缩期高血压患病率（OR＝0.86～0.75）、舒张期高血压患病率（OR＝0.85～0.59）均趋于降低（趋势检验P＜0.001），对不同营养状态学生的分析结果一致。

2007—2008年我国学者在中国4个省的农村地区建立了中国代谢综合征社区干预研究和中国家庭健康（CIMIC）队列研究，2012—2015年对基线时18岁以上未罹患CVD和高血压的4.1万余人进行的随访结果显示[14]，基线总身体活动量与高血压发病风险呈显著负关联（趋势检验P＜0.001），与活动量最小者（第1个四分位组）相比，第2、3、4分位组身体活动量者的高血压风险分别下降了8%、28%和30%（表1-3-1）。

表1-3-1 农村地区人群总身体活动水平与高血压发病的关系

项别	身体活动水平			
	第1分位组	第2分位组	第3分位组	第4分位组
发病例数	1813	1748	1591	1628
随访时间（人年）	58 102	59 116	62 601	61 962
年发病率（%）	3.12	2.96	2.54	2.63
HR（95%CI）	1.00	0.92（0.86～0.99）	0.72（0.67～0.77）	0.70（0.65～0.75）

注：Cox回归分析时调整了基线年龄、性别、体重指数（BMI）、南北方、受教育水平、饮酒、吸烟、空腹血糖、总胆固醇和基线收缩压，以身体活动量第1个四分位组为参照组

1991—2015年对CHNS研究队列中基线无高血压相关疾病1.2万余人（男性5986人，女性6525人）进行的随访结果显示[15]，在调整了其他因素后，相对于最低身体活动量百分位者，第3、4百分位身体活动量者收缩压分别降低了0.98mmHg和0.96mmHg（P＜0.05），舒张压分别降低了0.30mmHg和0.38mmHg（P＜0.05），高血压风险分别降低了12%和15%。

上述队列中9350名基线无高血压相关疾病的成人1997—2015年平均随访6.1年（82 410人年）的结果显示[16]，基线职业活动水平与高血压发病风险的关联在男性中呈L形，在女性中呈U形，即男性职业活动＜80MET·h/7d时高血压发病风险显著升高，而女性在80～240MET·h/7d时风险最低。

中国台湾地区医学体检队列建立于1996年，2014年对44 828名20～80岁基线空腹血糖受损（血糖5.6～6.9mmol/L）人群进行的随访结果显示[17]，基线休闲活动与空腹血糖受损者的糖尿病发病风险呈显著负关联（趋势检验P＜0.001），与活动量＜3.75MET·h/7d者相比，活动量≥15.0MET·h/7d者的糖尿病发病风险降低了25%（表1-3-2）。

2011—2013年对9419名来自中国南京与合肥两个城市的糖代谢异常人群进行的横断面调查显示[18]，中高强度身体活动在达到一定水平（4436MET·min/7d）以上时，身体活动与血糖水平呈负相关，身体活动量平方根每增加一个标准差（29.8MET·min/7d），血糖下降0.25mmol/L。

对两个前瞻性队列（中国心血管病流行病学多中心协作研究和中国心血管健康研究）中6348名35～74岁基线无糖尿病的成人平均随访7.9年的分析显示[19]，较高的身体活动水平（PAL）显著降低糖尿

表1-3-2 中国台湾地区空腹血糖受损者休闲身体活动水平与糖尿病发病的关系

	休闲身体活动水平			
	极低（n＝24 469）	低（n＝8450）	中（n＝5328）	高（n＝6581）
发病例数	2535	731	542	612
发病率（%）	10.4	8.7	10.2	9.3
HR（95%CI）	1.00	0.88（0.80～0.98）	0.80（0.71～0.90）	0.75（0.67～0.83）

注：Cox回归分析时调整基线年龄、性别、婚姻状态、受教育水平、工作时身体活动量、饮酒、吸烟、睡眠时间、蔬菜摄入量、收缩压、心率和血清总胆固醇水平，以极低休闲身体活动者为参照组；休闲身体活动水平分组切点值分别为3.75MET・h/7d、7.5MET・h/7d和15.0MET・h/7d

病风险。与久坐少动组（PAL 1.00～1.39）相比，活动较少（PAL 1.40～1.59）、活跃（PAL 1.60～1.89）以及非常活跃组（PAL＞1.89）糖尿病风险分别降低18%、37%和53%。

2004—2008年在中国10个地区建立的46万余人的CKB研究队列基线数据显示[20]，身体活动平均每增加一个标准差（14MET・h/d），与BMI减少0.15kg/m^2、腰围减少0.58cm、体脂百分比减少0.48相关；业余静态行为时间每增加一个标准差（1.5h/d），与BMI增加0.19kg/m^2、腰围增加0.57cm、体脂百分比增加0.44相关；并且身体活动、业余静态行为与肥胖（BMI≥28kg/m^2）的相关性存在协同效应。

对该队列中基线无主要慢性病的104 170名城市通勤者平均随访10年的数据分析显示[21]，在控制了其他范畴身体活动水平之后，相对于非主动通勤者，步行（HR＝0.90，95%CI：0.84～0.96）、骑自行车（HR＝0.81，95%CI：0.74～0.88）通勤者的缺血性心脏病风险均显著降低，并且骑自行车（HR＝0.92，95%CI：0.84～1.00）也与缺血性脑卒中风险降低有关。上述效应在不同性别、其他范畴身体活动不同水平的人群中表现一致。

对2011—2013年在中国南京与合肥两个城市共计26 093名社区成人的调查资料分析显示[22]，相对于身体活动不活跃（＜600MET・min /7d）的成人，中度活跃（600～3000MET・min /7d）和高度活跃（≥3000MET・min /7d）的成人同时具备≥1个、≥2个、≥3个CVD可改变危险因素（CVDMRF）的风险约降低12%～19%（表1-3-3）。

表1-3-3 身体活动活跃程度与CVD可改变危险因素（CVDMRF）聚集性的相关性（OR，95%CI）

	≥1个CVDMRF		≥2个CVDMRF		≥3个CVDMRF	
	中度活跃	高度活跃	中度活跃	高度活跃	中度活跃	高度活跃
合计	0.88（0.79～0.98）	0.88（0.79～0.99）	0.85（0.78～0.92）	0.85（0.78～0.92）	0.84（0.76～0.91）	0.81（0.74～0.89）
地区						
南京	0.83（0.68～1.01）	0.79（0.64～0.97）	0.75（0.65～0.88）	0.71（0.61～0.83）	0.71（0.60～0.84）	0.65（0.55～0.78）
合肥	0.88（0.77～1.01）	0.89（0.78～1.01）	0.87（0.79～0.96）	0.88（0.80～0.96）	0.87（0.78～.96）	0.84（0.76～0.93）
性别						
男性	0.86（0.78～0.96）	0.88（0.73～1.03）	0.83（0.63～1.02）	0.81（0.72～0.91）	0.82（0.60～1.04）	0.80（0.73～0.87）
女性	0.99（0.87～1.13）	0.97（0.85～1.11）	0.97（0.87～1.09）	0.98（0.87～1.09）	0.93（0.81～1.06）	0.95（0.83～1.09）

续表

	≥1个CVDMRF		≥2个CVDMRF		≥3个CVDMRF	
	中度活跃	高度活跃	中度活跃	高度活跃	中度活跃	高度活跃
年龄（岁）						
＜35	0.97（0.30～3.09）	0.67（0.19～2.30）	0.27（0.08～0.84）	0.51（0.16～1.61）	0.26（0.06～1.12）	0.33（0.08～1.41）
35～44	0.77（0.65～0.90）	0.81（0.69～0.95）	0.69（0.60～0.79）	0.70（0.61～0.80）	0.71（0.59～0.85）	0.69（0.57～0.82）
45～54	0.76（0.62～0.95）	0.77（0.62～0.95）	0.77（0.67～0.89）	0.82（0.71～0.95）	0.76（0.65～0.88）	0.69（0.59～0.81）
55～64	0.92（0.70～1.20）	0.96（0.74～1.26）	0.98（0.83～1.16）	0.96（0.81～1.13）	0.87（0.74～1.03）	0.90（0.76～1.06）
65～74	0.65（0.41～1.03）	0.84（0.54～1.32）	0.98（0.76～1.28）	0.97（0.75～1.27）	1.00（0.78～1.29）	0.91（0.70～1.17）
≥75	0.54（0.09～3.62）	0.48（0.09～2.54）	0.71（0.21～2.38）	0.83（0.25～2.76）	0.75（0.22～2.56）	0.23（0.06～0.95）

对China-PAR研究队列中基线无CVD的100 560人中位随访7.3年的资料分析显示[23]，与基线时未达到中高强度身体活动推荐目标者相比，CVD发病风险在达标者中降低了26%（HR＝0.74，95%CI：0.69～0.79），并随活动量增加而进一步降低（趋势检验$P<0.001$），高度活跃者的风险可降低38%（HR＝0.62，95%CI：0.56～0.68）。与基线及随访期间身体活动均不活跃者相比，保持活跃者的CVD风险可降低43%（HR＝0.57，95%CI：0.43～0.77），见表1-3-4。

表1-3-4　基线至首次随访中高强度身体活动变化情况与CVD风险

	病例数/有发病风险人数	调整发病率（95%CI）*	HR（95%CI）
CVD			
持续不活跃	178/4520	9.51（7.93～11.41）	1.00（参照组）
由不活跃转为活跃	47/1942	6.81（5.01～9.26）	0.71（0.50～1.00）
由活跃转为不活跃	125/3271	6.39（5.25～7.79）	0.97（0.74～1.26）
持续活跃	127/5496	5.10（4.21～6.17）	0.57（0.43～0.77）
脑卒中			
持续不活跃	93/4520	5.70（4.45～7.29）	1.00（参照组）
由不活跃转为活跃	27/1942	3.65（2.43～5.49）	0.78（0.49～1.25）
由活跃转为不活跃	77/3271	3.86（2.96～5.04）	1.07（0.75～1.52）
持续活跃	85/5496	2.96（2.32～3.78）	0.65（0.44～0.96）
缺血性心脏病			
持续不活跃	73/4520	3.40（2.55～4.54）	1.00（参照组）
由不活跃转为活跃	15/1942	2.43（1.43～4.11）	0.59（0.32～1.06）
由活跃转为不活跃	41/3271	2.04（1.50～2.77）	1.02（0.67～1.56）
持续活跃	38/5496	1.76（1.26～2.47）	0.53（0.33～0.87）

续表

	病例数/有发病风险人数	调整发病率（95%CI）*	HR（95%CI）
心力衰竭			
持续不活跃	20/4520	0.60（0.31 ～ 1.15）	1.00（参照组）
由不活跃转为活跃	3/1942	1.09（0.25 ～ 4.64）	0.44（0.10 ～ 2.02）
由活跃转为不活跃	12/3271	0.37（0.17 ～ 0.84）	0.75（0.27 ～ 2.11）
持续活跃	4/5496	0.45（0.15 ～ 1.34）	0.37（0.10 ～ 1.36）
心血管病死亡			
持续不活跃	55/4520	2.62（1.79 ～ 3.85）	1.00（参照组）
由不活跃转为活跃	15/1942	2.42（1.43 ～ 4.12）	0.89（0.50 ～ 1.60）
由活跃转为不活跃	42/3271	2.06（1.44 ～ 2.94）	1.24（0.80 ～ 1.93）
持续活跃	37/5496	1.64（1.16 ～ 2.32）	0.52（0.31 ～ 0.89）

注：模型调整了年龄、性别、地区、城市化程度、教育程度、CVD家族史、研究对象来源、当前吸烟状况、饮酒量和低强度身体活动等因素。*.调整发病率指每1000人年并根据Poisson回归模型调整了年龄和性别

1.3.2.2 身体活动与死亡风险

对CKB队列研究中48.7万余名基线无CVD人群平均随访7.5年的结果显示[24]，总身体活动量与CVD死亡呈显著负相关，与活动量最低组（≤9.1MET·h/d）相比，最高五分位组（≥33.8MET·h/d）CVD死亡风险降低41%（HR＝0.59，95%CI：0.55 ～ 0.64）。身体活动量每增加4MET·h/d，风险降低12%；增加职业或非职业活动均可降低CVD死亡风险（表1-3-5）。

表1-3-5　职业、非职业和总身体活动量与心血管死亡的关系

基线身体活动量（MET·h/d）	心血管死亡人数（例）	死亡率[1/（1000人年）]	HR（95%CI）
总身体活动量			
≤9.1	3611	3.12	1.00（0.96 ～ 1.04）
9.2 ～ 14.7	1830	2.10	0.75（0.72 ～ 0.79）
14.8 ～ 22.4	1206	1.84	0.67（0.63 ～ 0.71）
22.5 ～ 33.7	1061	1.63	0.60（0.56 ～ 0.64）
≥33.8	729	1.69	0.59（0.55 ～ 0.64）
职业活动量			
0	4164	3.13	1.00（0.95 ～ 1.05）
0.1 ～ 5.9	1276	1.91	0.75（0.70 ～ 0.80）
6.0 ～ 13.8	1260	1.73	0.66（0.62 ～ 0.69）
13.9 ～ 25.7	1054	1.79	0.61（0.58 ～ 0.66）
≥25.8	683	2.20	0.59（0.55 ～ 0.65）
非职业活动量			
0 ～ 3.9	2047	3.30	1.00（0.95 ～ 1.05）

续表

基线身体活动量（MET·h/d）	心血管死亡人数（例）	死亡率［1/（1000人年）］	HR（95%CI）
4.0 ～ 6.5	1685	2.39	0.89（0.85 ～ 0.93）
6.6 ～ 8.4	1795	2.28	0.85（0.81 ～ 0.89）
8.5 ～ 11.6	1485	2.03	0.78（0.74 ～ 0.82）
≥11.7	1425	1.92	0.71（0.67 ～ 0.75）

注：死亡率为人年率（1/1000人年），并调整年龄、性别和地区；Cox分析时按年龄、性别和地区分层，并调整基线经济收入、受教育水平、饮酒、吸烟、收缩压、新鲜水果摄入量、久坐不动时间和自我健康状态评价；分析职业或非职业身体活动时，同时调整非职业或职业身体活动量

对其中15万余名基线高血压患者平均随访7.1年的分析显示[25]，与身体活动量最低的四分位组患者相比，最高四分位组患者的缺血性心脏病和脑血管病死亡风险分别下降33%（HR＝0.67，95%CI：0.55 ～ 0.83）和35%（HR＝0.65，95%CI：0.57 ～ 0.74），见表1-3-6。

表1-3-6　高血压患者总身体活动量与CVD死亡及总死亡的关系

总身体活动量四分位分组	死亡人数（例）	死亡率（1/1000人年）	HR（95%CI）
总死亡			
第1分位	3993	15.33	1.00（参照组）
第2分位	2369	8.87	0.80（0.76 ～ 0.84）
第3分位	1913	7.06	0.69（0.65 ～ 0.73）
第4分位	1431	5.28	0.67（0.62 ～ 0.72）
趋势检验*P*值			＜0.001
缺血性心脏病死亡			
第1分位	694	2.66	1.00（参照组）
第2分位	369	1.38	0.78（0.68 ～ 0.88）
第3分位	222	0.82	0.68（0.57 ～ 0.80）
第4分位	149	0.55	0.67（0.55 ～ 0.83）
趋势检验*P*值			＜0.001
脑血管病死亡			
第1分位	1152	4.42	1.00（参照组）
第2分位	656	2.46	0.76（0.69 ～ 0.84）
第3分位	545	2.01	0.64（0.58 ～ 0.72）
第4分位	405	1.49	0.65（0.57 ～ 0.74）
趋势检验*P*值			＜0.001

注：Cox分析时调整年龄、性别、受教育水平、婚姻状态、饮酒、吸烟、红肉、水果和蔬菜摄入量、BMI、收缩压、糖尿病、是否绝经（女性）及平均每天静坐时间；分析缺血性心脏病或脑血管病死亡时还分别调整心脏病或脑卒中家族史

对中国台湾地区医学体检队列研究中416 175名≥20岁成人平均随访8.05年的结果显示[26]，相对于从不锻炼者，身体活动平均达92min/7d或15min/d者的全因死亡可降低14%，期望寿命平均延长3年。并在此基础上每天增加15min身体活动，全因死亡可进一步降低4%。

对上海男性和女性健康研究中12万余名基线40～74岁成人的随访（男性平均随访9.2年，女性平均14.7年）资料显示[27]，与不参加休闲身体活动者相比，中等强度休闲身体活动（如打太极拳、跳舞、健身步行等）参加者的CVD死亡风险下降14%（HR＝0.86，95%CI：0.80～0.93）；即使未达到最小推荐量（7.5MET·h/7d），CVD死亡风险也有明显下降，并且存在剂量-反应关系。

全球疾病负担研究2016（GBD 2016）的研究结果显示[28]，中国归因于缺乏身体活动而导致的年龄标化脑卒中死亡率在1990—2016年趋于下降，其中，男性年龄标化脑卒中死亡率由6.0/10万下降至1.8/10万，女性由3.4/10万下降至0.6/10万，男性的年度净变化率为-1.3%，女性为-2.9%（图1-3-8）。

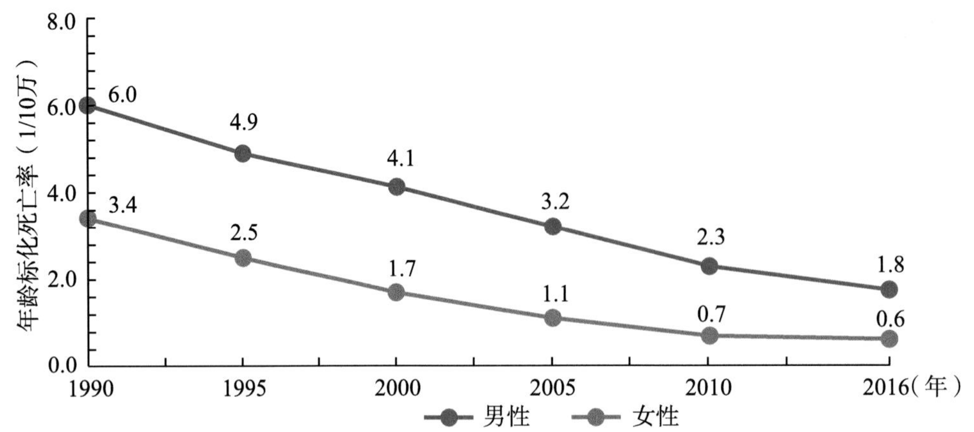

图1-3-8　1990—2016年归因于缺乏身体活动的脑卒中标化死亡率变化趋势

利用WHO 2016年发布的全球168个国家2001—2016年的身体活动数据，对其中40～74岁人群资料的深入分析显示[29]，达到身体活动建议目标可以预防我国18.3%的过早死亡，相当于每年避免101.65万40～74岁人的过早死亡。

1.3.3　经济负担

GBD研究显示[30]，2013年中国由于身体活动不足导致的医疗费用约48.6亿美元，占全球的10%，其中间接费用17.8亿美元，直接费用30.8亿美元。家庭支出占33.90%，政府支出占55.80%，第三方支出占10.30%。

对中国慢性病与危险因素监测（2007年）及中国卫生服务调查（2003年）的数据进行综合分析后显示[31]，2007年中国居民患冠心病、脑卒中、高血压、癌症和2型糖尿病直接归因于身体活动不足（未达到WHO推荐标准）的比例分别为12.3%、15.7%、8.5%、11.3%和13.5%，同时，因缺乏身体活动而导致的超重或肥胖还可进一步加重这种风险。2007年缺乏身体活动造成的经济负担为67亿美元，占当年主要慢性病全部经济支出的15.2%，直接医疗支出超过了年度中国主要非传染性疾病总直接经济负担的15%（表1-3-7）。

表1-3-7　2007年中国主要慢性病的直接和间接经济负担（×10亿美元）

疾病	疾病总经济负担			缺乏身体活动造成的经济负担		
	直接经济负担	间接经济负担	合计	直接经济负担	间接经济负担	合计
冠心病	4.0	4.4	8.4	0.6	0.6	1.2
脑卒中	5.7	4.8	10.5	1.1	0.9	2.0
高血压	5.6	3.5	9.1	0.8	0.5	1.3

续表

疾病	疾病总经济负担			缺乏身体活动造成的经济负担		
	直接经济负担	间接经济负担	合计	直接经济负担	间接经济负担	合计
癌症	4.2	8.5	12.7	0.5	1.0	1.5
2型糖尿病	2.6	0.9	3.5	0.5	0.2	0.7
小计	22.1	22.1	44.2	3.5	3.3	6.8
所有慢性病	70.8	54.5	125.3			
所有疾病	96.2	79.1	175.3			

注：2007年1CNY＝0.13美元。2003—2007年累积通货膨胀系数为12.4%

1.3.4　预防身体活动不足的政策策略

中国首部《体育法》于1995年获得通过，同年国务院颁布了《全民健身计划纲要》，此后中国政府相继出台了一系列体育法规和规章。2007年中国发起了“全民健康生活方式行动”，倡导“健康一二一”，即：每日一万步，吃动两平衡，健康一辈子。2017年中国政府提出了“健康中国”的国家发展战略，制定印发了《健康中国行动（2019—2030年）》。另外，我国政府于1951年发出的《关于推行广播体操活动的通知》，使广播体操成为普及国民体育的一个重要步骤。中小学校实行9年制义务教育，并明确要求开设体育课、校内课外活动，保障中小学生校内体育活动每天至少1h。健康中国行动的“中小学健康促进行动”进一步明确和细化了这些要求。

目前，常规开展的全国性身体活动相关监测主要包括国民体质监测、中国学生体质与健康调研、中国居民营养及健康状况监测及中国成人慢性病及危险因素监测等。国家体育总局主导开展的国民体质监测始于2000年，监测内容包括锻炼、健身等身体活动参与情况及身体形态、素质、功能相关指标，以5年为1个周期，相继于2000年、2005年、2010年、2014在全国31个省、自治区、直辖市完成了监测任务。由教育部门主导开展的中国学生体质与健康调研最早起源于20世纪初，每5年1次，监测指标包括学生体育课和锻炼等的参与情况及身体形态、素质、功能相关指标。卫生系统主导开展的中国居民营养及健康状况调查和中国成人慢性病及危险因素监测分别始于1959年和2004年，每3～5年开展1次调查，身体活动的监测信息主要包括身体活动的参与情况。国家卫生健康委员会以近年来具有良好代表性的全国调查和监测数据为主要依据，综合发布了《中国居民营养与慢性病状况报告（2015年）》，其中20～69岁居民经常身体活动率来自于2013年国民体质监测中20～69岁人群体育健身活动和体质状况的抽样调查结果。

参考文献

[1] Caspersen CJ，Powell KE，Christenson GM. Physical activity，exercise，and physical fitness：definitions and distinctions for health-related research [J]. Pub Health Rep，1985，100（2）：126-131.

[2] Fan X，Cao ZB. Physical activity among Chinese school-aged children：National prevalence estimates from the 2016 physical activity and fitness in China-The youth study [J]. J Sport Health Sci，2017，6（4）：388-394.

[3] Zhu Z，Tang Y，Zhuang J，et al. Physical activity，screen viewing time，and overweight/obesity among Chinese children and adolescents：an update from the 2017 physical activity and fitness in China-the youth study [J]. BMC Pub Health，2019，19：197. DOI：10.1186/s12889-019-6515-9.

[4] 陈佩杰. 中国儿童青少年体育健身发展报告（2016）[M]. 北京：科学出版社，2016.

[5] 闫晓晋，罗冬梅，张京舒，等. 2010年与2014年中国学生校内体育锻炼状况比较及影响因素分析 [J]. 中华流行病学杂志，2020，41（3）：373-378.

[6] Zhou J，Xie X，Guo B，et al. Impact of COVID-19 lockdown on physical activity among the Chinese youths：The COV-

ID-19 impact on lifestyle change survey（COINLICS）[J]. Front Public Health，2021，9：592795. DOI：10.3389/fpubh.2021.592795.

[7] 宋逸，罗冬梅，胡佩瑾，等. 1985—2014年中国汉族13～18岁中学生体质健康达标优秀率趋势分析[J]. 北京大学学报（医学版），2020，52（2）：317-322.

[8] Ng SW，Popkin BM. Time use and physical activity：a shift away from movement across the globe[J]. Obesity Rev，2012，13（8）：659-680.

[9] Ng SW，Howard AG，Wang HJ，et al. The physical activity transition among adults in China：1991—2011[J]. Obesity Rev，2014，15 Suppl 1：27-36.

[10] 国家体育总局. 2014年全民健身活动状况调查公报[EB/OL][2020-2-1]. http：//www.sport.gov.cn/.

[11] 中国疾病预防控制中心，中国疾病预防控制中心慢性非传染性疾病预防控制中心. 中国慢性病及其危险因素监测报告2013[M]. 北京：军事医学出版社，2016.

[12] Feng Q，Fong JH，Zhang W，et al. Leisure activity engagement among the oldest old in China，1998—2018[J]. Am J Public Health，2020，110（10）：1535-1537.

[13] Dong YH，Jan C，Zou ZY，et al. Comprehensive physical fitness and high blood pressure in children and adolescents：A national cross-sectional survey in China[J]. J Sci Med Sport，2020，23（9）：800-806.

[14] 巩欣媛，陈纪春，李建新，等. 中国农村地区成年人体力活动与高血压发病的关系[J]. 中华预防医学杂志，2018，52（6）：615-621.

[15] Zou Q，Wang H，Su C，et al. Longitudinal association between physical activity and blood pressure，risk of hypertension among Chinese adults：China Health and Nutrition Survey 1991—2015[J]. Eur J Clin Nutr，2020，75（2）：274-282.

[16] Li Q，Li R，Zhang S，et al. Occupational physical activity and new-onset hypertension：A nationwide cohort study in China[J]. Hypertension，2021，78（7）：220-229.

[17] Lao XQ，Deng HB，Liu X，et al. Increased leisure-time physical activity associated with lower onset of diabetes in 44 828 adults with impaired fasting glucose：a population-based prospective cohort study[J]. Br J Sports Med，2019，53（14）：895-900.

[18] Lu L，Chen Y，Cai Y，et al. Physical activity and fasting glucose in adults with abnormal glucose metabolism：Findings from two independent cross-sectional studies in China[J]. Obes Res Clin Pract，2021，15（3）：216-220.

[19] Fan S，Chen J，Huang J，et al. Physical activity level and incident type 2 diabetes among Chinese adults[J]. Med Sci Sports Exerc，2015，47（4）：751-756.

[20] Du H，Bennett D，Li L，et al. Physical activity and sedentary leisure time and their associations with BMI，waist circumference，and percentage body fat in 0.5 million adults：the China Kadoorie Biobank study[J]. Am J Clin Nutr，2013，97（3）：487-496.

[21] Fan MY，Lv J，Yu CQ，et al. Association between active commuting and incident cardiovascular diseases in Chinese：A prospective cohort study[J]. J Am Heart Assoc，2019，8（20）：e012556. DOI：10.1161/JAHA.119.012556.

[22] Shi R，Cai YM，Qin R，et al. Dose-response association between physical activity and clustering of modifiable cardiovascular risk factors among 26 093 Chinese adults[J]. BMC Cardiovasc Disord，2020，20（1）：347. DOI：10.1186/s12872-020-01627-6.

[23] Liu Q，Liu FC，Huang KY，et al. Beneficial effects of moderate to vigorous physical activity on cardiovascular disease among Chinese adults[J]. J Geriatr Cardiol，2020，17（2）：85-95.

[24] Bennett DA，Du H，Clarke R，et al. Association of physical activity with risk of major cardiovascular diseases in Chinese men and women[J]. JAMA Cardiol，2017，2（12）：1349-1358.

[25] Fan M，Yu C，Guo Y，et al. Effect of total，domain-specific，and intensity-specific physical activity on all-cause and cardiovascular mortality among hypertensive adults in China[J]. J Hypertens，2018，36（4）：793-800.

[26] Wen CP，Wai JP，Tsai MK，et al. Minimum amount of physical activity for reduced mortality and extended life expectancy：a prospective cohort study[J]. Lancet，2011，378（9798）：1244-1253.

[27] Liu Y，Wen W，Gao YT，et al. Level of moderate-intensity leisure-time physical activity and reduced mortality in middle-aged and elderly Chinese[J]. J Epidemiol Community Health，2018，72（1）：13-20.

[28] Cao JH，Eshak ES，Liu KY，et al. An age-period-cohort analysis of stroke mortality attributable to low physical activity in China and Japan：Data from the GBD study 1990—2016[J]. Sci Rep，2020，10（1）：6525. DOI：10.1038/s41598-020-63307-x.

[29] Strain T，Brage S，Sharp SJ，et al. Use of the prevented fraction for the population to determine deaths averted by existing

prevalence of physical activity: a descriptive study [J]. Lancet Glob Health, 2020, 8 (7): e920-e930.
[30] Ding D, Lawson KD, Kolbe-Alexander TL, et al. The economic burden of physical inactivity: a global analysis of major non-communicable diseases [J]. Lancet, 2016, 388 (10051): 1311-1324.
[31] Zhang J, Chaaban J. The economic cost of physical inactivity in China [J]. Prev Med, 2013, 56 (1): 75-78.

1.4 健康体重

体重是评价人体营养和健康状况的重要指标，体重过高和过低均对健康不利。随着中国经济社会的快速发展和人民生活方式的不断变化，体重过低（消瘦率）得以改善，但体重过高造成的超重和肥胖问题却日益凸显，成为慢性病井喷的一个主要危险因素，给中国医疗卫生体系造成沉重负担。

1.4.1 超重与肥胖流行特征

中国居民营养与慢性病状况报告（2020年）显示：尽管不同性别、年龄和地区的超重率和肥胖率存在差异，但总体均处于上升趋势[1]。与2002年相比，2012年中国6岁以下儿童超重率和肥胖率分别增加了1.9%和0.4%；≥18岁成人分别增加了7.3%和4.8%（表1-4-1），且农村增幅高于城市。

表1-4-1 1992—2019年不同年龄段中国居民超重率和肥胖率（%）

年份	<6岁		6～17岁		≥18岁	
	超重率	肥胖率	超重率	肥胖率	超重率	肥胖率
1992	2.3	1.6	4.5	2.1	16.4	3.6
2002	3.4	2.0	4.5	2.1	22.8	7.1
2012	8.4	3.1	9.6	6.4	30.1	11.9
2015—2019	6.8	3.6	11.2	7.9	34.3	16.4

注：<6岁儿童超重与肥胖判定标准采用WHO生长发育标准，6～17岁儿童超重与肥胖判定标准采用《学龄儿童青少年超重与肥胖筛查》（WS/T 586—2018）；≥18岁成人超重与肥胖判定标准采用《成人体重判定》（WS/T428—2013）

来自2010年、2012年、2014年和2016年的中国家庭动态跟踪调查（CFPS）涵盖了中国25个省、自治区、直辖市共10 939名10～15岁青少年（历年调查人数分别为3215人、2549人、2713人和2462人）。数据分析显示，2016年男生超重率和肥胖率分别为12.0%和7.2%，女生分别为5.3%和4.2%，城镇分别为9.6%和5.6%，乡村分别为8.5%和6.0%；男生超重和肥胖率变化高于女生，呈上升趋势，而女生不同年份之间无显著变化，乡村超重和肥胖率的变化高于城镇，城乡差距逐渐缩小[2]。

2015—2017年中国5个城市（北京、上海、西安、南京、成都）5535名4～9年级的学生调查显示，肥胖率为12.4%（11.6%～13.3%），腹型肥胖率为28.1%（26.9%～29.3%）；男生肥胖、腹型肥胖率（16.5%、36.3%）均高于女生（8.4%、19.8%）[3]。

中国慢性病与危险因素监测项目对2004—2018年六次具有全国代表性（来自中国31个省、自治区、直辖市）的645 223名18～69岁调查对象的数据分析显示，标准化平均BMI水平从2004年的22.7kg/m^2（95%CI：22.5～22.9）上升到2018年的24.4kg/m^2（95%CI：24.3～24.6），2010—2018年BMI平均每年增加0.09kg/m^2（95%CI：0.06～0.11），是2004—2010年增长速度的一半（0.17kg/m^2，95%CI：0.12～0.22）。肥胖率从2004年的7.1%（95%CI：6.0%～8.2%）上升到2018年的16.8%（95%CI：15.9%～17.8%），2010年之后肥胖率的年增长率略低于2010年之前，年相对增长率分别是6.0%（95%CI：4.4%～7.6%）和8.7%（95%CI：4.9%～12.8%）。估计2018年中国18～69岁成年人中有8500万名（95%CI：7000万～10 000万）

肥胖患者，其中男性4800万，女性3700万，是2004年的3倍[4]（图1-4-1，表1-4-2）。

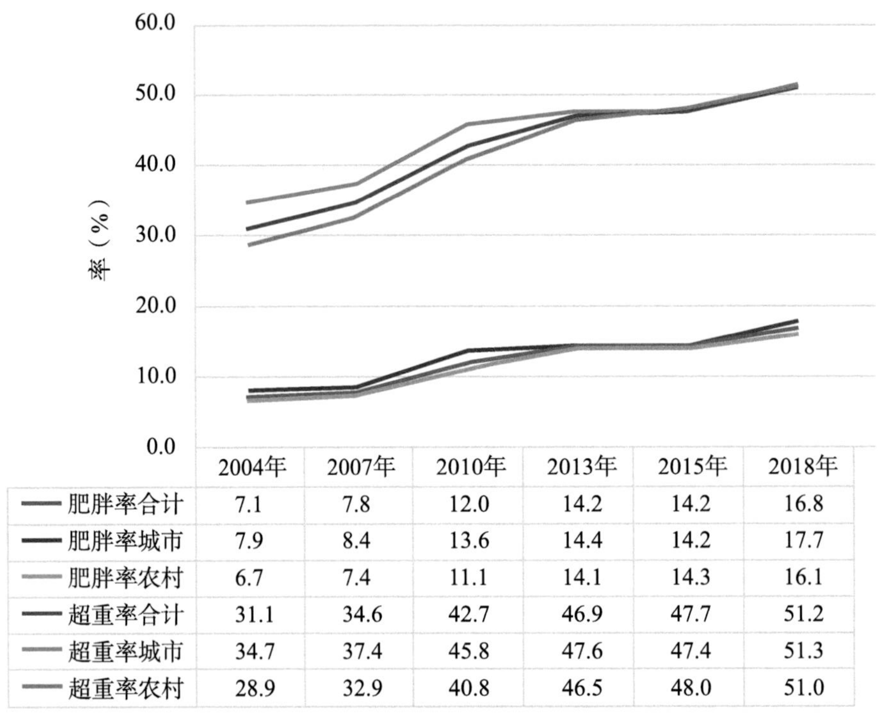

	2004年	2007年	2010年	2013年	2015年	2018年
肥胖率合计	7.1	7.8	12.0	14.2	14.2	16.8
肥胖率城市	7.9	8.4	13.6	14.4	14.2	17.7
肥胖率农村	6.7	7.4	11.1	14.1	14.3	16.1
超重率合计	31.1	34.6	42.7	46.9	47.7	51.2
超重率城市	34.7	37.4	45.8	47.6	47.4	51.3
超重率农村	28.9	32.9	40.8	46.5	48.0	51.0

图1-4-1 2004—2018年中国18～69岁居民超重率和肥胖率

表1-4-2 2004—2010年和2010—2018年中国城乡居民标化超重肥胖率的年变化率（%，95%CI）

	男性			女性			合计		
	2004—2010年	2010—2018年	P值*	2004—2010年	2010—2018年	P值*	2004—2010年	2010—2018年	P值*
肥胖率变化									
合计	12.2（7.8～17.1）	7.5（5.7～9.4）	0.046 4	5.8（2.1～9.8）	4.4（2.7～6.1）	0.279 6	8.7（4.9～12.8）	6.0（4.4～7.6）	0.134 6
城市	13.5（7.2～20.9）	6.7（4.2～9.2）	0.004 0	6.3（0.8～12.8）	2.7（0.4～5.1）	0.154 6	9.7（4.2～16.1）	5.0（2.8～7.2）	0.083 1
农村	11.3（5.5～18.1）	7.5（5.0～10.1）	0.160 0	5.6（0.7～11.0）	5.5（3.2～7.9）	0.498 3	8.0（3.1～13.5）	6.5（4.4～8.7）	0.325 7
超重率变化									
合计	8.7（6.6～10.9）	3.4（2.6～4.2）	＜0.000 1	4.2（2.3～6.2）	1.9（1.1～2.8）	0.031 3	6.4（4.6～8.4）	2.7（2.0～3.4）	0.000 7
城市	7.9（5.5～10.5）	2.5（1.4～3.6）	0.000 2	4.0（1.6～6.6）	1.0（-0.3～2.3）	0.035 7	6.1（3.8～8.5）	1.9（0.8～3.0）	0.001 9
农村	9.4（6.3～12.8）	3.8（2.7～4.8）	0.000 9	4.4（1.7～7.3）	2.6（1.5～3.7）	0.149 8	6.7（4.0～9.7）	3.2（2.2～4.2）	0.016 8

注：*P值为2004—2010年与2010—2018年肥胖率和超重率年变化率的差异

中国心血管病高危人群早期筛查与综合干预项目（China PEACE）2014—2018年对270万名35～75岁成人数据的分析显示，年龄标化的肥胖率和腹型肥胖率分别为：女性14.4%（14.3%～14.4%）和32.7%（32.6%～32.8%）；男性16.0%（15.9%～16.1%）和36.6%（36.5%～36.8%），估计全国每3个人中就有1人为腹型肥胖。肥胖在社会人口统计学亚组中差异很大。老年女性患肥胖的风险较高，与35～44岁女性相比，65～75岁女性调整后的肥胖和腹型肥胖的HR分别为1.29（1.27～1.31）和1.76（1.74～1.77）。文化程度较高的女性肥胖风险较低，与小学以下文化程度相比，大学文化程度的女性肥胖、腹型肥胖的HR分别为0.47（0.46～0.48）和0.61（0.60～0.62）；男性则相反，HR分别为1.07（1.05～1.10）和1.17（1.16～1.19）[5]。

上海市孕产妇保健信息系统2013—2015年482 899名（27.9岁±4.5岁）妊娠妇女孕前体重数据显示，2015年超重率和肥胖率分别为10.5%和2.9%，超重肥胖率呈逐年上升趋势；随着孕次和产次的增加，妊娠妇女孕前超重率和肥胖率逐渐增加[6]。

中国肥胖的发生情况存在年龄、地域、社会经济状况的差异，一般随年龄的增长而增加，但在老年期略有下降；城市地区高于农村地区；社会经济状况水平较高的儿童中肥胖率较高，成年人与收入存在正相关，男性与教育程度呈正相关，而女性则相反[1]。从影响肥胖变化趋势的因素来看，尽管中国成年人口平均 BMI 的增长在过去10年中似乎已经放缓，但在不同性别、地域和社会经济状况中的变化趋势有所不同。自2010年以来，城市男性和女性的平均BMI和肥胖率的上升均明显放缓，农村男性有所放缓，但农村女性继续保持稳定增长。到2018年，农村女性的平均BMI高于城市女性（24.3kg/m^2 vs 23.9kg/m^2；P＝0.004 5），但农村男性仍低于城市男性（24.5kg/m^2 vs 25.1kg/m^2；P＝0.000 7）。受教育程度较高的女性平均BMI一直低于受教育程度较低的女性，但男性的情况却相反[4]。其他研究也显示，近些年来，农村、低收入家庭的超重肥胖状况增长更明显[7]。

预计到2030年，中国成人（中国标准）、7～17岁儿童青少年（中国标准）和≤6岁儿童（WHO诊断标准）的超重肥胖率可能分别达到65.3%、31.8%和15.6%，而超重和肥胖的人数可能分别达到78 995万、5892万和1819万。亟须采取更有针对性的措施来防止中国肥胖人群的进一步增加[8]。

1.4.2　超重和肥胖的CVD风险

2014—2015年中国脑卒中筛查与预防项目（CNSSPP）中221 114名40岁以上人群横断面研究数据显示，与代谢健康的非肥胖（MHNO）组相比，代谢健康的肥胖组（MHO）、代谢不健康的非肥胖组（MUNO）、代谢不健康的肥胖组（MUO）人群的脑卒中患病风险显著增加，OR分别为1.21（95%CI：1.10～1.33）、1.41（95%CI：1.36～1.46）、1.70（95%CI：1.61～1.80）。肥胖和代谢异常与脑卒中风险具有相加交互作用，女性的归因比例为14.0%；BMI起部分介导作用，它在代谢异常与脑卒中关系中的效应比例为11.1%[9]。2013—2014年江苏省18 013名2型糖尿病患者的横断面调查分析显示，肥胖与脑卒中呈正相关，OR为1.21（95%CI：1.01～1.45）；低体重与脑卒中呈负相关，OR为0.30（95%CI：0.13～0.71）[10]。

CHNS 72 597名成人的数据显示，1991—2011年高血压患病人数增加了12.37%，其总斜率为每年0.65%（95%CI：0.51%～0.79%），由超重/肥胖导致的高血压OR值保持不变，但人群归因危险度（PAR）从27.1%逐步上升到44.6%，总斜率为每年0.81%（95%CI：0.34%～1.28%），提示1991—2011年中国高血压患病率的上升部分归因于超重/肥胖的流行[11]。中国农村队列研究2007—2008年纳入了10 338名18岁以上无高血压的人群，在2013—2014年平均随访6年后，2078人发生了高血压。调整混杂因素后发现，与经体重调整的腰围指数（WWI＝腰围/体重的平方根）最低的受试者（＜9.94cm/$\sqrt{kg}$）相比，WWI为9.94～10.42、10.42～10.91和≥10.91cm/$\sqrt{kg}$的人群发生高血压的OR值分别为1.12（95%CI：0.93～1.35）、1.40（95%CI：1.17～1.69）和1.50（95%CI：1.24～1.82）[12]。2014—2015年CNSSPP对62 880名40岁以上人群数据分析显示，BMI、腰围（WC）、脂质积累产物指数、内脏脂肪度指数和身体脂肪度指数与高血压风险呈正相关。与其他肥胖指数相比，BMI与高血压的相关性更强，BMI每升高一个标准差（SD），高血压风险增加53.9%。男性中WC与高血压相关性更强，女性中BMI与高血压相关性更强[13]。心血管疾病监测、预防预警和诊治技术应用研究项目在2017年对2009—2010年纳入调查的8835人（35～64岁）进行了随访，调整混杂因素后分析发现，与BMI和血压均正常的中年人比较，超重、肥胖、高血压、超重伴高血压、肥胖伴高血压的中年人心血管事件发生风险增加，HR分别为2.394（95%CI：1.130～5.073）、3.341（95%CI：1.451～7.674）、6.047（95%CI：2.978～12.279）、5.808（95%CI：2.924～11.539）和8.716（95%CI：4.391～17.302）[14]。

中国脑卒中一级预防研究（CSPPT）对14 838名基线无2型糖尿病的成人平均随访4.5年后发现，1612人（10.9%）发展成为2型糖尿病。与内脏脂肪指数居于1～3四分位数的受试者相比，四分位数为4的人群新发2型糖尿病和空腹血糖受损的风险更高，OR分别为1.30（95%CI：1.08～1.56）和1.28（95%CI：1.08～1.52）[15]。

来自2017年武汉同济医院20 218名健康体检者（年龄18～85岁，男性12 717人）的数据显示，调整混杂因素后，BMI较高是罹患高血压、糖尿病、血脂异常和高尿酸血症的一个重要危险因素，OR分别为1.27（95%CI：1.25～1.29）、1.25（95%CI：1.22～1.28）、1.26（95%CI：1.25～1.28）和1.25（95%CI：1.23～1.27）。但在超重或肥胖状态下，与男性相比，女性有更高的高血压和糖尿病风险和较低的血脂异常风险[16]。

1.4.3 疾病负担

全球疾病负担（GBD）研究结果指出，2019年中国归因于高BMI的CVD死亡人数为54.95万，归因于高BMI的CVD年龄标化死亡率为38.64/10万，11.98%的CVD死亡归因于高BMI[17]。

中国农村队列研究在2013—2014年纳入了17 262名18岁及以上中国农村居民，平均随访6年后共死亡1109例（610例高血压患者、499例无高血压）。结果显示，低BMI与全因死亡风险增加相关，但在高血压患者中，高BMI与较低的死亡风险有关，特别是在老年高血压患者中[18]（表1-4-3）。2012年开展的中国脑卒中注册（CNSR Ⅱ）前瞻性队列研究纳入了12 964名缺血性脑卒中患者（无糖尿病家族史），调整混杂因素后分析发现，超重肥胖患者的全因死亡率低于消瘦/正常体重的患者（6.17% vs 9.32%；HR＝0.847，95%CI：0.732～0.981），提示超重肥胖的缺血性脑卒中患者比消瘦/正常体重的患者生存率高[19]。

表1-4-3 正常血压和高血压人群的BMI与死亡风险

BMI	血压正常			高血压		
	死亡率（每千人年）	HR*	95%CI	死亡率（每千人年）	HR*	95%CI
BMI（kg/m^2）						
≤18	21.08	1.92	1.233～.00	62.99	1.85	1.08～3.17
18～20	11.13	1.44	1.01～2.05	42.70	1.67	1.17～2.39
20～22	8.12	1.14	0.82～1.58	26.11	1.29	0.95～1.75
22～24	6.23	1.00	—	21.82	1.00	—
24～26	5.60	0.96	0.70～1.31	17.95	1.20	0.91～1.58
26～28	4.69	0.96	0.65～1.43	15.74	1.10	0.83～1.46
28～30	6.05	1.32	0.81～2.14	16.50	1.10	0.80～1.52
＞30	5.20	1.32	0.74～2.35	8.30	0.61	0.40～0.94
BMI分类						
消瘦	17.15	1.47	1.07～2.01	47.74	1.13	0.74～1.74

续表

BMI	血压正常			高血压		
	死亡率（每千人年）	HR*	95%CI	死亡率（每千人年）	HR*	95%CI
正常	7.83	1.00	—	26.05	1.00	—
超重	5.24	0.92	0.71 ～ 1.19	16.91	0.81	0.64 ～ 1.02
肥胖	5.71	1.27	0.83 ～ 1.94	12.56	0.69	0.51 ～ 0.94

注：*.调整了性别、年龄、受教育水平、月收入、吸烟、饮酒、身体活动、收缩压、舒张压、空腹血糖、血脂、腰围和代谢综合征。消瘦：BMI＜18.5kg/m^2，正常：BMI 18.5 ～ 24kg/m^2，超重：BMI 24 ～ 28kg/m^2，肥胖：BMI＞28kg/m^2

1.4.4 费用

一篇有关2010—2020年超重肥胖的药物经济学综述指出，中国超重和肥胖导致的直接医疗费用为84亿～239亿美元，间接医疗费用为626亿美元[20]。在“肥胖问题对中国公共卫生的影响和政策应对的启示”一文中，按照CHNS中观察到的超重肥胖率及费用发展趋势，采用拟合线性回归模型来预测2030年中国超重和肥胖导致的医疗费用，结果显示，2030年归因于超重肥胖的医疗费用预计为4180亿元人民币，约占全国医疗费用总额的22%（图1-4-2）。该预测使用了历史估计值和成本估计值的较低端，并且没有考虑医疗保健服务费用的长期增长，因此预测结果可能是保守的，需要更多的研究来了解与超重和肥胖相关的间接费用（包括但不限于出勤、旷工、提前退休、残疾等），并将其纳入总经济费用[8]。

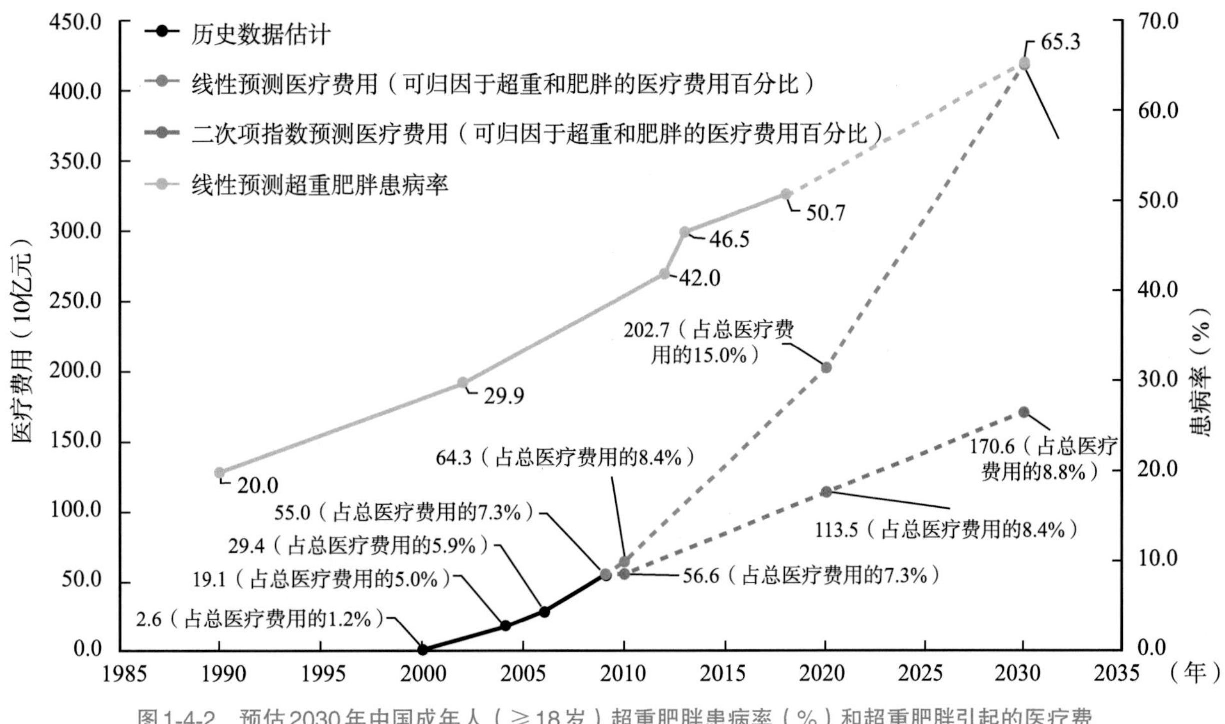

图1-4-2 预估2030年中国成年人（≥18岁）超重肥胖患病率（%）和超重肥胖引起的医疗费

1.4.5 遗传和家族史

单纯性肥胖的发生受多基因作用，但基因的携带频率受种族、性别等影响。从2010—2012年中国居民营养与健康状况监测中选取1960—1961年和1963年出生者1982人，对已知的10个肥胖基因单核苷酸多态性（SNP）位点进行检测，结果显示，肥胖基因位点不存在性别差异，rs11030104和rs6265的风险等位基因在少数民族中的频率均高于汉族（$P<0.001$）[21]。

基因和后天生活方式对肥胖的发生存在交互作用。对2010—2012年中国居民营养与健康状况监测中的2216名（平均年龄49.7岁）受试者分析显示，身体活动可以减弱*MC4R* rs12 970 134对BMI的影响（$\beta=-0.16\text{kg/m}^2$，$P=0.030$），以及减弱*TRHR* rs7 832 552和*BCL2* rs12 454 712对腰围的影响。静态活动可以增强*FTO* rs9 939 609和*FTO* rs8 050 136对肥胖和腹型肥胖的影响；社会经济地位较高可以加大基因对BMI和WC的影响以及*SEC16B* rs574 367对腹型肥胖的影响。能量摄入过多会增强rs12 970 134对BMI（$\beta=0.140\text{kg/m}^2$，$P=0.049$）及*FTO* rs8 050 136对腹型肥胖的影响（OR＝1.77，$P=0.004$）[22]。

1.4.6 干预政策

为遏制居民超重肥胖的快速上升，国家颁布和实施了一系列政策和行动：中共中央、国务院于2016年10月25日印发并实施的《"健康中国2030"规划纲要》中提出引导合理膳食和加强体育锻炼；2017年6月30日国务院办公厅印发了《国民营养计划（2017—2030年）》(国办发〔2017〕60号），以及在健康中国行动（2019—2030年）中提出了成人肥胖防控和学生肥胖防控的目标；全民健康生活方式行动于2017年提出"三减三健"(减盐、减油、减糖；健康骨骼、健康体重、健康口腔），将"健康体重"作为行动重点。

针对儿童青少年这一重点人群，国家卫生健康委员会会同教育部、市场监管总局、体育总局、共青团中央和全国妇联于2020年10月联合印发了儿童青少年肥胖防控实施方案的通知。要求以提高儿童青少年健康水平和素养为核心，以促进儿童青少年吃动平衡为重点，强化政府、社会、个人责任，推进家庭、学校、社区、医疗卫生机构密切协作，大力普及营养健康和身体活动知识，优化儿童青少年体重管理服务，建设肥胖防控支持性环境，有效遏制超重肥胖流行。国家卫生健康委员会疾控局也组织专家修订出版了《儿童肥胖预防与控制指南（2021）》[23]和《中国成人超重和肥胖预防控制指南（2021）》[24]。

针对超重肥胖人群，中国医疗保健国际交流促进会营养与代谢管理分会、中国营养学会临床营养分会、中华医学会糖尿病学分会、中国医学会肠外肠内营养学分会，中国医师协会营养医师专业委员会组织专家编写了《中国超重/肥胖医学营养治疗指南（2021）》，中国医疗保健国际交流促进会营养与代谢管理分会、中国医师协会营养医师专业委员会、中国营养学会组织专家编写了《中国超重/肥胖医学营养治疗专家共识（2016年版）》等，为临床营养医师提供高效、循证、实用的医学营养减重方案。

参考文献

[1] Pan XF, Wang LM, Pan A. Epidemiology and determinants of obesity in China[J]. Lancet Diabetes Endocrinol, 2021, 19(6): 373-392.

[2] 程文林，危羽豪，胡凡春，等．中国2010—2016年10～15岁青少年生长发育及超重肥胖状况分析［J］．中国公共卫生，2021，37（3）：520-524.

[3] Sun X, Zhao B, Liu J, et al. A 3-year longitudinal study of the association of physical activity and sedentary behaviours with childhood obesity in China: The childhood obesity study in China mega-cities [J]. Pediatr Obes, 2021, 16 (6): e12753. DOI: 10.1111/ijpo.12753.

[4] Wang LM, Zhou B, Zhao ZP, et al. Body-mass index and obesity in urban and rural China: findings from consecutive nationally representative surveys during 2004—18 [J]. Lancet, 2021, 398 (10294): 53-63.

[5] Mu L, Liu JM, Zhou GH, et al. Obesity prevalence and risks among Chinese adults: Findings from the China PEACE Million Persons Project, 2014—2018 [J]. Circ Cardiovasc Qual Outcomes, 2021, 14 (6): e007292. DOI: 10.1093/ehjci/ehaa946.3034.

[6] 林双，杜莉，沈心荷，等．上海市2013—2015年482 899例妊娠妇女孕前营养不良及超重肥胖状况分析［J］．中国计划生育杂志，2020，28（11）：1909-1913.

[7] Zhou L, Cao D, Si Y, et al. Income-related inequities of adult obesity and central obesity in China: evidence from the

China Health and Nutrition Survey 1997—2011 [J]. BMJ Open, 2020, 10 (10): e034288. DOI: 10.1136/bmjopen-2019-034288.
[8] Wang YF, Zhao L, Gao LW, et al. Health policy and public health implications of obesity in China [J]. Lancet Diabetes Endocrinol, 2021, 9 (7): 446-461.
[9] Zhang NN, Liang G, Liu MY, et al. Metabolically healthy obesity increases the prevalence of stroke in adults aged 40 years or older: Result from the China National Stroke Screening Survey [J]. Prev Med, 2021, 148: 106551. DOI: 10.1016/j.ypmed.2021.106551.
[10] He CL, Wang W, Chen Q, et al. Factors associated with stroke among patients with type 2 diabetes mellitus in China: a propensity score matched study [J]. Acta Diabetol, 2021. DOI: 10.1007/s00592-021-01758-y.
[11] Gou J, Wu HY. Secular trends of population attributable risk of overweight and obesity for hypertension among Chinese adults from 1991 to 2011 [J]. Sci Rep, 2021, 11 (1): 6371. DOI: 10.1038/s41598-021-85794-2.
[12] Li Q, Qie R, Qin P, et al. Association of weight-adjusted-waist index with incident hypertension: The Rural Chinese Cohort Study [J]. Nutr Metab Cardiovasc Dis, 2020, 30 (10): 1732-1741.
[13] Wang C, Fu W, Cao S, et al. Association of adiposity indicators with hypertension among Chinese adults [J]. Nutr Metab Cardiovasc Dis, 2021, 31 (5): 1391-1400.
[14] 陈祚，李苏宁，王馨，等. 我国中年人群高血压、超重和肥胖的发病率及其与心血管事件的关系 [J]. 中华心血管病杂志，2020，48（1）：47-53.
[15] Zhou C, Zhang ZX, Liu MY, et al. Association of visceral adiposity index with new-onset type 2 diabetes and impaired fasting glucose in hypertensive Chinese adults [J]. Eat Weight Disord, 2021, 12. DOI: 10.1007/s40519-021-01187-4.
[16] Zhang S, Huang F, Xu R, et al. Association between body mass index and cardio-metabolic risk factors among subjects in Wuhan, China: A cross-sectional study [J]. Medicine (Baltimore). 2021, 100 (5): e23371. DOI: 10.1097/MD.0000000000023371.
[17] Global Burden of Disease 2019. Global Health Data Exchange [EB/OL]. (2021-8-15). http: //ghdx.healthdata.org/gbd-results-tool.
[18] Zhou QG, Liu XJ, Zhao Y, et al. BMI and risk of all-cause mortality in normotensive and hypertensive adults: the rural Chinese cohort study [J]. Public Health Nutr, 2021, 24 (17): 5805-5814.
[19] Hou Z, Pan Y, Yang Y, et al. An Analysis of the potential relationship of triglyceride glucose and body mass index with stroke prognosis [J]. Front Neurol, 2021, 12. DOI: 10.3389/fneur.2021.630140.
[20] Chen Z, Jiang S, Wang YF, et al. Pharmacoeconomics of obesity in China: a scoping review [J]. Expert Rev Pharmacoecon Outcomes Res, 2021, 21 (2): 173-181.
[21] 李卉，宋超，马彦宁，等. 中国20世纪60年代初期出生人群肥胖相关基因多态性的分布 [J]. 中国公共卫生，2020，5（36）：726-729.
[22] Gong W, Li H, Song C, et al. Effects of gene-environment interaction on obesity among Chinese adults born in the early 1960s [J]. Genes, 2021, 12 (2): 270. DOI: 10.3390/genes12020270.
[23]《儿童肥胖预防与控制指南》修订委员会. 儿童肥胖预防与控制指南（2021）[M]. 北京：人民卫生出版社，2021.
[24]《中国成人超重和肥胖预防控制指南》修订委员会. 中国成人超重和肥胖预防控制指南（2021）[M]. 北京：人民卫生出版社，2021.

1.5 健康心理

1.5.1 流行病学

精神心理问题在中国逐年增多，截至2017年年底，全国已登记在册的严重精神障碍患者581万人[1]。1990—2017年，中国抑郁症患病率从3224.6/10万上升到3990.5/10万，抑郁症所致伤残调整寿命年（DALY）损失从525.1/10万增加到607.4/10万。虽然5～54岁人群抑郁症患病率有所降低，但≥55岁人群的患病率却在上升。2017年女性抑郁症患病率（5039.6/10万）明显高于男性（2984.9/10万）[2]。2019

年发表的一项横断面研究显示，我国抑郁症的患病率为6.8%，其中重度抑郁为3.4%；焦虑症的患病率为7.6%[3]。新型冠状病毒肺炎（COVID-19）流行期间，考虑疫情对精神心理问题的影响，对我国7236名居民进行的网络横断面调查显示，广泛性焦虑症和抑郁症的患病率分别为35.1%和20.1%[4]。

CVD患者中常见的精神心理问题包括心境恶劣、焦虑和（或）抑郁、惊恐发作和谵妄等，两者相互影响，互为因果。据2014年发布的5个城市综合医院心内科门诊患者抑郁焦虑患病率调查显示：抑郁或焦虑的总患病率为14.27%，抑郁或焦虑的终身总患病率为16.91%；抑郁合并焦虑的患病率为4.05%；抑郁合并焦虑的终生患病率为5.37%[5]。

INTERHEART研究[6]是一项病例对照研究，共入选中国（包括香港）26个中心的3050例急性心肌梗死（AMI）患者和3056名无CVD病史者。AMI患者抑郁症的患病率为21.66%，对照组为10.36%，均低于其他51个国家和地区。需注意的是，虽然中国居民抑郁症的患病率低于其他国家，但其与AMI的相关性显著高于其他国家（中国：OR＝2.27，95%CI：1.95～2.65；其他国家：OR＝1.37，95%CI：1.28～1.47，$P<0.001$）。中国北方地区抑郁症与AMI的相关性高于南方地区（OR值：南方地区1.09 vs 北方地区2.70，$P<0.001$）。

一项Meta分析发现，在基于医院的23项研究中，中国冠心病住院患者的抑郁症患病率为51%（95%CI：0.43～0.58），0.5%～25.44%为重度抑郁症[7]。对社区冠心病患者的研究发现，抑郁症患病率为34.6%～45.8%，3.1%～11.2%为重度抑郁症[8, 9]。在782例入住冠心病重症监护室的急性冠脉综合征（ACS）患者中，经简明国际神经精神访谈（MINI）发现，122例（15.6%）符合美国精神障碍诊断与统计手册第4版（DSM—Ⅳ）重度抑郁发作诊断标准[10]。

一项Meta分析纳入41个与高血压和抑郁相关的临床研究，高血压患者抑郁症的总体患病率为26.8%，中国为28.5%，高于其他国家的22.1%（$P<0.001$）[11]。

1.5.2 焦虑、抑郁患者的躯体化症状

上海精神卫生中心对中国32家医院3273例抑郁症患者进行分析，发现约31.3%以循环系统疾病为首发症状，其他表现还有失眠、胃肠道系统疾病、躯干疼痛、感觉异常、神经系统疾病、性欲减退、身体疼痛等（图1-5-1）[12]。

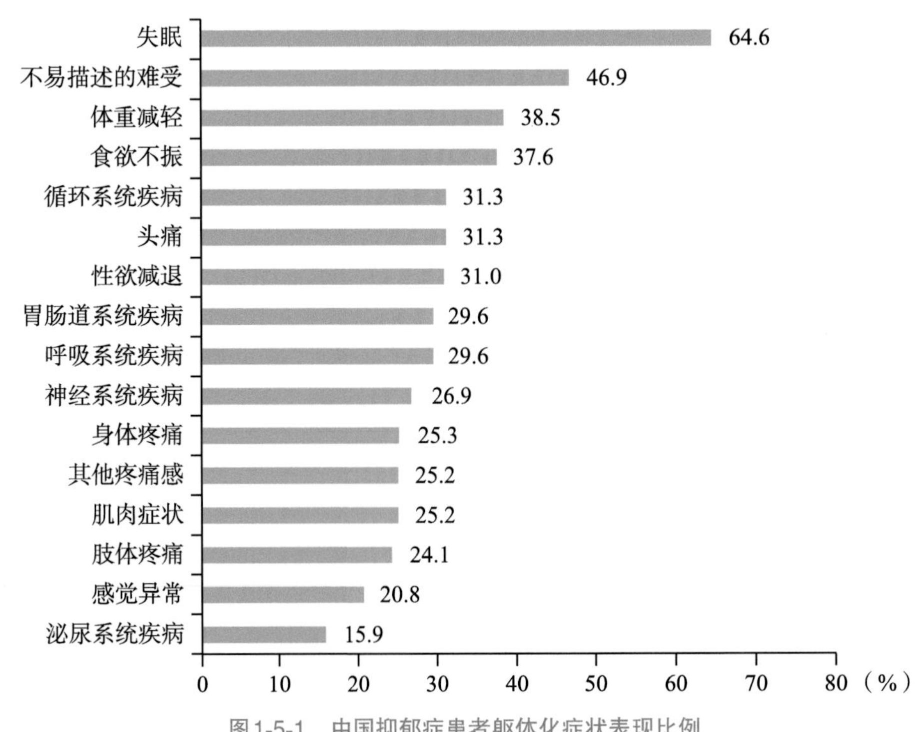

图1-5-1 中国抑郁症患者躯体化症状表现比例

在综合医院心血管、消化、呼吸、泌尿生殖科就诊的患者中，焦虑、抑郁多以失眠、疼痛、乏力、全身不适、感觉异常等症状为主要就诊原因，情感症状往往被躯体症状掩盖，难以引起重视，导致这些患者在临床上识别率低，误诊和漏诊率高；非精神科医师对抑郁症的识别率仅为21.0%[13, 14]。

上海市某区中心医院门诊就诊的1673例CVD患者中，9.7%存在心理障碍，但99.1%的患者因各种躯体症状就诊，内科医师对这些患者的识别能力仅为15.9%，即高达84.1%的患者仅被诊断为躯体疾病，而漏诊了主要的心理障碍，主要原因是当心理障碍表现为躯体化症状时，内科医师不易识别[15]。

1.5.3　对心血管病的影响

抑郁、持久性心理压力、焦虑等精神疾病或心理问题会增加心血管代谢疾病的风险，而正面的心理情绪能够促进心血管健康[16]。

中国健康与养老追踪调查（CHARLS）[17]评估了6810名无CVD居民的抑郁症状，发现与没有任何抑郁症状的研究对象相比，持续抑郁症状与CVD风险（RR＝1.77，95%CI：1.38～2.26）和死亡风险（RR＝1.63，95%CI：1.01～2.64）升高显著相关。

CKB研究针对486 541名30～79岁中国居民的分析发现[18]，重度抑郁症的整体患病率为0.61%。中位随访7.2年后，有抑郁症的成年人与普通人群相比，发生缺血性心脏病的风险总体增加了32%（HR＝1.32，95%CI：1.15～1.53），尤以城镇居民更为显著（HR＝1.72，95%CI：1.39～2.14）。

对CKB和东风-同济研究（DFTJ）两项前瞻性队列研究的数据分析发现[19]，抑郁症与心血管事件死亡风险及全因死亡风险增加相关（表1-5-1），尤其在男性中更明显。

表1-5-1　CKB和DFTJ研究中抑郁症与心血管死亡风险及全因死亡风险的关系

	CKB研究	DFTJ研究
随访时间（年）	2004—2016	2008—2016
入组人数（名）	512 712	26 298
入组年龄（岁）	30～79	32～104
平均年龄（岁）	52.0	63.6
女性（%）	59.0	55.2
重度抑郁患病率（%）	0.64（12个月患病率）	17.96（1个月临床明显抑郁症状患病率）
全因死亡风险（HR，95%CI）	1.32（1.20～1.46）	1.17（1.06～1.29）
男性	1.53（1.32～1.76）	1.24（1.10～1.41）
女性	1.19（1.03～1.37）	1.06（0.91～1.24）
心血管死亡风险（HR，95%CI）	1.22（1.04～1.44）	1.32（1.14～1.54）
男性	1.39（1.10～1.76）	1.49（1.23～1.80）
女性	1.11（0.89～1.40）	1.09（0.86～1.39）

1.5.4　中国在心脏心理（双心）医学方面的专家共识

心理疾病对CVD的影响日益受到关注，2016年以来，国内专家制定和发布了一系列心血管疾病合并心理疾病的相关专家共识，为广大心血管医师在临床工作中对合并精神心理问题患者的诊断和治疗提供了有益的、可供借鉴的参考与指导，详见表1-5-2。

表1-5-2　2016—2021年中国发布的心脏心理相关专家共识

发布时间	共识名称
2016年	综合医院焦虑、抑郁与躯体化症状诊断治疗的专家共识[13]
2016年	心理应激导致稳定性冠心病患者心肌缺血的诊断与治疗专家共识[20]
2020年	在心血管科就诊患者心理处方中国专家共识2020版[21]
2021年	成年人精神压力相关高血压诊疗专家共识[22]

参考文献

[1] 健康中国行动推进委员会．健康中国行动（2019—2030年）：总体要求、重大行动及主要指标［J］．中国循环杂志，2019，34（9）：846-858.

[2] Ren X，Yu S，Dong W，et al．Burden of depression in China，1990—2017：Findings from the global burden of disease study 2017［J］．J Affect Disord，2020，268：95-101.

[3] Huang Y，Wang Y，Wang H，et al．Prevalence of mental disorders in China：a cross-sectional epidemiological study［J］．Lancet Psychiatry，2019，6（3）：211-224.

[4] Huang Y，Zhao N．Generalized anxiety disorder，depressive symptoms and sleep quality during COVID-19 outbreak in China：a web-based cross-sectional survey［J］．Psychiatry Res，2020，288：112954．DOI：10.1016/j.psychres.2020.112954.

[5] 李果，姜荣环，郭成军，等．综合医院心内科门诊患者抑郁和焦虑障碍患病率调查［J］．中华心血管病杂志，2014．42（12）：1035-1038.

[6] Teo KK，Liu L，Chow CK，et al．Potentially modifiable risk factors associated with myocardial infarction in China：the INTERHEART China study［J］．Heart，2009，95（22）：1857-1864.

[7] Ren Y，Yang H，Browning C，et al．Prevalence of depression in coronary heart disease in China：a systematic review and meta-analysis［J］．Chin Med J（Engl），2014，127（16）：2991-2998.

[8] 边振，王丽，都亚楠，等．冠心病伴抑郁症状的中西医研究进展［J］．社区医学杂志，2016，14（21）：84-86.

[9] 高阳，周洪丹，杨宇彤，等．冠心病合并焦虑、抑郁的研究进展［J］．中国初级卫生保健，2019，33（12）：74-77.

[10] 王历，丁荣晶，夏昆，等．患者健康问卷与医院抑郁量表在急性冠脉综合征患者中抑郁筛查的价值［J］．中国心理卫生杂志，2019，33（04）：296-300.

[11] Li Z，Li Y，Chen L，et al．Prevalence of depression in patients with hypertension：A systematic review and meta-analysis［J］．Medicine（Baltimore），2015，94（31）：e1317．DOI：10.1097/MD.0000000000001317.

[12] Zhao D，Wu Z，Zhang H，et al．Somatic symptoms vary in major depressive disorder in China［J］．Compr Psychiatry，2018，87：32-37.

[13] 汪凯，朱春燕，陈海波．综合医院焦虑、抑郁与躯体化症状诊断治疗的专家共识［J］．中华神经科杂志，2016，49（12）：908-917.

[14] 姜荣环，党卫民，马弘，等．非精神科医生对抑郁障碍的识别和相关因素［J］．中华内科杂志，2010，49（06）：477-479.

[15] 杨菊贤，蔡文玮，陈启稚．焦虑及惊恐发作与心血管疾病的相关性（Ⅰ）［J］．上海预防医学杂志，2000，17（11）：531-532，543.

[16] 中华预防医学会，中华预防医学会心脏病预防与控制专业委员会，中华医学会糖尿病学分会，等．中国健康生活方式预防心血管代谢疾病指南［J］．中华预防医学杂志，2020，54（03）：256-277.

[17] Li H，Qian F，Hou C，et al．Longitudinal changes in depressive symptoms and risks of cardiovascular disease and all-cause mortality：A nationwide population-based cohort study［J］．J Gerontol A Biol Sci Med Sci，2020，75（11）：2200-2206.

[18] Liu N，Pan XF，Yu C，et al．Association of major depression with risk of ischemic heart disease in a mega-cohort of Chinese adults：The China Kadoorie Biobank Study［J］．J Am Heart Assoc，2016．5（12）．DOI：10.1161/JAHA.116.004687.

[19] Meng RW，Yu CQ，Liu N，et al．Association of depression with all-cause and cardiovascular disease mortality among adults in China［J］．JAMA Netw Open，2020，3（2）：e1921043．DOI：10.1001/jamanetworkopen.2019.21043.

［20］耿庆山，郭继鸿，胡大一，等．心理应激导致稳定性冠心病患者心肌缺血的诊断与治疗专家共识［J］．中华心血管病杂志，2016，44（01）：12-18．
［21］中国康复医学会心血管病预防与康复专业委员会，中国老年学学会心血管病专业委员会，中华医学会心身医学分会．在心血管科就诊患者心理处方中国专家共识（2020版）［J］．中华内科杂志，2020，59（10）：764-771．
［22］中国医师协会心血管内科医师分会双心学组，中华医学会心血管病学分会高血压学组．成年人精神压力相关高血压诊疗专家共识［J］．中华内科杂志，2021，60（08）：716-723．

第二部分　心血管病危险因素

2.1　高血压

2.1.1　患病率

2.1.1.1　全国高血压患病率调查

1958—2018年，全国范围内的高血压患病率抽样调查表明，高血压患病率呈上升趋势（表2-1-1）。

表2-1-1　全国高血压患病率调查

研究名称	调查年份	年龄（岁）	抽样方法	样本量	患病率（%）
中国医学科学院重点项目—高血压研究	1958—1959	≥15	非随机抽样	739 204	5.1
全国高血压抽样调查	1979—1980	≥15	随机抽样	4 012 128	7.7
全国高血压抽样调查	1991	≥15	分层随机抽样	950 356	13.6
CHNS	2002	≥18	多阶段分层整群随机抽样	272 023	18.8
中国居民营养与慢性病状况调查	2012	≥18	多阶段分层随机抽样	—	25.2
中国高血压调查（CHS）	2012—2015	≥18	多阶段分层随机抽样	451 755	27.9（加权率为23.2）
中国慢性病与危险因素监测（CCDRFS）	2018	≥18	多阶段分层整群随机抽样	179 873	27.5（加权率）

CHS[1]结果显示，中国≥18岁成人高血压患病率男性高于女性（粗率28.6% vs 27.2%，加权率24.5% vs 21.9%），随着年龄的增长而升高（图2-1-1）。不同性别、地区和民族的高血压患病率（加权率）见表2-1-2。

表2-1-2　CHS研究不同人口学特征≥18岁人群高血压患病率（加权率）

人口学特征	调查人数	加权率（%）
合计	451 755	23.2
性别		
男性	216 034	24.5

续表

人口学特征	调查人数	加权率（%）
女性	235 721	21.9
*P*值		＜0.001
地区		
城市	220 052	23.4
农村	231 703	23.1
*P*值		0.819
民族		
汉族	390 706	23.5
其他	61 049	21.1
*P*值		0.318

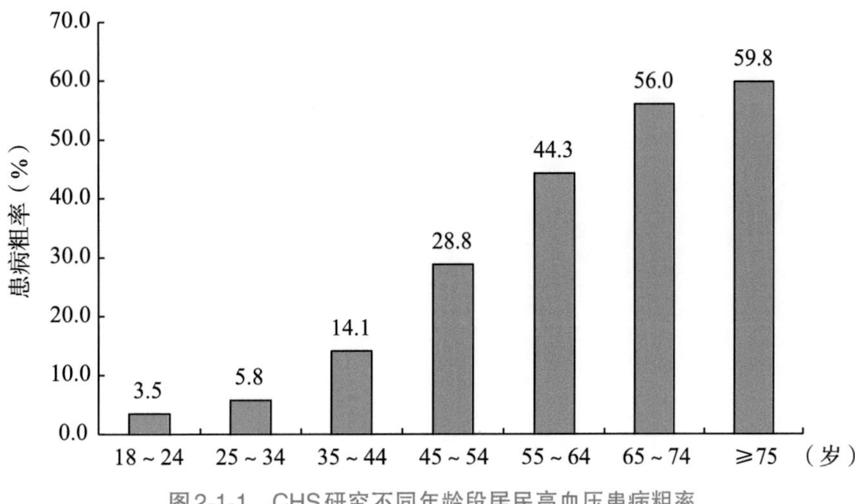

图2-1-1 CHS研究不同年龄段居民高血压患病粗率

2.1.1.2 中国慢性病与危险因素监测

2018年中国慢性病与危险因素监测在全国31个省、自治区、直辖市的298个县（区）的调查显示[2]，中国≥18岁成人高血压患病率为27.5%（95%CI：26.6%～28.4%），不同人群特征高血压患病率见表2-1-3。

表2-1-3 2018年中国不同特征成年居民高血压患病率（%，95%CI）

特征	男性		女性		合计	
	患病例数	患病率	患病例数	患病率	患病例数	患病率
年龄组（岁）						
18～29	513	13.4（11.5～15.2）	229	4.5（3.4～5.7）	742	8.9（7.7～10.1）
30～39	1393	19.0（17.6～20.5）	846	7.7（6.8～8.6）	2239	13.4（12.6～14.3）
40～49	4342	30.9（29.8～32.1）	4258	20.4（19.5～21.4）	8600	25.7（24.9～26.6）

续表

特征	男性		女性		合计	
	患病例数	患病率	患病例数	患病率	患病例数	患病率
50～59	8820	45.1（43.7～46.4）	11 242	41.0（39.8～42.1）	20 062	43.0（42.1～44.0）
60～69	12 351	54.1（52.8～55.3）	14 890	54.8（53.5～56.0）	27 241	54.4（53.4～55.4）
70～79	6275	62.1（60.1～64.1）	6862	68.0（66.3～69.7）	13 137	65.2（63.6～66.7）
≥80	1239	62.4（59.6～65.2）	1377	70.1（67.2～72.9）	2616	66.7（64.3～69.1）
趋热检验*P*值		＜0.000 1		＜0.000 1		＜0.000 1
城乡						
城市	14 338	30.3（28.6～32.0）	16 578	21.2（19.9～22.5）	30 916	25.7（24.4～27.1）
农村	20 595	31.4（30.4～32.5）	23 126	27.4（26.3～28.4）	43 721	29.4（28.4～30.3）
*P*值		0.27		＜0.000 1		＜0.000 1
地域						
华北	6076	38.8（36.5～41.1）	7183	28.1（26.2～29.9）	13 259	33.3（31.5～35.2）
东北	3660	37.6（32.7～42.5）	4132	27.8（23.1～32.6）	7792	32.7（28.1～37.4）
华东	9374	31.9（30.3～33.4）	10 098	23.9（22.2～25.7）	19 472	27.9（26.4～29.3）
华中	4425	29.9（27.6～32.1）	5164	24.8（22.5～27.1）	9589	27.3（25.4～29.2）
华南	2861	22.1（18.9～25.2）	3216	17.8（15.3～20.3）	6077	20.0（17.5～22.5）
西南	4780	27.3（24.5～30.0）	5492	23.6（21.6～25.6）	10 272	25.5（23.3～27.6）
西北	3757	28.4（25.3～31.5）	4419	23.5（20.6～26.4）	8176	26.0（23.3～28.7）
*P*值		＜0.000 1		＜0.000 1		＜0.000 1
合计	34 933	30.8（29.8～31.9）	39 704	24.2（23.3～25.1）	74 637	27.5（26.6～28.4）

注：高血压患病率为经过加权计算后的加权率；男女性高血压患病率比较，$\chi^2=175.80$，$P<0.000\ 1$

2.1.1.3 中国健康与营养调查（CHNS）

CHNS对72 452名20～79岁成年人的研究显示[3]，1991—2015年，高血压的患病粗率及年龄标化患病率大幅升高（均$P<0.001$），尤以农村地区和20～39岁年轻人患病率的升高更为显著（表2-1-4）。

表2-1-4　1991—2015年中国健康与营养调查中国成人高血压患病粗率与年龄标化患病率趋势（%）

分组	患病率	1991	1993	1997	2000	2004	2006	2009	2011	2015	AC（%）	RC（%）	*P*值
总计	粗率	14.0	15.4	19.6	20.7	24.2	23.6	29.0	27.7	34.1	20.1	143.6	＜0.001
	年龄标化率	15.3	16.0	18.9	19.4	20.3	18.7	22.0	20.3	25.6	10.3	67.3	＜0.001
性别													
男性	粗率	16.2	17.1	21.9	23.2	26.8	25.9	31.2	30.2	39.6	23.4	144.4	0.002
	年龄标化率	17.2	17.6	21.5	21.9	23.1	21.4	25.0	23.3	30.9	13.7	79.7	0.002
女性	粗率	12.2	13.9	17.4	18.5	21.8	21.7	26.9	25.5	28.8	16.6	136.1	＜0.001
	年龄标化率	13.7	14.6	16.5	17.1	17.8	16.5	19.3	17.8	21.3	7.6	55.5	＜0.001

续表

分组	患病率	1991	1993	1997	2000	2004	2006	2009	2011	2015	AC（%）	RC（%）	*P*值
年龄（岁）													
20～39	粗率	4.5	5.7	7.4	7.9	8.4	7.1	83	6.8	11.0	6.5	144.4	0.013
40～59	粗率	17.4	18.1	21.5	22.3	24.0	22.5	28.0	25.8	32.6	15.2	87.4	＜0.001
60～79	粗率	43.0	41.9	47.4	47.0	47.9	45.1	49.9	48.2	53.8	10.8	25.1	0.665
区域													
城市	粗率	18.2	19.5	21.7	23.8	27.6	25.7	30.8	27.8	32.4	14.2	78.0	0.113
	年龄标化率	18.8	19.1	20.2	21.0	22.3	19.5	22.6	19.8	22.9	4.1	21.8	0.113
农村	粗率	11.9	13.5	18.5	19.2	22.4	22.6	28.1	27.6	35.2	23.3	195.8	＜0.001
	年龄标化率	13.3	14.4	18.2	18.5	19.2	18.3	21.7	20.6	27.4	14.1	106.0	＜0.001

注：AC．绝对变化率（2015年患病率−1991年患病率）；RC．相对变化率［（2015年患病率−1991年患病率）/1991年患病率］

2.1.1.4　高龄老年人群高血压患病率

中国老年健康影响因素跟踪调查（CLHLS）显示[4]，≥80岁高龄老年人的高血压患病率为56.5%，女性略高于男性，农村显著高于城镇。不同人群特征的高龄老年人高血压患病率见表2-1-5。

表2-1-5　≥80岁高龄老年人群高血压患病率

人群特征	人数（%）	患病率（%，95%CI）
合计	4587	56.5（55.1～58.0）
性别		
男性	1896（41.3）	55.3（53.0～57.5）
女性	2691（58.7）	57.4（55.5～59.3）
*P*值		0.150
年龄（岁）		
80～89	2142（46.7）	59.9（57.8～62.0）
90～99	1599（34.9）	54.3（51.8～56.7）
≥100	846（18.4）	52.3（48.9～55.6）
*P*值		＜0.001
城乡		
城镇	2035（44.4）	54.7（52.5～56.7）
农村	2552（55.6）	58.0（56.1～59.9）
*P*值		0.025
地域分布		
东部	2253（49.1）	57.8（55.8～59.7）
中部	1284（28.0）	56.3（53.6～59.0）
西部	1050（22.9）	52.0（47.5～56.4）
*P*值		0.025

2.1.1.5 中国中老年人群高血压患病率

中国健康与养老追踪调查（CHARLS）项目显示[5]，≥45岁人群（平均年龄61.3岁±10.1岁）高血压患病率为34.38%，男性患病率略低于女性。不同年龄、性别和不同居住地的高血压患病率见表2-1-6。

表2-1-6 不同人群特征≥45岁中老年人群高血压患病率

人群特征	病例数/调查人数	患病率（%）
合计	5379/15 645	34.38
性别		
男性	2504/7410	33.79
女性	2875/8235	34.91
*P*值		0.141
年龄（岁）		
45～54	1294/5026	25.75
55～64	1925/5700	33.71
65～102	2160/4919	43.91
*P*值		＜0.001
城乡		
城镇	1136/2980	38.12
农村	4243/12 665	33.50
*P*值		＜0.001

2.1.1.6 中国老年人群高血压患病率变化趋势

CHARLS项目显示[6]，60岁以上老年人群（平均年龄68.8岁±7.1岁）高血压患病率由2006年的44.95%增长至2015年的54.92%（$P<0.01$）（表2-1-7）。

表2-1-7 2006—2015年中国老年人高血压患病率

年份	病例数/调查人数	患病率（%）
合计	6416/12 708	50.49
2006年	1023/2276	44.95
2009年	1246/2443	51.00
2011年	1798/3712	48.44
2015年	2349/4277	54.92
*P*值		＜0.01

2.1.1.7 中国人群2级以上高血压患病率

2014—2018年，China PEACE研究在中国31个省对2 618 757名年龄35～75岁（平均年龄55.6岁±9.8岁）的人群调查显示[7]，378 457人（14.5%）患有2级以上高血压［SBP＞160mmHg和（或）DBP＞100mmHg］。其中61.3%为单纯收缩期高血压（SBP＞160mmHg且DBP＜100mmHg），12.8%为单纯

舒张期高血压（DBP＞100mmHg且SBP＜160mmHg），26%为双期高血压SBP＞160mmHg和DBP＞100mmHg。2.9%的被调查人群SBP≥180mmHg。2级以上高血压患病率与年龄、女性、饮酒、肥胖等因素有关。

2.1.2 中国人群高血压发病率

CHNS研究对12 952名年龄＞18岁中国人群的前瞻性队列调查显示[8]，高血压年龄标化发病率从1993—1997年的40.8/1000人年（95%CI：38.3～43.4）增长至2011—2015年的48.6/1000人年（95%CI：46.1～51.0）（表2-1-8）。与西部地区相比，东部、中部和东北部居民的高血压发病率较高。

表2-1-8 1993—2015年中国人群高血压粗发病率和年龄标化发病率（1/1000人年）

	1993—1997	2000—2009	2011—2015
合计			
病例数（人年）	1114（35 486）	2571（70 575）	1434（29 492）
粗发病率（95%CI）	31.3（29.6～33.2）	36.4（35.0～37.8）	48.6（46.1～51.2）
年龄标化发病率（95%CI）	40.8（38.3～43.4）	41.5（39.9～43.2）	48.6（46.1～51.0）
男性			
病例数（人年）	594（17 530）	1292（32 534）	699（12 532）
粗发病率（95%CI）	33.8（31.2～36.7）	39.7（37.6～41.9）	55.7（51.7～60.0）
年龄标化发病率（95%CI）	46.2（42.1～50.4）	45.7（43.0～48.3）	55.7（51.7～59.7）
女性			
病例数（人年）	520（17 956）	1279（38 051）	735（16 960）
粗发病率（95%CI）	28.9（26.5～31.5）	33.6（31.8～35.5）	43.3（40.3～46.5）
年龄标化发病率（95%CI）	36.5（33.2～39.7）	38.0（35.9～40.1）	43.3（40.2～46.3）

2.1.3 成人血压正常高值检出率

1991—2011年，CHNS在中国8个省（1997年增至9个省，2011年增至12个省）对≥18岁成年人进行了8次横断面调查[9]。结果显示，血压正常高值年龄标化检出率从1991年的23.9%增加到2011年的33.6%，2006年前呈明显上升趋势，2006—2011年变化无统计学差异（图2-1-2）。

CHS[1]研究结果显示，中国≥18岁居民血压正常高值检出率为39.1%（加权率为41.3%），随着年龄的增长，血压正常高值检出率先升高后降低，不同年龄组检出率的差异具有统计学意义（图2-1-3）。血压正常高值检出率（加权率）男性显著高于女性（47.8% vs 34.6%，P＜0.001）；农村高于城市（41.4% vs 41.1%），汉族人群高于少数民族（41.3% vs 40.8%），但差异不具有统计学意义。

2.1.4 人群血压水平

2.1.4.1 中国高血压调查（CHS）人群血压水平

CHS研究[1]结果显示，人群SBP加权值为126.1mmHg，DBP加权值为76.0mmHg，SBP随年龄的增长而升高，DBP随年龄的增长先升高后降低（图2-1-4）。男性血压加权值为128.0/77.8mmHg，女性为

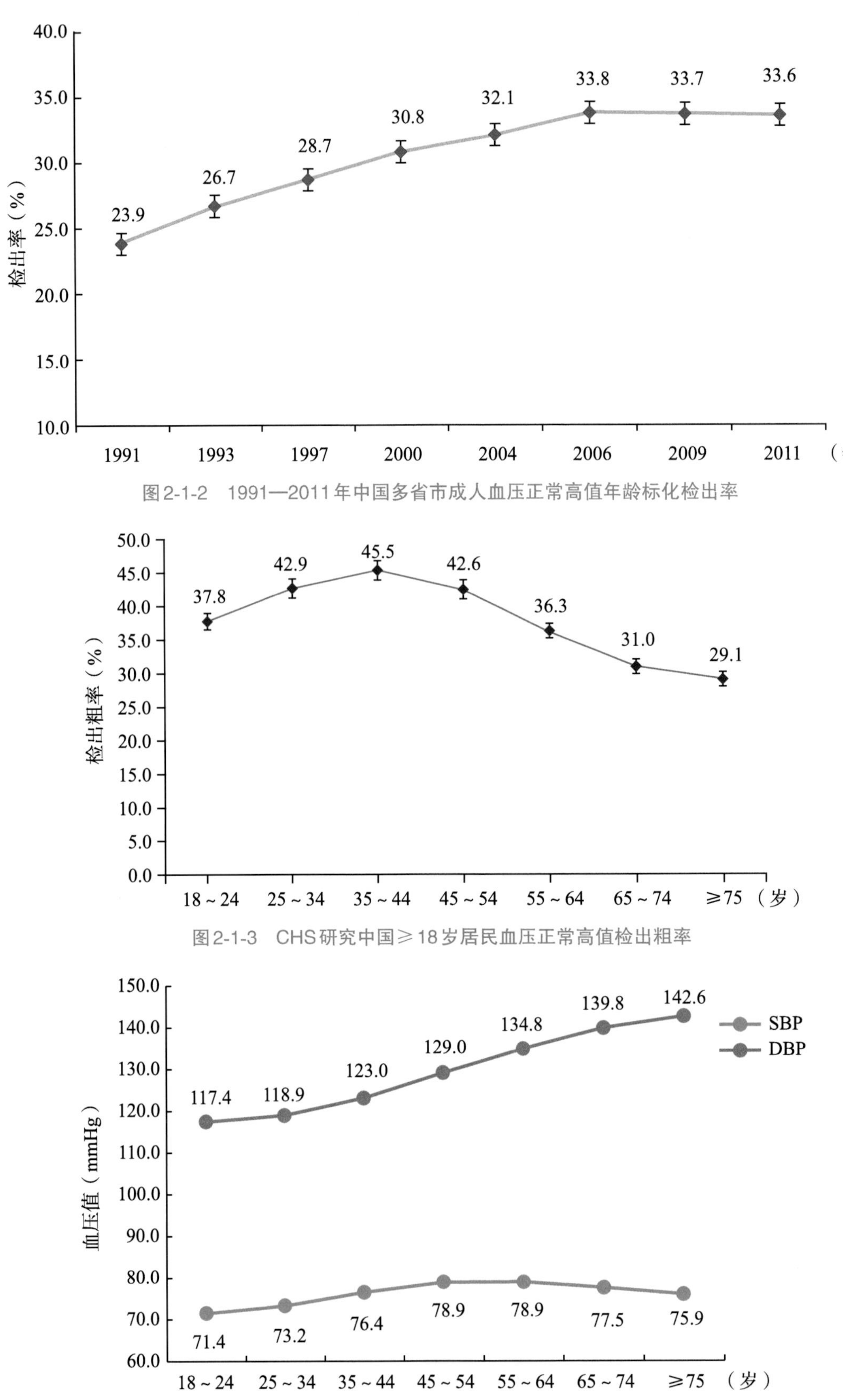

图2-1-2　1991—2011年中国多省市成人血压正常高值年龄标化检出率

图2-1-3　CHS研究中国≥18岁居民血压正常高值检出粗率

图2-1-4　中国≥18岁居民不同年龄组血压水平

124.2/74.2mmHg；随着BMI的增加，血压值逐渐升高；有高血压家族史的人群血压水平高于无家族史人群，差异均具有统计学意义。汉族人群血压高于少数民族（126.2/76.0mmHg vs 125.9/75.8mmHg），农村高于城市（126.4/76.0mmHg vs 125.6/76.0mmHg），但差异不具有统计学意义。

2.1.4.2　中国老年健康影响因素跟踪调查（CLHLS）人群血压水平

CLHLS研究[4]结果显示，中国≥80岁高龄老年人群SBP为（139.5±22.0）mmHg，DBP为（79.6±11.8）mmHg，脉压为（60.0±18.7）mmHg。高龄老年人群不同人口学特征的血压水平见表2-1-9。

表2-1-9　高龄老年人群不同人口学特征的血压水平

人群特征	SBP（mmHg）	*P*值	DBP（mmHg）	*P*值
合计	139.5±22.0		79.6±11.8	
性别		0.100		0.285
男性	138.9±20.8		79.8±11.8	
女性	140.0±22.7		79.4±11.8	
年龄（岁）		0.007		＜0.001
80～89	140.4±20.8		80.3±11.4	
90～99	139.4±22.4		79.2±12.0	
≥100	137.6±23.9		78.6±12.3	
居住地类型		＜0.001		＜0.001
城镇	137.4±20.6		78.9±11.5	
农村	141.2±22.9		80.2±12.0	
地域分布		0.007		＜0.001
东部	140.2±22.4		79.0±11.6	
中部	139.8±22.2		81.0±12.4	
西部	136.7±19.1		80.2±11.4	

2.1.5　高血压知晓率、治疗率、控制率

中国历年来进行的高血压知晓率、治疗率和控制率水平研究见表2-1-10。

表2-1-10　不同研究中的高血压知晓率、治疗率与控制率

研究名称	调查年份	年龄（岁）	设计方法	样本量	知晓率（%）	治疗率（%）	控制率（%）
全国高血压抽样调查	1991	≥15	分层随机抽样	950 356	27.0	12.0	3.0
CHNS	2002	≥18	多阶段分层整群随机抽样	272 023	30.2	24.7	6.1
中国居民营养与慢性病状况调查	2012	≥18	多阶段分层随机抽样	—	46.5	41.1	13.8
中国居民营养与健康状况监测	2010—2012	≥18	多阶段分层整群随机抽样	120 428	46.5	41.1	14.6
中国劳动人口高血压患病率、知晓率、治疗率和控制率调查	2012—2013	18～60	多阶段整群抽样	37 856	57.6（标化率47.8）	30.5（标化率20.6）	11.2（标化率8.5）

续表

研究名称	调查年份	年龄（岁）	设计方法	样本量	知晓率（%）	治疗率（%）	控制率（%）
CHS	2012—2015	≥18	多阶段分层随机抽样	451 755	51.6（加权率46.9）	45.8（加权率40.7）	16.8（加权率15.3）
CCDRFS	2013—2014	≥18	多阶段分层随机抽样	174 621	31.9	26.4	9.7
China PEACE	2014	35～75	方便抽样	640 539	46.5（标化率）	38.1（标化率）	11.1（标化率）
CCDRFS	2018	≥18	多阶段分层随机整群抽样	179 873	41.0（加权率）	34.9（加权率）	11.0（加权率）

2.1.5.1　中国高血压调查（CHS）研究结果

CHS[1]研究发现，中国≥18岁成人高血压知晓率、治疗率和控制率（加权率）总体上随年龄增长而升高，治疗控制率先升高后降低（图2-1-5）。高血压知晓率、治疗率和控制率（粗率）均为女性高于男性，差异具有统计学意义（图2-1-6）。城市居民高血压的知晓率、治疗率、控制率和治疗控制率（粗率）均高于农村居民（图2-1-7）。

与既往调查比较可见，高血压“三率”均有明显提高（图2-1-8）。

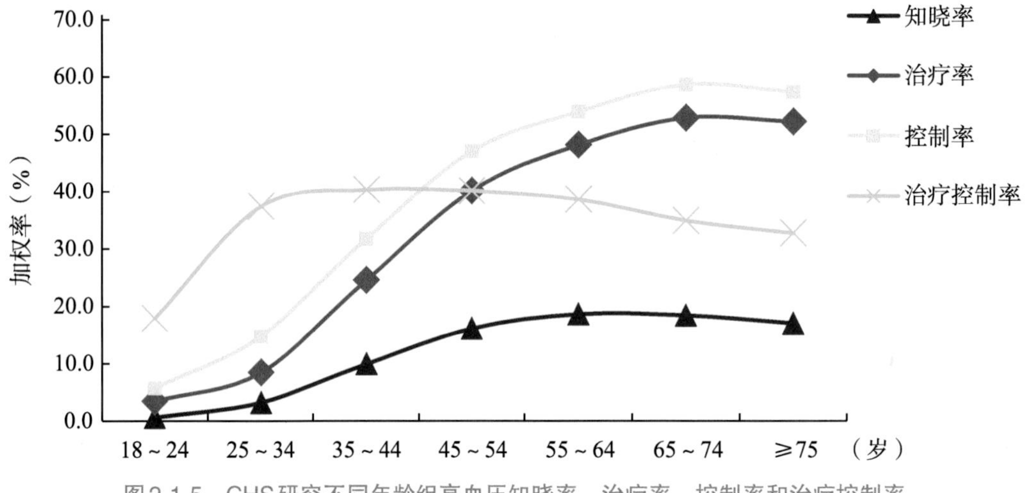

图2-1-5　CHS研究不同年龄组高血压知晓率、治疗率、控制率和治疗控制率

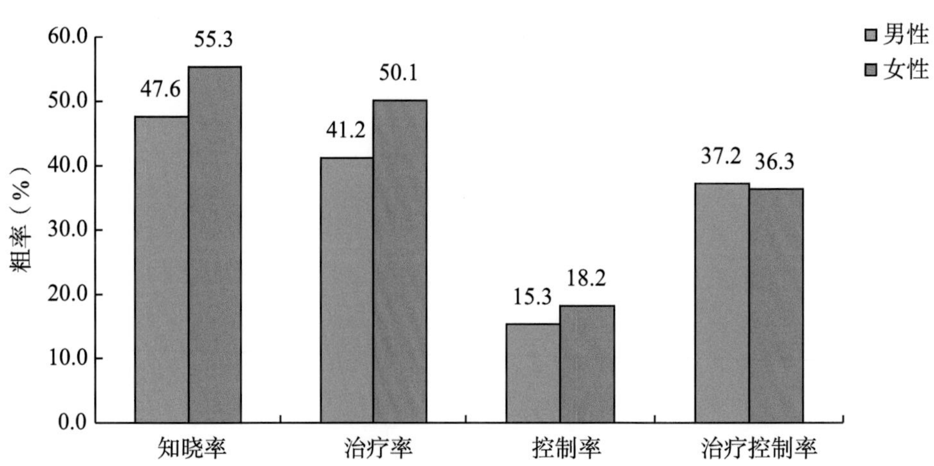

图2-1-6　CHS研究不同性别人群高血压知晓率、治疗率、控制率和治疗控制率

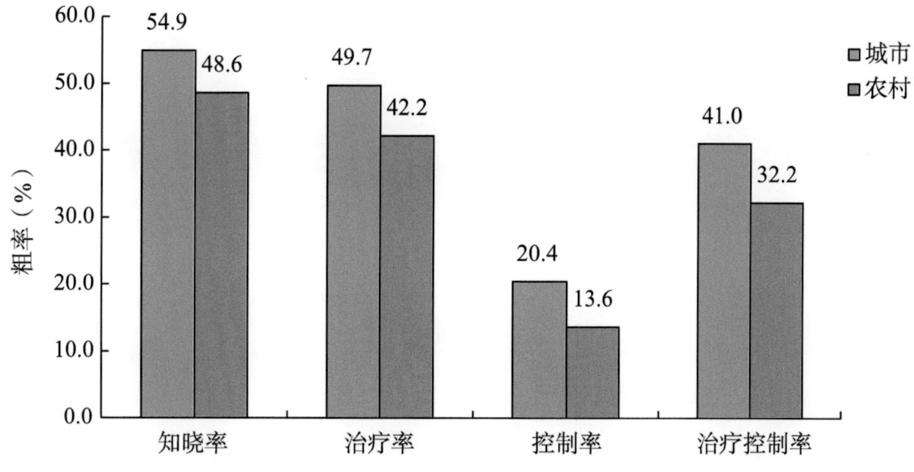

图2-1-7　CHS研究中国城乡居民高血压知晓率、治疗率、控制率和治疗控制率

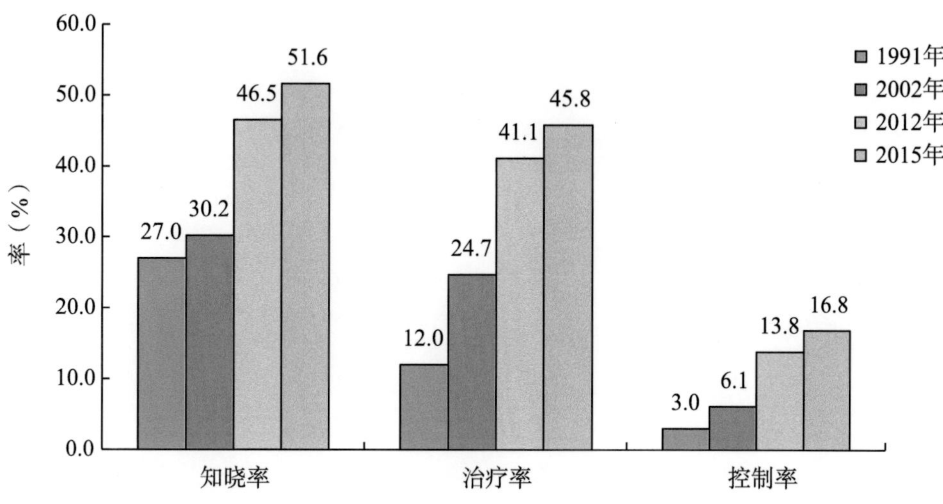

图2-1-8　1991—2015年高血压知晓率、治疗率和控制率

2.1.5.2　中国慢性病与危险因素监测调查（CCDRFS）

CCDRFS研究显示[2]：2018年中国≥18岁成人高血压知晓率、治疗率和控制率分别为41.0%（95%CI：39.7%～42.4%）、34.9%（95%CI：33.6%～36.1%）和11.0%（95%CI：10.2%～11.8%），不同特征人群的高血压知晓率、治疗率、控制率见表2-1-11。

表2-1-11　2018年中国不同特征高血压患者高血压知晓、治疗与控制状况

特征	知晓率		治疗率		控制率	
	例数	率（%，95% CI）	例数	率（%，95% CI）	例数	率（%，95% CI）
性别						
男性	15 455	36.9（35.4～38.4）	13 169	30.8（29.5～32.0）	4234	9.8（9.1～10.6）
女性	20 289	46.2（44.7～47.7）	17 868	40.1（38.6～41.6）	5593	12.5（11.4～13.6）
*P*值		＜0.000 1		＜0.000 1		＜0.000 1
年龄组（岁）						
18～29	86	16.1（10.5～21.6）	56	10.2（7.0～13.5）	13	1.0（0.4～1.6）

续表

特征	知晓率		治疗率		控制率	
	例数	率（%，95% CI）	例数	率（%，95% CI）	例数	率（%，95% CI）
30～39	416	20.5（18.3～22.7）	294	15.0（12.8～17.2）	105	5.7（4.2～7.3）
40～49	2800	32.8（31.1～34.5）	2205	26.5（24.9～28.2）	707	8.9（7.9～9.9）
50～59	9047	45.8（44.2～47.4）	7695	39.3（37.7～40.9）	2499	12.8（11.8～13.8）
60～69	14 414	51.6（50.0～53.2）	12 709	45.0（43.3～46.8）	4146	14.6（13.5～15.8）
70～79	7551	55.7（53.9～57.5）	6776	50.0（48.1～52.0）	1985	14.8（13.3～16.3）
≥80	1430	53.9（50.6～57.2）	1302	48.2（45.1～51.3）	372	13.4（11.3～15.5）
趋势检验*P*值		＜0.000 1		＜0.000 1		＜0.000 1
城乡						
城市	16 365	43.1（41.2～45.1）	14 794	37.5（35.9～39.2）	5482	13.6（12.4～14.8）
农村	19 379	39.0（37.4～40.6）	16 243	32.4（30.8～33.9）	4345	8.5（7.6～9.5）
*P*值		0.000 9		＜0.000 1		＜0.000 1
地域						
华北	6950	42.9（40.7～45.1）	6277	38.0（35.6～40.3）	2014	10.6（9.6～11.9）
东北	3318	34.7（28.4～41.0）	2608	26.8（22.7～30.8）	627	6.3（4.3～8.4）
华东	10 510	46.0（43.6～48.4）	9429	39.9（37.4～42.5）	3414	14.3（12.5～16.2）
华南	4659	42.8（39.8～45.8）	4089	37.3（34.5～40.2）	1238	11.6（9.3～13.8）
华中	2447	32.7（28.0～37.5）	2107	26.5（23.4～29.5）	695	8.6（6.7～10.6）
西南	4175	37.8（34.5～41.1）	3280	30.8（27.3～34.4）	868	9.1（6.6～11.6）
西北	3865	36.6（32.5～40.6）	3247	30.5（26.6～34.4）	971	9.4（7.6～11.2）
*P*值		＜0.000 1		＜0.000 1		＜0.000 1
合计	35 744	41.0（39.7～42.4）	31 037	34.9（33.6～36.1）	9827	11.0（10.2～11.8）

注：高血压患病知晓率、治疗率和控制率均为经过加权计算后的加权率

2.1.5.3 2010—2012年中国居民营养与健康状况监测

2010—2012年中国居民营养与健康状况监测采用多阶段分层与人口成比例的整群随机抽样方法，在全国范围内调查年龄≥18岁成年居民120 428名，结果显示[10]，高血压知晓率、治疗率和控制率女性均高于男性（图2-1-9A），并且随着年龄的增长逐渐升高（图2-1-9B）。高血压治疗控制率男性略高于女性，随着年龄增长呈下降趋势。

2.1.5.4 中国健康与营养调查（CHNS）

CHNS 2011对12 991名中国成年人的研究结果显示[11]：3579名（27.6%）参与者患有高血压，其中55.7%知晓他们的诊断，46.5%接受了降压药物治疗，但只有20.3%的血压得到了控制。在知晓自己高血压的患者中，83.0%（n＝1664）接受了抗高血压治疗，接受治疗的人群中，43.8%（n＝728）的血压得到控制（图2-1-10）。

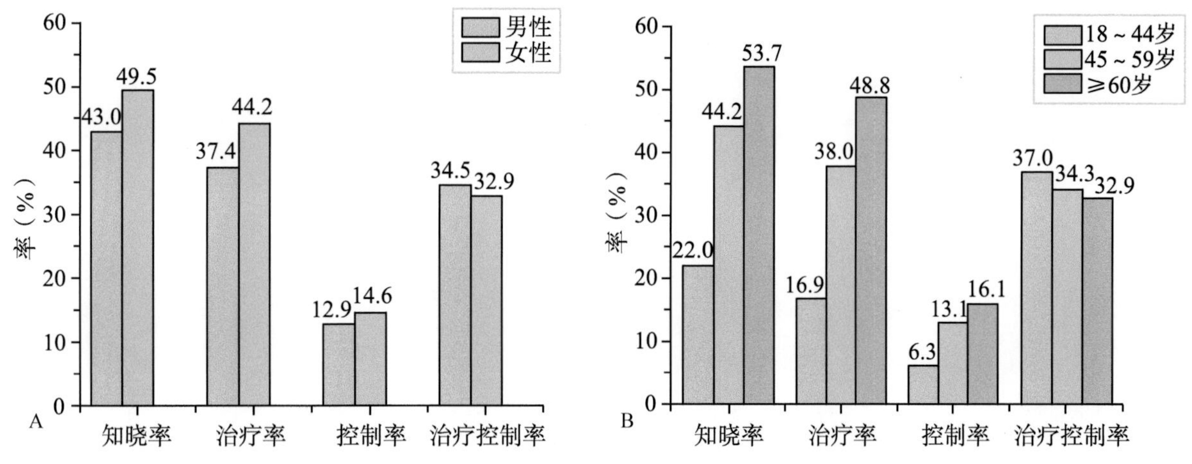

图2-1-9 不同性别（A）和年龄（B）人群高血压知晓率、治疗率、控制率和治疗控制率

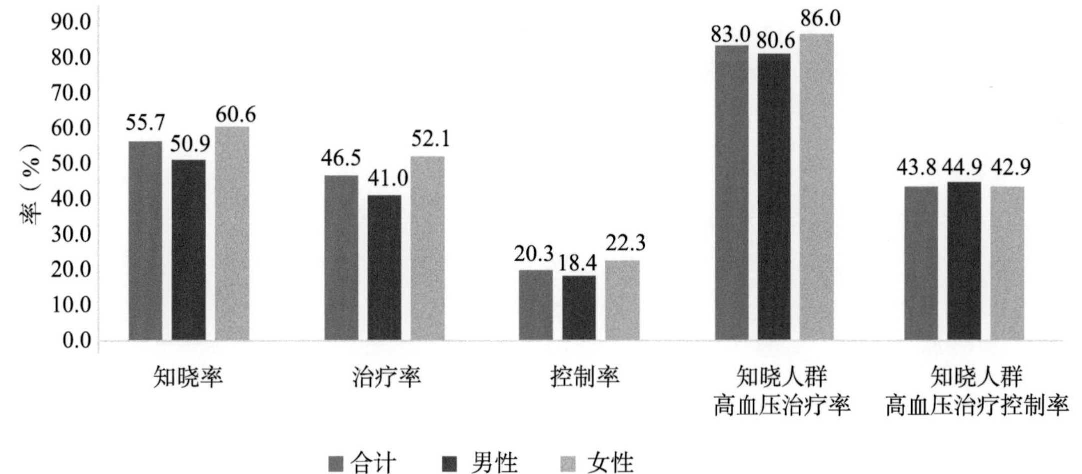

图2-1-10 基于CHNS 2011的中国成人高血压知晓率、治疗率和控制率

CHNS对72 452名20～79岁成年人的调查显示[3]，粗/年龄标化高血压知晓率从1991年的29.4%/24.2%增加到2015年的43.8%/27.2%，治疗率从19.2%/15.1%增加到39.2%/23.6%（所有趋势检验$P<0.001$）。除20～39岁人群外，所有亚组的高血压知晓率和治疗率都有所增加（表2-1-12）。在高血压患者中，总体粗/年龄标化控制率从1991年的3.5%/3.6%增加到2015年的13.8%/8.4%，治疗患者的总体控制率从18.4%/28.4%增加到35.1%/37.7%（趋势检验$P<0.001$）（表2-1-13）。

表2-1-12 1991—2015年中国成人高血压知晓率和治疗率变化趋势（%）

分组	率	1991	1993	1997	2000	2004	2006	2009	2011	2015	AC（%）	RC（%）	P值
知晓率													
合计	粗率	29.4	29.0	19.6	30.6	34.2	40.1	41.5	53.0	43.8	14.4	49.0	＜0.001
	年龄标化率	24.2	19.8	12.5	21.0	22.7	26.7	25.6	34.6	27.2	3.0	12.4	＜0.001
性别													
男性	粗率	23.7	26.1	16.6	25.5	29.2	35.5	37.1	47.7	41.1	17.4	73.4	＜0.001
	年龄标化率	19.2	183	10.7	18.1	19.5	25.1	23.7	29.5	24.4	5.2	27.1	＜0.001
女性	粗率	35.8	32.1	23.1	36.4	39.7	45.0	46.1	58.5	47.4	11.6	32.4	＜0.001
	年龄标化率	31.7	21.4	15.2	24.1	27.4	27.5	27.9	45.1	32.3	0.6	1.9	＜0.001

续表

分组	率	1991	1993	1997	2000	2004	2006	2009	2011	2015	AC（%）	RC（%）	*P*值
年龄（岁）													
20～39	粗率	16.5	6.6	3.1	8.2	8.8	11.9	9.3	15.2	11.2	-5.3	-32.1	0.618
40～59	粗率	30.4	28.4	18.5	29.5	32.8	36.7	35.6	48.7	35.0	4.6	15.1	0.037
60～79	粗率	33.7	40.2	27.7	41.0	42.3	48.9	52.4	61.5	57.8	24.1	71.5	＜0.001
区域													
城市	粗率	33.7	34.9	25.9	37.3	41.6	51.6	54.5	64.2	52.6	18.9	56.1	＜0.001
	年龄标化率	26.0	24.7	17.7	23.6	26.5	32.0	33.6	44.0	30.4	4.4	16.9	＜0.001
农村	粗率	25.9	24.9	15.8	26.5	29.6	33.7	34.8	45.5	38.1	12.2	47.1	0.014
	年龄标化率	22.6	16.9	9.8	19.4	20.4	23.6	21.7	28.9	25.1	2.5	11.1	0.014
治疗率													
合计	粗率	19.2	18.4	14.4	23.8	27.2	32.4	36.1	46.8	39.2	20.0	104.2	＜0.001
	年龄标化率	15.1	11.6	9.3	15.6	17.3	20.0	21.9	28.9	23.6	8.5	56.3	＜0.001
性别													
男性	粗率	14.6	17.3	12.4	19.1	22.0	27.6	31.3	41.0	36.1	21.5	147.3	＜0.001
	年龄标化率	11.4	10.9	7.8	12.8	14.0	18.1	19.9	25.0	20.7	9.3	81.6	＜0.001
女性	粗率	24.3	19.6	16.8	29.1	32.8	37.5	41.2	52.9	43.2	18.9	77.8	＜0.001
	年龄标化率	20.9	12.3	11.6	18.6	21.8	21.4	24.2	35.3	28.6	7.7	36.8	＜0.001
年龄（岁）													
20～39	粗率	9.2	2.8	3.1	5.2	5.6	6.9	8.0	103	8.9	-0.3	-3.3	0.775
40～59	粗率	20.0	15.5	12.1	21.3	25.4	28.0	29.2	42.1	30.1	10.1	50.5	＜0.001
60～79	粗率	22.4	29.1	21.8	34.3	34.7	41.7	47.4	55.6	53.2	30.8	137.5	＜0.001
区域													
城市	粗率	23.0	24.9	19.7	31.2	34.6	42.1	50.0	59.0	49.5	26.5	115.2	＜0.001
	年龄标化率	17.8	16.2	13.6	18.1	21.1	24.7	30.9	38.8	27.9	10.1	56.7	＜0.001
农村	粗率	16.0	14.1	11.3	19.3	22.5	27.0	29.0	38.6	32.4	16.4	102.5	＜0.001
	年龄标化率	13.1	8.7	7.0	13.9	14.9	17.3	17.6	22.9	20.8	7.7	58.8	＜0.001

注：AC．绝对变化率（2015年率－1991年率）；RC．相对变化率［（2015年率－1991年率）/1991年率］

表2-1-13　1991—2015年中国成人高血压控制率和治疗控制率变化趋势（%）

分组	率	1991	1993	1997	2000	2004	2006	2009	2011	2015	AC（%）	RC（%）	*P*值
控制率													
合计	粗率	3.5	3.3	3.0	5.8	7.6	8.2	9.7	17.6	13.8	10.3	294.3	＜0.001
	年龄标化率	3.6	2.6	1.9	4.2	5.3	5.0	6.1	10.0	8.4	4.8	133.3	＜0.001
性别													
男性	粗率	3.1	3.1	2.9	4.5	6.9	6.6	8.3	15.3	12.5	9.4	303.2	＜0.001
	年龄标化率	2.9	2	1.8	3.0	4.5	4.5	5.6	8.8	7.0	4.1	141.4	＜0.001

续表

分组	率	1991	1993	1997	2000	2004	2006	2009	2011	2015	AC（%）	RC（%）	*P*值
女性	粗率	4.0	3.6	3.2	7.3	8.4	10.0	11.2	19.9	15.4	11.4	285.0	＜0.001
	年龄标化率	4.9	3.1	2.4	5.7	6.7	5.1	6.6	11.2	10.9	6.0	122.4	＜0.001
年龄（岁）													
20～39	粗率	3.7	1.7	0.4	2.2	2.3	1.3	2.5	2.2	3.7	0.0	0.0	0.783
40～59	粗率	3.8	3.1	3.0	5.0	7.7	7.7	8.4	15.6	9.7	5.9	155.3	＜0.001
60～79	粗率	3.2	4.5	4.3	8.3	8.9	10.1	12.2	21.2	19.4	16.2	506.3	＜0.001
区域													
城市	粗率	4.2	2.8	3.9	9.2	10.3	11.8	14.9	27.4	22.3	18.1	431.0	＜0.001
	年龄标化率	4.0	3.0	2.6	5.8	6.5	6.9	10.4	16.9	11.9	7.9	197.5	＜0.001
农村	粗率	3.0	3.7	2.5	3.7	5.9	6.2	7.1	10.9	8.2	5.2	173.3	0.029
	年龄标化率	3.3	2.5	1.6	3.2	4.5	3.9	4.2	5.8	6.0	2.7	81.8	0.029
治疗控制率													
合计	粗率	18.4	18.1	21.1	24.5	28.1	25.4	27.0	37.5	35.1	16.7	90.8	＜0.001
	年龄标化率	28.4	38.5	18.7	32.4	35.1	22.5	29.2	29.5	37.7	9.3	32.7	＜0.001
性别													
男性	粗率	21.3	18.0	23.7	23.7	31.4	23.8	26.5	37.3	34.6	13.3	62.4	＜0.001
	年龄标化率	33.7	28.5	14.4	24.9	35.2	24.5	30.5	32.9	34.7	1.0	3.0	＜0.001
女性	粗率	16.4	18.3	18.9	25.1	25.7	26.6	27.3	37.6	35.6	19.2	117.1	＜0.001
	年龄标化率	24.0	12.3	11.6	18.6	21.8	21.4	24.2	35.3	28.6	7.7	36.8	＜0.001
年龄（岁）													
20～39	粗率	40.0	60.0	14.3	41.7	41.7	18.2	30.8	21	42.1	02	5.3	0.969
40～59	粗率	19.0	19.7	24.3	23.7	30.4	27.6	28.7	37.2	32.2	13.2	69.5	0.003
60～79	粗率	14.3	15.3	19.5	24.1	25.7	24.1	25.8	38.1	36.5	22.2	155.2	＜0.001
区域													
城市	粗率	18.2	11.1	19.8	29.6	29.9	28.0	29.8	46.5	45.0	26.8	147.3	＜0.001
	年龄标化率	24.3	30.6	19.1	40.4	28.6	26.9	39.4	40.1	38.9	14.6	60.1	＜0.001
农村	粗率	18.6	26.5	22.5	19.4	26.3	23.1	24.4	28.2	25.2	6.6	35.5	0.928
	年龄标化率	32.0	61.3	14.0	28.3	37.7	19.6	20.4	14.9	34.9	2.9	9.1	0.928

注：AC．绝对变化率（2015年率－1991年率）；RC．相对变化率［（2015年率－1991年率）/1991年率］

2.1.6　高血压危险因素

2.1.6.1　体重及饮酒与高血压

2007—2008年在13 739名成人中完成的一项8.1年随访研究发现［12］，以体重正常组为参照，在调整其他危险因素后，低体重组、超重组和肥胖组的高血压发病风险RR（95% CI）在男性中分别为

0.78（0.64～0.95）、1.22（1.13～1.30）和1.28（1.16～1.42）；在女性中分别为0.89（0.77～1.03）、1.16（1.09～1.23）和1.28（1.18～1.38）。2005—2010年对12 497名成人随访5年发现[13]，在调整其他危险因素后，男性饮酒者发生高血压的风险是不饮酒者的1.236（1.128～1.354）倍，女性是1.409（1.005～1.976）倍。

2.1.6.2 环境因素与高血压

2007—2010年全国8个省调查[14]、2011—2012年全国28个省横断面研究[15]以及中国健康与养老追踪调查（CHARLS）[16]均提示，空气污染可导致患高血压的危险增加。CHS发现，环境温度对血压也有影响[17]（表2-1-14）。

表2-1-14 不同研究中环境因素对血压的影响

研究名称	时间	年龄（岁）	样本量（n）	研究结果
全国8个省调查	2007—2010	≥50	12 665	$PM_{2.5}$浓度每增加10μg/m³，人均SBP水平增加1.30mmHg，人均DBP水平增加1.04mmHg，高血压患病风险增加14%
全国横断面研究	2011—2012	35～100	13 975	$PM_{2.5}$浓度每增加1个四分位数（IQR，41.7μg/m³），人均SBP水平增加0.60mmHg，高血压患病风险增加11%
CHARLS	2015	≥45	20 927	$PM_{2.5}$是高血压的危险因素，女性：OR＝1.063，男性：OR＝1.048
CHS	2012—2015	≥18	417 907	环境温度每升高10 ℃，SBP和DBP分别降低0.74mmHg和0.60mmHg

2.1.6.3 精神因素与高血压

一项关于焦虑与高血压关系的Meta分析，纳入13篇横断面研究（合计151 389例）和8篇前瞻性队列研究（合计80 146例），结果均显示焦虑与高血压有密切关系（OR＝1.18，95%CI：1.02～1.37；OR＝1.55，95%CI：1.24～1.94）[18]。另一项Meta分析共纳入41项与高血压和抑郁相关的临床研究，结果显示我国高血压患者抑郁症的患病率为28.5%[19]。

2.1.6.4 社会因素与高血压

CHS对299 220名中国人进行的横断面研究显示[20]，生活地区经济水平较高、教育水平较低或退休/失业的人患高血压的风险较高，尤其是男性或农村居民。经济发展和社会环境较差、受教育程度较低、就业/学习环境较差的人群，对高血压的认识、治疗和控制的可能性较低。这些发现为社会因素对高血压的影响提供了越来越多的证据。

2.1.6.5 盐与高血压

钠摄入过多是引发高血压的一个重要病因，减盐（减少钠摄入）也早已被WHO列为三个预防慢性病的最佳措施之一。然而，在现实生活中，由于饮食习惯，世界上大多数人口摄入的钠都远超生理需要量，这也是高血压及其相关疾病在全世界流行不衰、难以控制的一个重要原因。新英格兰杂志发表的代用盐研究对20 995名CVD高危人群（其中73%有脑卒中病史，88.4%有高血压病史）平均随访4.7年期间共有

4172人死亡。与使用普通食盐组相比，使用代用盐组致死性和非致死性脑卒中减少14%（RR＝0.86；95% CI：0.77～0.96，P＝0.006）；主要CVD事件减少13%（RR＝0.87，95% CI：0.80～0.94，P＜0.001）；全因死亡减少12%（RR＝0.88，95%CI：0.82～0.95，P＜0.001）。此外，代用盐组CVD死亡和非致死性急性冠脉综合征事件也显著减少[21]。

2.1.7 高血压预防

近年来政府推行了诸如“中国防治慢性病中长期规划”“国家基本公共卫生服务”“国家慢性病综合防控示范区建设”及“全民健康生活方式行动”等多个项目，建设健康社区、健康单位、健康学校、健康餐厅、健康步道、健康主题公园等支持性环境，开发健康适宜技术与工具，例如控油壶、限盐勺、体质指数尺、计量酒杯等，并在各地实施过程中因地制宜探索行动新模式，包括健康厨房、吃动平衡、维持健康体重等专项活动[22]。2010—2016年，中国高血压规范管理人数成倍增加，由2010年的4215.9万增长至2016年的9023万，高血压患者规范管理率达到70.31%[23]。

2.1.8 高血压干预

2.1.8.1 国家基本卫生服务政策

2017年发表的一项研究对2011—2013年CHARLS研究中确诊的4958例高血压患者进行分析后发现[24]，截至2013年，该组人群有404人（8.1%）接受了国家基本卫生服务，高血压控制率增长了7.9%（P＝0.020），高血压药物使用率增长了10.3%（P＜0.001），血压检测率增加了10.5%（P＜0.001）；对CHARLS研究中3479例中老年高血压患者横断面数据进行分析后发现[25]，2015年农村的社区高血压监测服务使用率高于城市，分别为38.6%和25.1%（P＜0.001）。

2.1.8.2 强化高血压控制

一项研究发现[26]，强化高血压控制（血压目标值降至133/76mmHg）与标准高血压控制（血压目标值降至140/90mmHg）相比，10年内可使中国高血压患者避免220.9万例冠心病事件、440.9万例脑卒中事件和7.51万例CVD死亡事件；与标准高血压控制相比，强化高血压控制可避免13%的脑卒中事件，使男性和女性分别避免17%和11%的冠心病事件。另一项发表在《新英格兰医学杂志》上的多中心、随机对照试验显示[27]，在对8511名老年高血压患者中位随访3.34年期间，强化治疗组4243例患者中有147人（3.5%）发生了主要结局事件，而标准治疗组4268例患者中有196人（4.6%）发生了主要结局事件（RR＝0.74，95%CI：0.60～0.92，P＝0.007），强化治疗组的主要结局事件发生率明显低于标准治疗组，绝对差异为1.1个百分点。主要结局中的大部分组分的结果也显示了强化治疗的利处：脑卒中RR＝0.67（95%CI：0.47～0.97），急性冠脉综合征RR＝0.67（95%CI：0.47～0.97），急性失代偿性心力衰竭RR＝0.27（95%CI：0.08～0.98），冠状动脉重建术RR＝0.69（95%CI：0.40～1.18），房颤RR＝0.96（95%CI：0.55～1.68），心血管死亡RR＝0.72（95%CI：0.39～1.32）。

2.1.9 高血压控制策略成本–效益分析

根据2015—2025年中国心血管病政策模型预测[28]，与维持现状相比，如果对已有CVD和尚无CVD的Ⅰ期和Ⅱ期高血压患者进行治疗，每年将减少80.3万例CVD事件（脑卒中减少69.0万例，心肌梗死减少11.3万例），获得120万质量调整生命年（QALY）。另一项研究表明[29]，对于中国而言，如果采纳2017年美国心脏病学会/美国心脏协会（ACC/AHA）发布的成人高血压诊断和治疗指南，并且达到目前的高血压治疗率，将使其终身高血压药物治疗费用增加427亿美元，但CVD治疗费用减少37.7亿美元，同时防止141万因伤残而引起的生命年损失。一项社区多中心前瞻性队列研究采用倾向评分匹配法和成本-效益分析法评价了抗高血压仿制药与原研药的长期降压疗效、成本-效果和心血管结局[30]。结果表明：仿制药组每位患者的年平均费用明显低于原研药组（分别为220.4美元和472.7美元）。使用仿制药每年平均为每位患者节省252.3美元，而两组降低收缩压的效果相似（分别为7.1mmHg±1.0mmHg和7.9mmHg±1.0mmHg）。仿制药组和原研药组的成本-效益比（随访时收缩压降低1mmHg的年平均成本）分别为31.0和59.8；与仿制药物治疗相比，原研药每多降低1mmHg的收缩压，成本增加315.4美元。

2.1.10 高血压健康教育与管理

根据《健康中国行动（2019—2030年）》[31]，2022年和2030年中国心、脑血管疾病死亡率需分别下降至209.7/10万及以下和190.7/10万及以下；≥30岁居民高血压知晓率分别不低于55%和65%；高血压患者规范管理率分别不低于60%和70%。《中国高血压健康管理规范（2019）》[32]强调初始预防和一级预防的理念，面向全人群，提供全生命周期、全方位的血压健康管理服务指导。提升了危险因素防控在高血压管理中的地位，将高血压干预的切点进一步前移，确立收缩压120～139mmHg和（或）舒张压80～89mmHg为血压正常高值，对高血压控制秉持更加积极的态度，稳中有进。高血压降压目标为：一般高血压患者降至＜140/90mmHg；能耐受药物治疗和部分高危、极高危的患者可进一步降至＜130/80mmHg；启动多种药物联合治疗的血压标准也有所降低，血压≥140/90mmHg者可起始联合治疗；强调早期达标，降压达标时间为4周或12周以内。此外，《中国健康生活方式预防心血管代谢疾病指南》[33]针对中国≥20岁成年人，在膳食与饮料、身体活动、吸烟、饮酒等方面提出建议，旨在促进居民采取健康的生活方式，预防心血管代谢疾病，推动健康中国行动的实施。

2.1.11 总结

高血压是世界性的慢性非传染性疾病，是危害人类健康的主要疾病，是全球疾病负担的首要病因，也是中国面临的重要公共卫生问题。我国高血压人群患病率从1958—1959年的5.1%增长到2015年的27.9%（加权率23.2%），目前约有2.45亿的高血压患者，患病率男性高于女性，随着年龄的增长而升高。60年的历程提示高血压患病率逐年增加，而且大量研究显示中国老年人群高血压患病率更高，随着老龄化社会的到来，高血压防治工作面临巨大挑战。随着高血压防治知识普及、社区规范化管理等大量工作的开展，我国高血压的知晓率、治疗率、控制率从1991年首次全国高血压抽样调查的27.0%、12.0%和3.0%分别增长至2015年的51.6%、45.8%和16.8%，虽然这些数据均有大幅增长，但水平仍较低。及时、准确、全面了解中国高血压的流行现状和趋势，可为心血管病防治和相关政策的制定提供科学依据。

参考文献

[1] Wang ZW，Chen Z，Zhang LF，et al. Status of hypertension in China：Results from the China Hypertension Survey，2012—2015 [J]. Circulation，2018，137（22）：2344-2356.

[2] 张梅，吴静，张笑，等. 2018年中国成年居民高血压患病与控制状况研究 [J]. 中华流行病学杂志，2021，42（10）：1780-1789.

[3] Ma S，Yang L，Zhao M，et al. Trends in hypertension prevalence，awareness，treatment and control rates among Chinese adults，1991—2015 [J]. J Hypertens，2021，39（4）：740-748.

[4] 刘淼，王建华，王盛书，等. 中国高龄老年人血压水平和高血压患病及其控制情况 [J]. 中华流行病学杂志，2019，40（3）：290-295.

[5] 袁姣，武青松，雷枢，等. 我国中老年人群高血压流行现状及影响因素研究 [J]. 中国全科医学，2020，23（34）：4337-4341.

[6] 李奇蒙，赵斌．我国老年人群高血压长期流行趋势分析［J］．中国药物与临床，2020，20（16）：2692-2693.

[7] China PEACE MPP Collaborative Group. Severe hypertension in China：results from the China PEACE million persons project［J］. J Hypertens，2021，39（3）：461-470.

[8] Luo YM，Xia F，Yu XX，et al. Long-term trends and regional variations of hypertension incidence in China：a prospective cohort study from the China Health and Nutrition Survey，1991—2015［J］. BMJ Open，2021，11. DOI：10.1136/bmjopen-2020-042053.

[9] Guo J，Zhu YC，Chen YP，et al. The dynamics of hypertension prevalence，awareness，treatment，control and associated factors in Chinese adults：results from CHNS 1991—2011［J］. J Hypertens，2015，33（8）：1688-1696.

[10] 于冬梅，李淑娟，琚腊红，等．2010—2012年中国成年居民高血压知晓率、治疗率和控制率现况［J］．卫生研究，2019，48（6）：913-918.

[11] Wei JX，Mi Y，Li Y ，et al. Factors associated with awareness，treatment and control of hypertension among 3579 hypertensive adults in China：data from the China Health and Nutrition Survey［J］. 2021，21（1）：423. DOI：10.1186/s12889-021-10417-4.

[12] 冯宝玉，陈纪春，李莹，等．中国成年人超重和肥胖与高血压发病关系的随访研究［J］．中华流行病学杂志，2016，37（5）：606-611.

[13] Chen Y，Wang C，Liu Y，et al. Incident hypertension and its prediction model in a prospective northern urban Han Chinese cohort study［J］. J Hum Hypertens，2016，30（12）：794-800.

[14] Lin H，Guo Y，Zheng Y，et al. Long-term effects of ambient PM2.5 on hypertension and blood pressure and attributable risk among older Chinese adults［J］. Hypertension，2017，69（5）：806-812.

[15] Liu C，Chen RJ，Zhao YH，et al. Associations between ambient fine particulate air pollution and hypertension：A nationwide cross-sectional study in China［J］. Sci Total Environ，2017，584-585：869-874.

[16] Wu Y，Ye Z，Fang Y. Spatial analysis of the effects of PM2.5 on hypertension among the middle-aged and elderly people in China［J］. Int J Environ Health Res，2019，31（6）：729-740.

[17] Kang YT，Han Y，Guan TJ，et al. Clinical blood pressure responses to daily ambient temperature exposure in China：An analysis based on a representative nationwide population［J］. Sci Total Environ，2020，705：135762. DOI：10.1016/j.scitotenv.2019.135762.

[18] Pan Y，Cai WP，Cheng Q，et al. Association between anxiety and hypertension：a systematic review and meta-analysis of epidemiological studies［J］. Neuropsychiatr Dis Treat，2015，11：1121-1130.

[19] Li Z,Li Y,Chen L,et al. Prevalence of depression in patients with hypertension：a systematic review and meta-analysis［J］. Medicine（Baltimore），2015，94（31）：e1317. DOI：10.1097/MD.0000000000001317.

[20] Zheng CY，Wang ZW，Wang X，et al. Social determinants status and hypertension：A nationwide cross-sectional study in China［J］. J Clin Hypertens. 2020，22（11）：2128-2136.

[21] Neal B，Wu Y，Feng X，et al. Effect of salt substitution on cardiovascular events and death. N Engl J Med，2021，29. DOI：10.1056/NEJMoa2105675.

[22] 王静雷，马吉祥，杨一兵，等．全民健康生活方式行动工作现况分析［J］．中国慢性病预防与控制，2019，27（10）：724-727，731.

[23] 刘子言，肖月，赵琨，等．国家基本公共卫生服务项目实施进展与成效［J］．中国公共卫生，2019，35（6）：657-664.

[24] Zhang D，Pan X，Li S，et al. Impact of the national essential public health services policy on hypertension control in China［J］. Am J Hypertens，2017，31（1）：115-123.

[25] Song HX，Feng D，Wang RX，et al. Urban-rural disparity in the utilization of national community-based hypertension monitoring service-results from the China Health and Retirement Longitudinal Study，2015［J］. Peer J，2019，7：e7842. DOI：10.7717/peerj.7842.eCollection 2019.

[26] Xie X，He T，Kang J，et al. Cost-effectiveness analysis of intensive hypertension control in China［J］. Prev Med，2018，111：110-114.

[27] Zhang WL，Zhang SY，Deng Y，et al. Trial of intensive blood-pressure control in older patients with hypertension. N Engl J Med，2021，385（14）：1268-1279.

[28] Gu DF，He J，Coxson PG，et al. The cost-effectiveness of low-cost essential antihypertensive medicines for hypertension control in China：A modelling study［J］. PLoS Med，2015，12（8）：e1001860. DOI：0.1371/journal.pmed.1001860.

[29] Wang ZW，Hao G，Wang X，et al．Clinical outcomes and economic impact of the 2017 ACC/AHA guidelines on hypertension in China [J]．J Clin Hypertens (Greenwich)，2019，21 (8)：1212-1220．

[30] Zhang SY，Tao LY，Yang YY，et al．Evaluation of blood pressure lowering effect by generic and brand name antihypertensive drugs treatment：a multicenter prospective study in China [J]．Chin Med J (Engl)，2021，134 (3)：292-301．

[31] 健康中国行动推进委员会．健康中国行动（2019—2030年）：总体要求、重大行动及主要指标 [J]．中国循环杂志，2019，34 (9)：846-858．

[32] 国家卫生健康委员会疾病预防控制局，国家心血管病中心，中国医学科学院阜外医院，等．中国高血压健康管理规范（2019）[J]．中华心血管病杂志，2020，48 (1)：10-46．

[33] 中华预防医学会，中华预防医学会心脏病预防与控制专业委员会，中华医学会糖尿病学分会，等．中国健康生活方式预防心血管代谢疾病指南 [J]．中华健康管理学杂志，2020，14 (2)：113-134．

2.1.12 儿童高血压

中国约4%的儿童血压水平呈持续升高状态，且已达到高血压诊断标准，而单时点筛查得到的儿童青少年高血压检出率为14%～20%，高血压已成为中国儿童常见的心血管代谢异常。

2.1.12.1 儿童高血压的判别

（1）评价标准

判断儿童血压水平需考虑年龄、性别和身高因素。经过非同日3次血压测量，参照人群血压的第95百分位（P_{95}）界值判断，即SBP和（或）DBP≥P_{95}定义为儿童高血压；根据血压升高程度，进一步分为高血压1级（P_{95}～P_{99}＋5mmHg）和高血压2级（≥P_{99}＋5mmHg）[1]。《中国高血压防治指南（2018年修订版）》推荐，以2017年发布的《中国3～17岁儿童性别、年龄别和身高别血压参照标准》（中国2017标准）为判定中国儿童血压水平的精确标准[2]。

为方便临床医师对高血压患儿的快速诊断，儿科专家通过研制和回代验证，将《中国2017标准》简化为“公式参照值”（表2-1-15）；研究显示，这两个标准诊断儿童高血压的一致率接近95%，对成年心血管靶器官损害的预测效果较好[3]。实际应用中，临床医师可首先使用“公式参照值”筛查出可疑高血压患儿，再根据年龄、性别对应的血压界值表进行判定。

表2-1-15 中国3～17岁儿童高血压筛查的公式参照值

性别	SBP（mmHg）	DBP（mmHg）
男	100＋2×周岁	65＋周岁
女	100＋1.5×周岁	65＋周岁

（2）筛查策略

国内外儿童高血压防治指南一致强调，单次筛查出的血压偏高儿童还需要再经过非同日至少连续2个时点的血压测量结果才可判断。2012—2015年，中国儿童青少年心血管健康调查（CCACH）项目在全国6个城市（北京、上海、长春、济南、重庆、成都）对44 396名6～17岁儿童（男生占50.9%）采用非同日3个时点的筛查策略调查儿童高血压患病率[4]；尽管采用中国和美国各自最新标准筛查的单个时点高血压患病率有所差异（17.1% vs 15.4%），但经过非同日连续3次血压测量得到的患病率均下降了79%，最终的高血压患病率比较接近（3.7% vs 3.3%），见图2-1-11。CCACH是国内迄今唯一采用3个时点筛查策略的儿童高血压研究，有助于掌握中国18岁以下人群高血压患病水平的真实现状。

（3）继发性高血压

迄今，国内儿童继发性高血压的病因学报告均来自单中心对住院高血压病历信息的回顾性分析，其

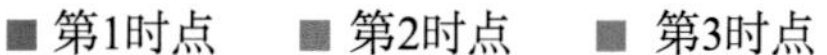

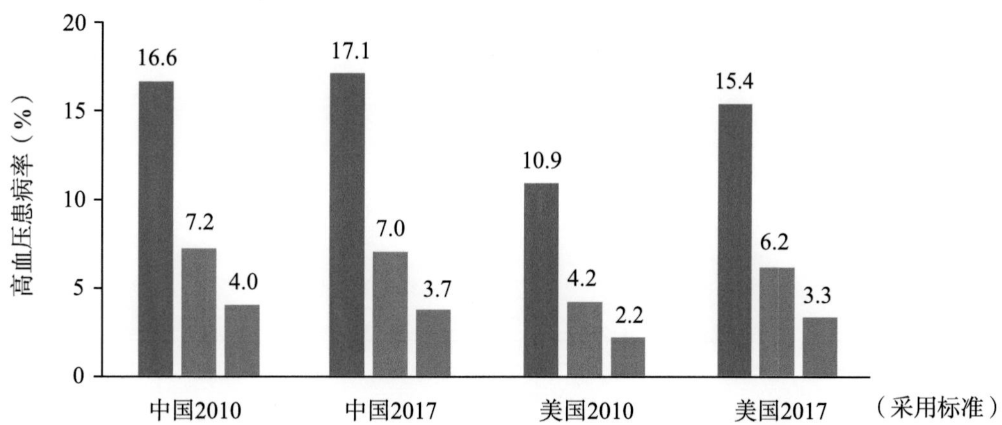

图2-1-11 2012—2015年中国6个城市非同日3个时点儿童青少年高血压患病率

中国2010标准为2010年发布的《中国儿童青少年血压参照标准》[5]；中国2017标准为2017年发布的《中国3～17岁儿童性别、年龄别和身高别血压参照标准》[2]；美国2004标准为2004年发布的《美国国家高血压项目儿童青少年高血压诊治标准》[6]；美国2017标准为2017年发布更新的《美国儿童青少年高血压诊治标准》[7]

病因主要为肾源性、中枢神经性、心血管和内分泌等系统疾病，其中肾源性疾病占一半以上，始终位居首位[8，9]；此外，约18%为药源性高血压[10]。

2.1.12.2 儿童高血压的流行现状与特征

（1）患病率

2010年全国学生体质调研（n＝190 000，7～17岁，汉族）显示[11]：中国学龄儿童青少年高血压患病率为14.5%，男生高于女生（16.1% vs 12.9%），且随年龄增长逐渐上升（P＜0.001），见图2-1-12。

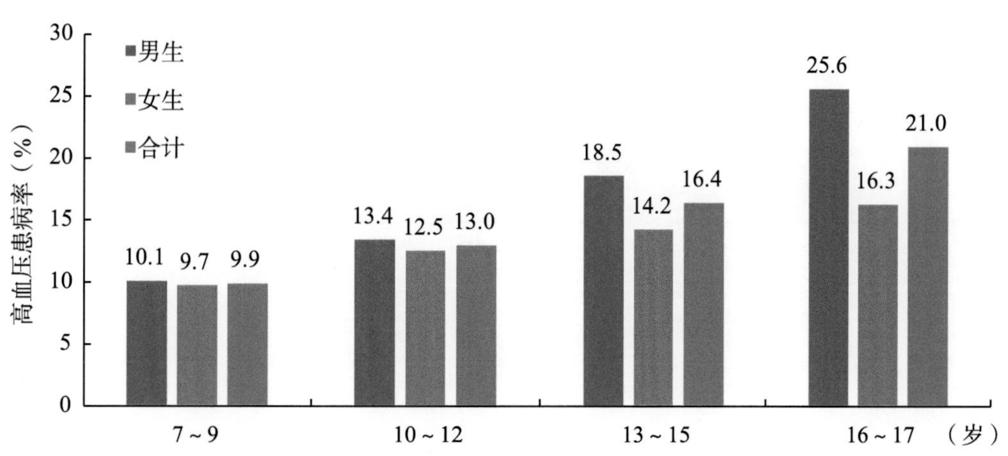

图2-1-12 2010年中国不同年龄段儿童青少年的高血压患病率

（2）变化趋势

CHNS 1991—2015年9次现况调查结果显示[12]，监测地区学龄儿童高血压患病率从1991年的8.9%上升到2015年的20.5%（图2-1-13）。

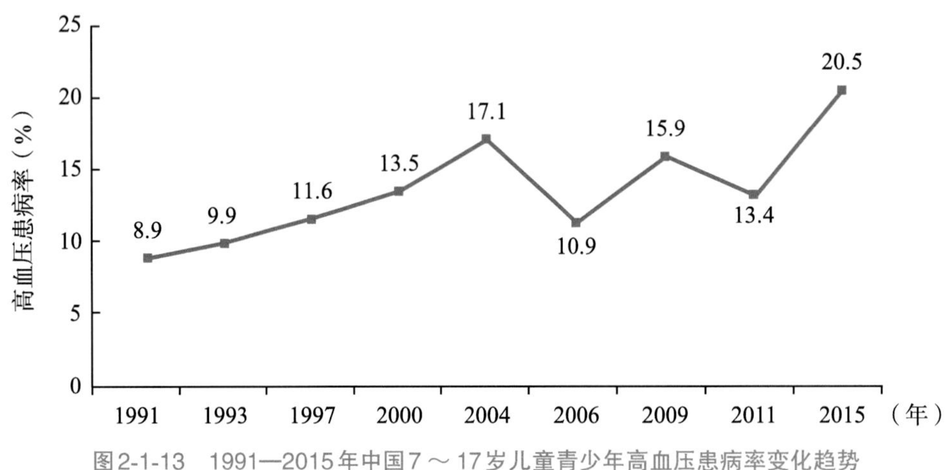

图2-1-13　1991—2015年中国7～17岁儿童青少年高血压患病率变化趋势

2.1.12.3　儿童高血压的影响因素

（1）肥胖

肥胖是儿童原发性高血压最常见的危险因素。1995—2014年全国学生体质与健康调研（n＝943 128，7～17岁，男生占49.7%）数据分析结果显示[13]：超重和肥胖对高血压患病风险的独立贡献（人群归因危险度百分比，PAR%）从1995年的6.3%上升至2014年的19.2%，对收缩期高血压PAR%从1995年的7.4%上升至2014年的26.2%，其增幅是同期对舒张期高血压PAR%增幅的2倍（图2-1-14）。提示超重和肥胖儿童是高血压防治的重点人群。

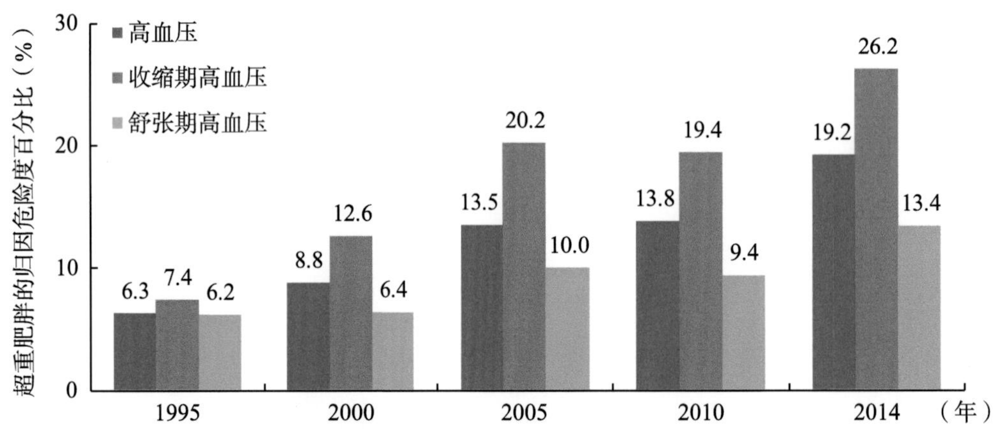

图2-1-14　1995—2014年超重和肥胖儿童高血压人群归因危险度百分比（PAR%）趋势

模型中调整了年龄、性别、身高、地区和经济水平

（2）高尿酸血症

近年来，儿童高尿酸血症的检出率逐渐升高，成为儿童高血压的重要危险因素。对儿童青少年心血管与骨健康促进项目（SCVBH）2年随访队列人群中8807名6～16岁北京地区儿童的尿酸水平与高血压发生率的关联分析显示[14]：基线血尿酸（UA）水平每增加1个标准差（SD），随访2年的高血压发生风险增加17%（OR＝1.17，95%CI：1.09～1.27）。为了进一步分析尿酸水平变化对高血压发生风险的作用，根据基线和随访时点的高尿酸（HUA，UA≥416μmol/L）状态，将随访儿童分为4组：正常组（两个时点UA均正常）、逆转组（基线HUA，但随访时点UA正常）、新发组（基线UA正常，但随访时点HUA）和持续HUA组（2个时点均为HUA），结果发现，与正常组相比，HUA新发组和持续组的高血压发生风险分别增加了32%（OR＝1.32，95%CI：1.09～1.60）和50%（OR＝1.50，95%CI：1.05～2.16），而逆转组的

高血压发生风险没有增加（OR＝0.99，95%CI：0.51～1.90）。

（3）身体素质

良好的身体素质可对心血管系统起到保护作用。对2014年全国学生体质与健康调研（n＝214 301，7～18岁，男生占50.0%）中身体素质和血压数据进行分析，以肺活量、立定跳远、仰卧起坐、坐位体前屈、50米跑和中长距离耐力跑共6个维度反映综合身体素质并进行十分位分组，结果显示[15]：综合身体素质处于最低十分位组（＜P_{10}）的学生高血压患病率最高（10.8%），随着综合身体素质评分的上升，高血压患病风险逐渐下降，P_{20}→≥P_{90}分组学生高血压患病风险（OR）较之最低评分组（＜P_{10}）下降了13%～32%（图2-1-15）。

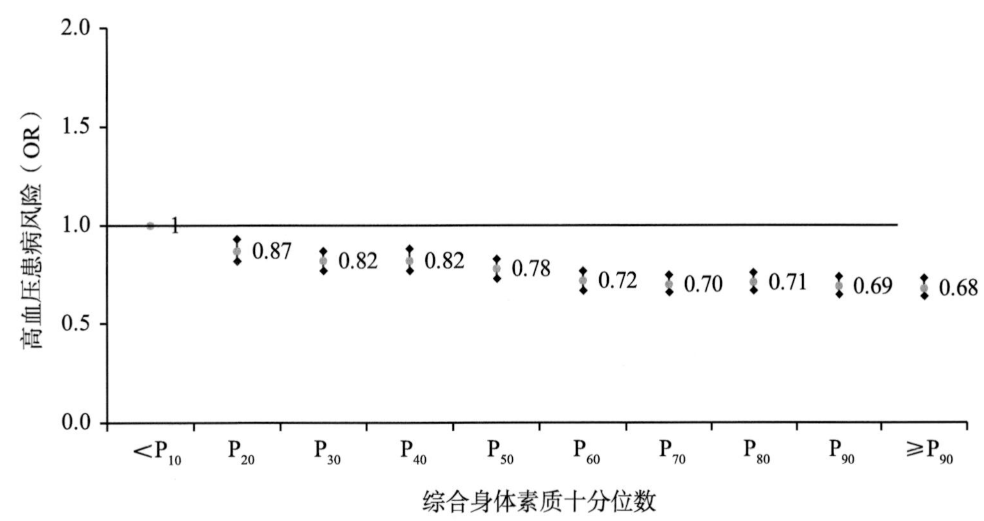

图2-1-15　儿童青少年高血压患病风险（OR）随综合身体素质十分位水平的变化

模型中调整了年龄、性别、地区、社会经济水平和营养状态

（4）环境因素

大气污染物：研究者分析2012—2013年辽宁省7个城市（沈阳、大连、鞍山、抚顺、本溪、辽阳、丹东）9354名5～17岁儿童的血压水平与所在地区2009—2012年环境PM_1和$PM_{2.5}$浓度之间的关联性[16]：在调整混杂因素后，PM_1和$PM_{2.5}$浓度每增加10μg/m^3，儿童高血压患病风险分别增长61%（OR＝1.61，95%CI：1.18～2.18）和55%（OR＝1.55，95%CI：1.11～2.16）。

人工合成化合物：2016—2017年珠江三角洲儿童环境与健康研究对深圳市1044名6～8岁儿童的血压与尿液邻苯二甲酸盐浓度进行关联研究，结果发现[17]：在调整年龄、性别、BMI、CVD家族史、家庭收入、父母文化程度、膳食习惯等因素后，尿液中邻苯二甲酸单甲酯浓度与收缩压-Z值（β＝0.46，95%CI：0.31～0.62）、舒张压-Z值（β＝0.29，95%CI：0.13～0.45）、脉压（β＝3.01，95%CI：1.50～4.51）和平均血压（β＝3.43，95%CI：2.03～4.84）均呈正相关，且浓度每增加1个单位，儿童高血压患病风险增加103%（OR＝2.03，95%CI：1.32～3.12）。

被动吸烟：对全国7个省市（重庆、湖南、广东、辽宁、宁夏、上海和天津）7～18岁（n＝42 745，男生占50.2%）儿童的血压与父母吸烟状况进行调查，结果发现[18]，在调整了混杂因素后，被动吸烟（指父母任一方吸烟）的女童患高血压的风险比无被动吸烟组增加了11%（OR＝1.11，95%CI：1.02～1.20），但男童中上述关联没有统计学意义（OR＝0.93，95%CI：0.86～1.01）。

对上述辽宁省7个城市9354名5～17岁儿童胎儿期被动吸烟暴露史进行回顾调查，结果发现[19]：在调整了年龄、性别、出生体重、出生后喂养方式、BMI等混杂因素后，胎儿期暴露于二手烟组在学龄前患高血压的风险是胎儿期无暴露史组的1.36倍（OR＝1.36，95%CI：1.18～1.57）。

城市绿化：绿化植被可通过对环境污染物的净化吸收降低大气污染物对人体心血管系统的损害。上述辽宁省7个城市的调研进一步对儿童所就读学校的绿化程度与血压进行了关联分析，绿化程度以卫星图像衍生的学校500m直径范围内的平均植被指数（NDVI）和土壤调节植被指数（SAVI）为评价标准，结果发现[20]：在调整了混杂因素后，NDVI和SAVI每增加0.1个单位，儿童高血压患病风险分别下降24%（OR＝0.76，95%CI：0.69～0.82）和37%（OR＝0.63，95%CI：0.55～0.73）。

（5）心理问题

心理与精神压力也是高血压的危险因素。对苏州市初中和高中学生（n＝2018，12～18岁，男生占50.6%）的抑郁状况与血压水平进行关联分析，采用抑郁自评量表评估抑郁状况，结果发现[21]：在调整了年龄、BMI等混杂因素后，抑郁人群的高血压患病风险较非抑郁人群增加43%（OR＝1.43，95%CI：1.02～2.00）。

2.1.12.4 儿童高血压对靶器官的损害

（1）近期损害

CCACH项目采用非同日3个时点高血压筛查策略，对济南（n＝7840）筛检出的333名（6～17岁，男生占71.5%）原发性高血压儿童的靶器官损害情况进行检测评估，结果发现[22]：高血压儿童中存在肾脏、肝脏、心脏、血管等不同程度的亚临床损害。其中，合并超重、肥胖的高血压儿童较正常体重的高血压儿童更容易伴有谷丙转氨酶或谷草转氨酶升高（8.0% vs 5.7%），左心室肥厚（LVMI≥P_{95}）（36.8% vs 8.0%）和颈动脉内膜中层厚度增厚（cIMT≥P_{95}）（48.8% vs 40.0%）的罹患率增加。

（2）远期（成年）损害

北京儿童血压队列研究（BBS）（n＝1222，6～18岁，随访24年，随访率51.6%）发现[23]：与儿童至成年血压持续处于正常水平组相比，儿童至成年血压持续偏高组成年后的尿微量白蛋白和胱抑素C水平平均上升0.324（95%CI：0.077～0.571）mg/L和0.033（95%CI：0.001～0.066）mg/L。同样，汉中青少年血压队列（n＝2780，6～15岁，随访30年，随访率60.1%）研究发现[24]，与儿童至成年血压轨迹持续偏低组相比，儿童至成人SBP和DBP轨迹升高组成年后罹患肾脏亚临床损害的风险增加0.10～2.38倍（图2-1-16）。

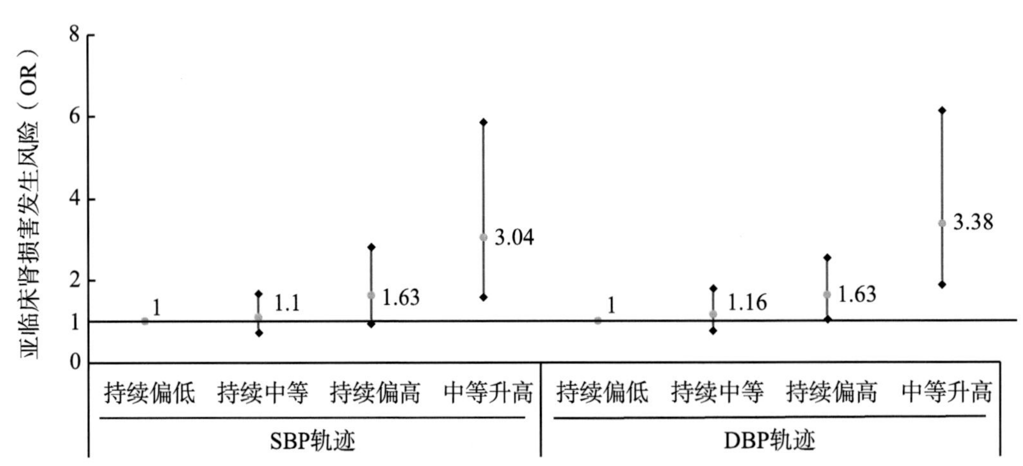

图2-1-16 儿童-成年血压轨迹与亚临床肾损害发生风险

成年后肾脏亚临床损害定义：肾小球滤过率在30～60ml/（min·1.73m^2），或尿微量白蛋白/尿肌酐≥2.5mg/mmol（男性）或≥3.5mg/mmol（女性）；模型中调整了年龄、性别、BMI、心率、腰臀比、高血压、糖尿病、血脂异常、吸烟、饮酒、空腹血糖、血尿酸、TC、TG、LDL-C和HDL-C水平

2.1.12.5 预防

（1）全人群预防策略

在全国5个城市（上海、重庆、广州、济南和哈尔滨）30所小学1～5年级开展的营养与运动干预预

防高血压随机对照研究中，以15所学校为对照组（$n=3333$，年龄9.1岁±1.4岁，男生占50.6%），另外15所学校为干预组（$n=3431$，年龄9.1岁±1.4岁，男生占50.7%），仅对干预组实施以人群为基础的营养促进（包括营养课程、发放营养宣传手册、对学校餐厅进行配餐指导）和运动促进（每日至少20min的中高强度身体活动），结果发现[25]：1年后，与对照组相比，干预组儿童的收缩压下降了0.9mmHg（$\beta=-0.9$，95%CI：-1.5～-0.3），高血压发病率下降了1.8%。

在单纯饮食和运动干预的基础上，强调构建多维度评估个体心血管健康状况的指标（包括：拒绝烟草，健康饮食，充分身体活动，正常BMI，良好的血压、血糖和血脂水平），这对儿童高血压初始预防更有重要意义。2013—2015年CCACH研究（$n=12\,618$，6～18岁）结果显示[26]：目前我国6～18岁青少年达到理想心血管健康的比例只有0.5%，其中4个行为因素（吸烟、BMI、身体活动、膳食模式）均达到理想状态的比例为0.9%，三项生理指标［总胆固醇（TC）、血压（BP）、空腹血糖（FBG）］均达到理想状态水平的比例为44.2%；单一指标中，不吸烟的达标率最高（90.7%），健康膳食的达标率最低（8.7%），因此有必要将综合的健康促进方式和初始预防的理念纳入到我国儿童期高血压全人群防控策略中。

（2）高危人群预防策略

肥胖是儿童高血压最重要的危险因素，肥胖儿童是重点防控的高危人群。对北京10所学校招募的438名7～12岁超重、肥胖儿童（男生占36.1%）进行非随机干预对照研究，结果显示[27]：与无任何干预措施的对照组比较，综合干预组（“快乐10分钟”运动+膳食干预）SBP下降了4.4mmHg（95%CI：0.3～8.4），DBP下降了5.5mmHg（95%CI：2.2～8.8），而单纯运动干预组或单纯膳食干预组的血压变化没有统计学差异。

参考文献

［1］中国高血压防治指南修订委员会. 中国高血压防治指南（2018年修订版）［J］. 中国心血管杂志，2019，24（1）：24-56.

［2］范晖，闫银坤，米杰. 中国3～17岁儿童性别、年龄别和身高别血压参照标准［J］. 中华高血压杂志，2017，25（5）：428-435.

［3］范晖，闫银坤，米杰. 中国3～17岁儿童血压简化标准的研制［J］. 中华高血压杂志，2017，25（5）：436-440.

［4］Dong J，Dong HB，Yan YK，et al. Prevalence of hypertension and hypertension phenotypes after three visits in Chinese urban children［J］. J Hypertens，2021. DOI：10.1097/HJH.0000000000002977.

［5］米杰，王天有，孟玲慧，等. 中国儿童青少年血压参照标准的研究制定［J］. 中国循证儿科杂志，2010，5（1）：4-14.

［6］National High Blood Pressure Education Program Working Group on High Blood Pressure in Children and Adolescents. The fourth report on the diagnosis，evaluation，and treatment of high blood pressure in children and adolescents［J］. Pediatrics，2004，114（2 Suppl 4th Report）：555-576.

［7］Flynn JT，Kaelber DC，Baker-Smith CM，et al. Clinical practice guideline for screening and management of high blood pressure in children and adolescents［J］. Pediatrics，2017，140（3）：e20171904. DOI：10.1542/peds.2017-1904.

［8］李丹，李晓惠，石琳，等. 住院儿童高血压232例病因构成与临床分析［J］. 中华实用儿科临床杂志，2019，34（13）：993-996.

［9］张仪，齐建光. 肖慧捷，等. 275例住院儿童高血压的病因及临床分析［J］. 中国医刊，2014，49（12）：45-47.

［10］张德磊，翟淑波，王晶华，等. 203例高血压患儿的临床分析［J］. 中国实验诊断学，2013，12：2238-2240.

［11］Dong B，Ma J，Wang HJ，et al. The association of overweight and obesity with blood pressure among Chinese children and adolescents［J］. Biomed Environ Sci，2013，26（6）：437-444.

［12］马淑婧，羊柳，赵敏，等. 1991—2015年中国儿童青少年血压水平及高血压检出率的变化趋势［J］. 中华流行病学杂志，2020，41（2）：178-183.

［13］Dong YH，Ma J，Song Y，et al. Secular trends in blood pressure and overweight and obesity in Chinese boys and girls aged 7 to 17 years from 1995 to 2014［J］. Hypertension，2018，72（2）：298-305.

［14］叶佩玉，赵小元，闫银坤，等. 儿童高尿酸血症与心血管代谢异常发生风险［J］. 中华流行病学杂志，2021，42（3）：433-439.

［15］Dong YH，Jan C，Zou ZY，et al. Comprehensive physical fitness and high blood pressure in children and adolescents：A national cross-sectional survey in China [J]. J Sci Med Sport, 2020, 23(9): 800-806.

[16] Wu QZ, Li SS, Yang BY, et al. Ambient airborne particulates of diameter ≤1μm, a leading contributor to the association between ambient airborne particulates of diameter ≤2.5μm and children's blood pressure[J]. Hypertension, 2020, 75(2): 347-355.

[17] Yao Y, Chen DY, Yin JW, et al. Phthalate exposure linked to high blood pressure in Chinese children [J]. Environ Int, 2020, 143: 105958. DOI: 10.1016/j.envint.2020.105958.

[18] Zhang Z, Ma J, Wang ZH, et al. Parental smoking and blood pressure in children and adolescents: a national cross-sectional study in China [J]. BMC Pediatr, 2019, 19(1): 116. DOI: 10.1186/s12887-019-1505-8.

[19] Zhang HS, Yu LJ, Wang Q, et al. In utero and postnatal exposure to environmental tobacco smoke, blood pressure, and hypertension in children: the seven northeastern cities study [J]. Int J Environ Health Res, 2020, 30(6): 618-629.

[20] Xiao X, Yang BY, Hu LW, et al. Greenness around schools associated with lower risk of hypertension among children: Findings from the seven northeastern cities study in China [J]. Environ Pollut, 2020, 256: 113422. DOI: 10.1016/j.envpol.2019.113422.

[21] 褚光萍，王瑛，沈蕙，等. 苏州市中学生抑郁与血压的关联分析 [J]. 预防医学，2020，322(06)：74-77.

[22] Yang L, Yang LL, Zhang YY, et al. Prevalence of target organ damage in Chinese hypertensive children and adolescents[J]. Front Pediatr, 2018, 6: 333. DOI: 10.3389/fped.2018.00333.

[23] 闫银坤，侯冬青，刘军廷，等. 儿童期至成年期的血压变化对成年期肾脏早期损害影响的队列研究 [J]. 中华预防医学杂志，2018，52(11)：1140-1145.

[24] Zheng WL, Mu JJ, Chu C, et al. Association of blood pressure trajectories in early life with subclinical renal damage in middle age [J]. J Am Soc Nephrol, 2018, 29(12): 2835-2846.

[25] Xu HQ, Li YP, Shang XW, et al. Effect of comprehensive interventions including nutrition education and physical activity on high blood pressure among children: evidence from school-based cluster randomized control trial in China [J]. Int J Environ Res Public Health, 2020, 17(23): 8944. DOI: 10.3390/ijerph17238944.

[26] Yan YK, Liu JT, Zhao XY, et al. Cardiovascular health in urban Chinese children and adolescents[J]. Ann Med, 2019, 51(1): 88-96.

[27] Wang JJ, Lau W, Wang HJ, et al. Evaluation of a comprehensive intervention with a behavioral modification strategy for childhood obesity prevention: a nonrandomized cluster controlled trial [J]. BMC Public Health, 2015, 15: 1206. DOI: 10.1186/s12889-015-2535-2.

2.2 血脂异常

2.2.1 血脂异常的流行病学

2.2.1.1 血脂水平

（1）成人

2015年中国成人营养与慢性病监测（CANCDS）项目（n＝179 728）调查结果显示，中国≥18岁居民总胆固醇（TC）、低密度脂蛋白胆固醇（LDL-C）、非高密度脂蛋白胆固醇（非HDL-C）、甘油三酯（TG）水平均较2002年升高（图2-2-1）[1]。非传染性疾病危险因素协作组汇集了全球1127项人群研究数据，测定了1.026亿名18岁及以上人群的血脂，对1980—2018年200个国家的平均TC、非HDL-C和HDL-C水平的趋势进行评估和分析。结果显示，东亚国家（如中国）和东南亚国家的平均非HDL-C水平增幅最大，年龄标准化的平均非HDL-C水平每10年增加0.23mmol/L；在此趋势下，中国在1980年是平均非HDL-C水平全球最低的国家之一，到2018年则达到或超过了许多高收入西方国家的非HDL-C水平，为4mmol/L左右[2]。

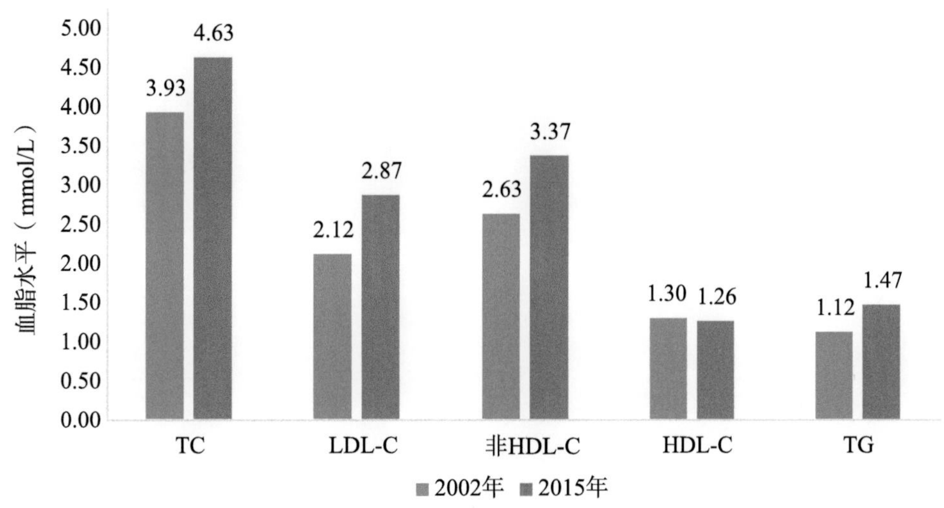

图2-2-1　中国≥18岁成人血脂水平13年变化

（2）儿童与青少年

北京儿童青少年代谢综合征（BCAMS）研究分别于2004年和2014年纳入6～18岁北京市儿童青少年1660名和1649名，结果显示，2014年儿童青少年TC、LDL-C、非HDL-C和TG水平与10年前相比均有所升高（均$P<0.001$）（图2-2-2）[3]。

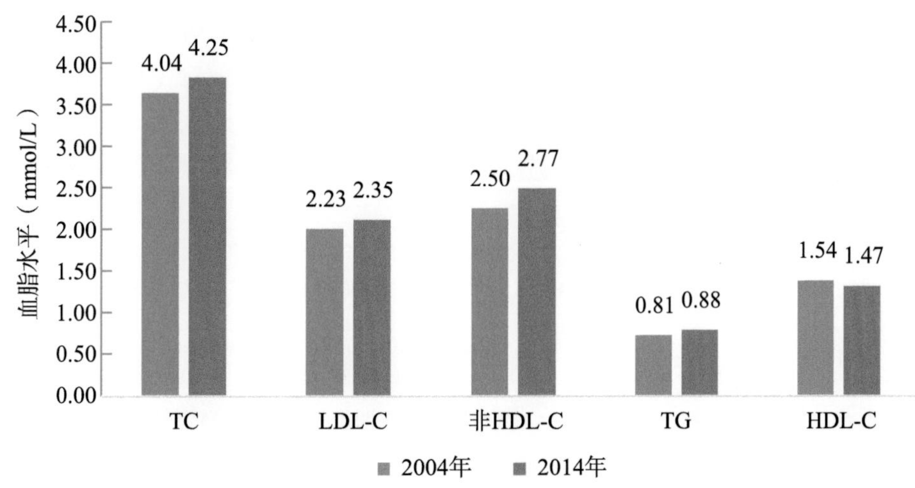

图2-2-2　北京市6～18岁儿童青少年血脂水平10年变化

2.2.1.2　患病率

（1）成人

2002年中国健康与营养调查（CHNS）[4]、2010年中国慢性肾病工作组调查（CNSCKD）[5]、2011年CHNS[6]及2012年中国居民营养与慢性病状况调查[7]4项大型流行病学调查研究显示，中国≥18岁人群血脂异常（定义为存在任一类型的血脂异常，包括TC≥6.22mmol/L、LDL-C≥4.14mmol/L、HDL-C＜1.04mmol/L、TG≥2.26mmol/L）的总体患病率大幅上升，由2002年的18.6%上升为2012年的40.4%（图2-2-3）。

2012—2015年中国高血压调查（CHS）结果显示，中国≥35岁居民（$n=29\,678$，平均年龄52岁，农村居民占65.4%，男性占50.4%）血脂异常总体患病率为34.7%，城乡之间（35.7% vs 34.1%，$P=0.691$）以及东、中、西部地区之间（33.8%、34.8%、35.8%，$P=0.905$）均无明显差异[8]。2014年中国脑卒中

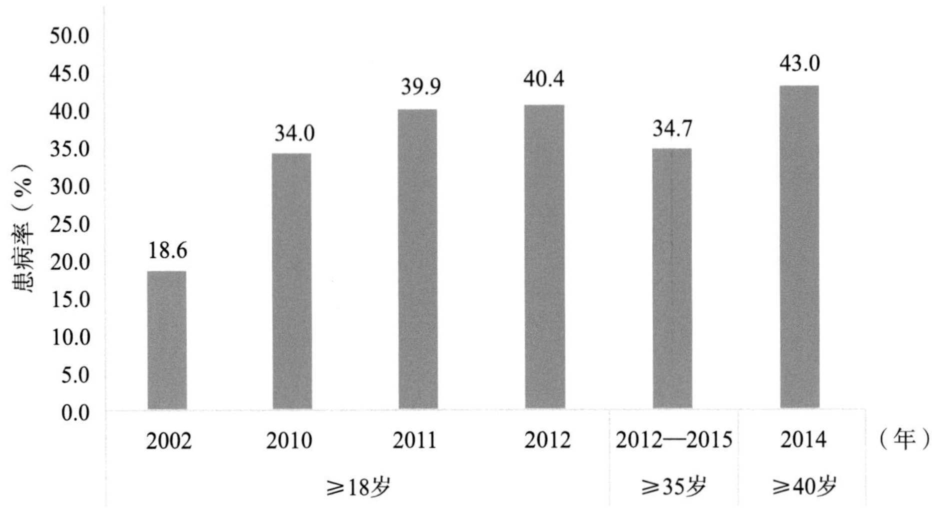

图2-2-3　2002—2015年中国成人血脂异常总体患病率

筛查与预防项目（CNSSPP）结果显示[9]，中国≥40岁居民（n＝136 945，平均年龄55岁，农村居民占53.1%，男性占51.5%）年龄与性别标化的血脂异常总体患病率为43.0%，城乡之间无明显差异（43.2% vs 43.3%，$P>0.05$）。

2013—2014年第四次中国慢性病与危险因素监测（CCDRFS）项目[10]与2015年CANCDS项目[1]数据显示，中国居民血脂异常主要类型是低HDL-C血症和高TG血症（图2-2-4）。然而，值得注意的是，CCDRFS[10]和CNSSPP项目[9]中边缘升高型血脂异常（5.2≤TC＜6.2mmol/L、3.4≤LDL-C＜4.1mmol/L、1.7≤TG＜2.3mmol/L）患病率均较高，尤以边缘升高型高胆固醇血症为著，见图2-2-5。

CCDRFS研究显示，高TC血症和高LDL-C血症患病率在60～69岁达高峰、分别为10.7%和12.3%，低HDL-C血症患病率在30～39岁达高峰（22.2%），高TG血症患病率在50～59岁达高峰，为17.2%（图2-2-6）[10]。

CNSSPP研究显示[9]，TC、LDL-C和非HDL-C升高患病率农村高于城市（11.8% vs 10.9%，8.3% vs 7.8%，10.9% vs 10.0%，均$P<0.001$），而低HDL-C血症患病率城市高于农村（20.8% vs 19.2%，$P<0.001$），TG升高患病率城乡之间无差异（22.5% vs 22.4%，$P>0.05$）（图2-2-7）。

CHS研究显示[8]，我国≥35岁居民的高TC、高LDL-C血症患病率女性高于男性，而低HDL-C、高TG血症患病率男性高于女性（图2-2-8A）。CNSSPP研究不同血脂异常患病率的性别差异与CHS研究类似，不同之处是高TG血症患病率在农村女性略高于农村男性（图2-2-8B）。

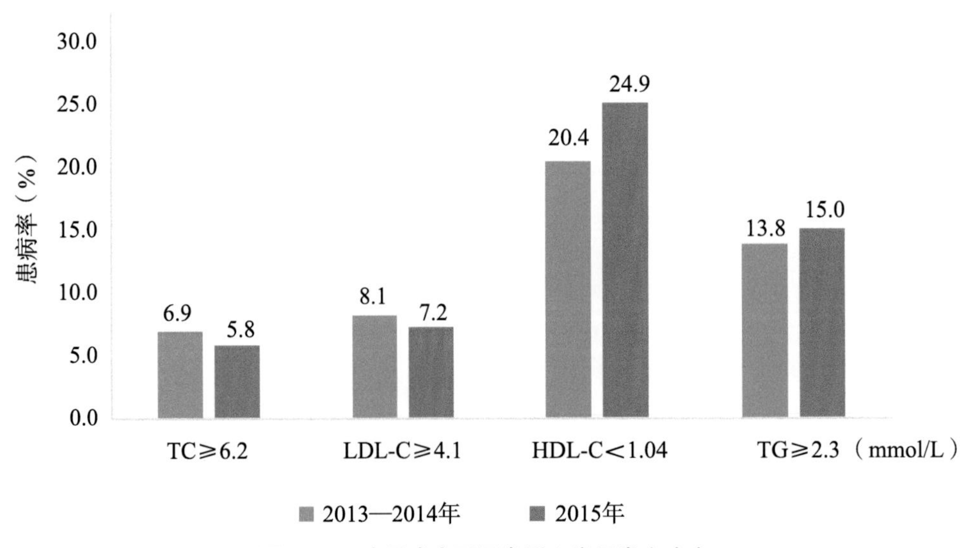

图2-2-4　中国成人不同类型血脂异常患病率

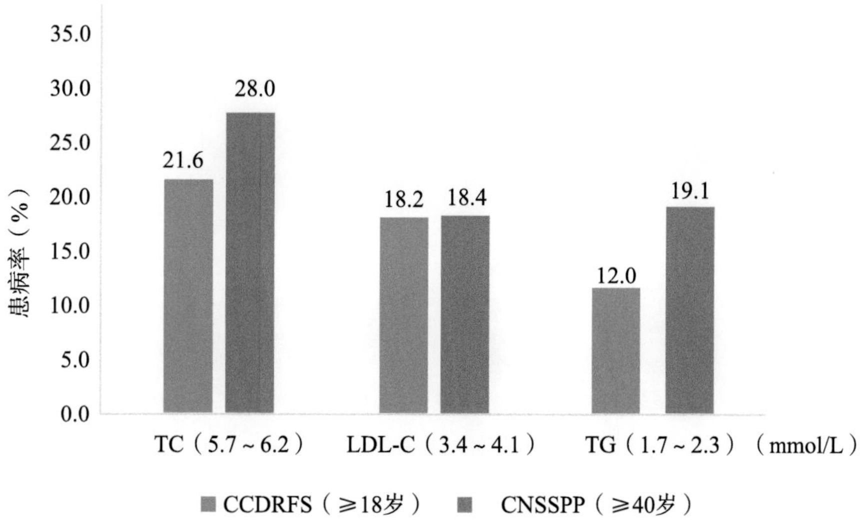

图2-2-5 中国成人边缘升高型血脂异常患病率

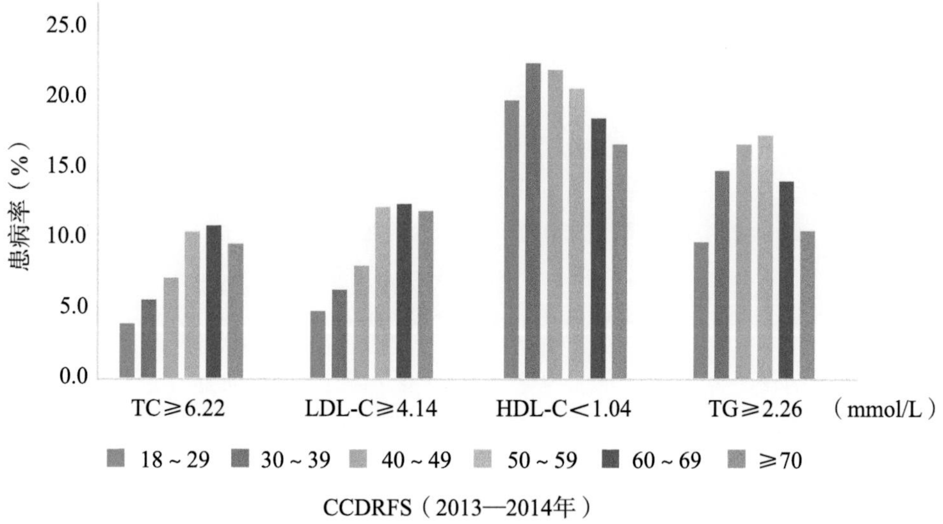

图2-2-6 中国不同类型血脂异常患病率的年龄分布

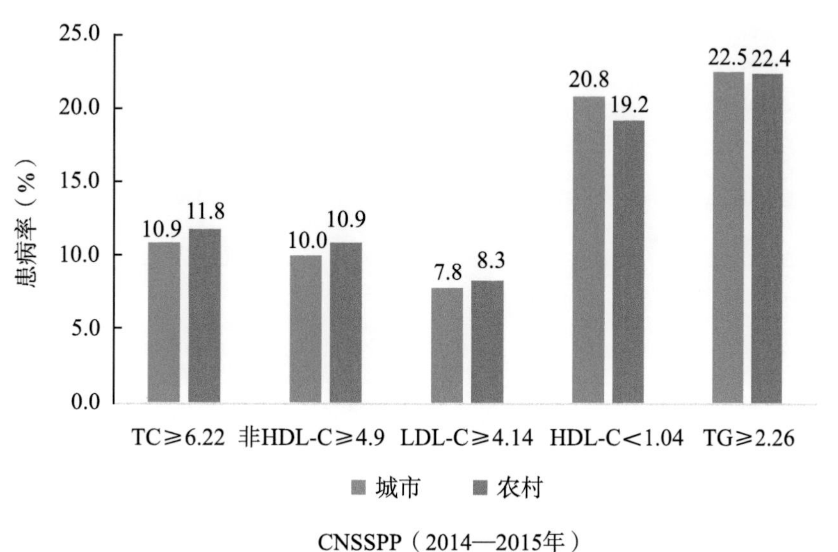

图2-2-7 中国不同类型血脂异常患病率的城乡差异

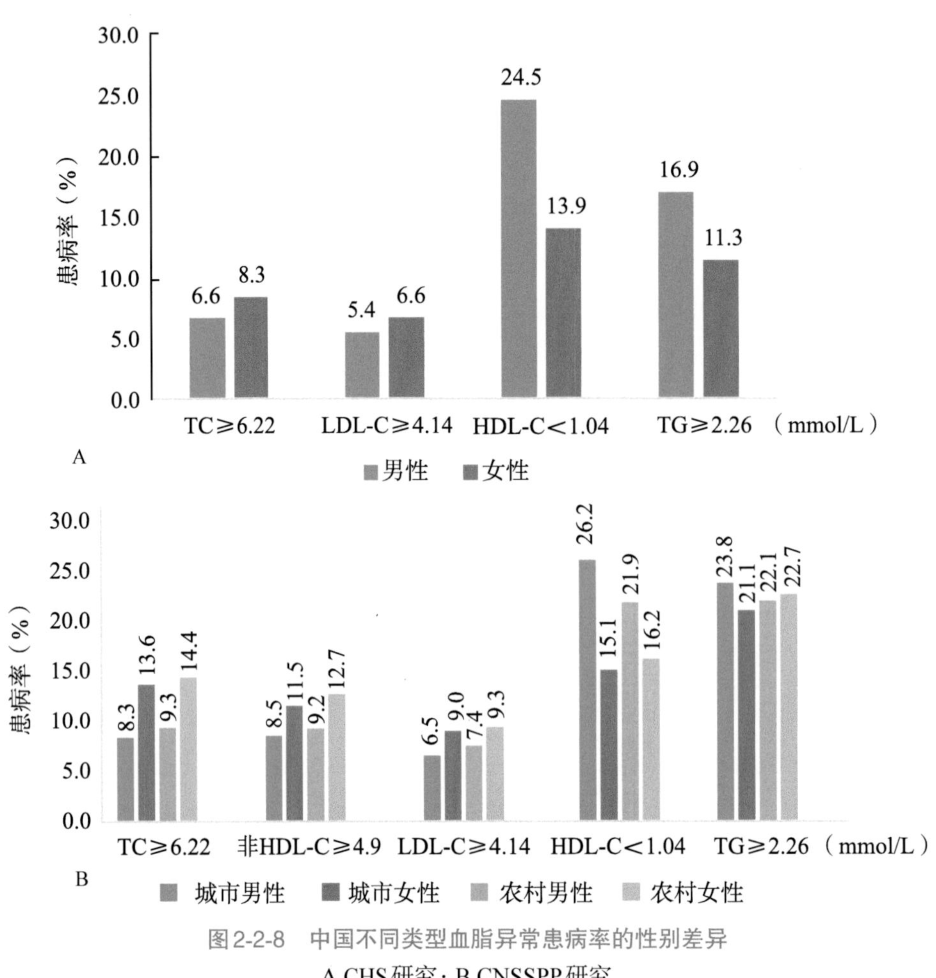

图2-2-8　中国不同类型血脂异常患病率的性别差异

A.CHS研究；B.CNSSPP研究

两项地区性流行病学调查研究显示：东北地区（≥40岁）除了高TC血症外，其他类型的血脂异常患病率均低于全国调查性数据；内蒙古地区（≥35岁）除了高TG血症外，其他类型的血脂异常患病率均低于全国性调查数据（表2-2-1）。

表2-2-1　东北和内蒙古地区血脂异常患病率与全国性调查数据的比较

地区	调查年限	年龄	例数	患病率（%）				
				血脂异常	高TC	高LDL-C	低HDL-C	高TG
东北[11]	2017—2019	≥40	18 796	34%	14.2%	5.7%	11.4%	17.7%
全国（CNSSPP）[9]	2014	≥40	136 945	43%	11.3%	8.1%	19.9%	22.4%
内蒙古[12]	2015—2017	≥35	65 128	31.2%	4.3%	2.4%	17.4%	14.7%
全国（CHS）[8]	2012—2015	≥35	29 678	34.7%	7.5%	6.0%	19.2%	14.1%

（2）儿童青少年

以学校为基础的多中心肥胖干预计划于2012—2013年对全国7个省、自治区、直辖市93所中小学6～17岁儿童青少年（n＝16 434，男生占51.1%）进行调查研究，采用2009年中国儿童青少年血脂异常防治专家共识中推荐的儿童血脂异常切点做为判定标准，即TC≥5.18mmol/L、LDL-C≥3.37mmol/L、HDL-C≤1.04mmol/L和TG≥1.7mmol/L，不同类型血脂异常检出率见图2-2-9[13]。2017年北京市儿童青少年心血管与骨健康促进项目通过分层整群抽样调查了14 395名6～16岁少年儿童，亦采用前述血脂异常切点，发现血脂异常的总体检出率为20.3%[14]。

不同地区儿童高TC、高LDL-C、低HDL-C和高TG血症的检出率存在差异。2014年中国学生健康调查研究通过分层整群抽样调查了宁夏地区1783名10～18岁青春期青少年，上述血脂异常的检出率分别为1.3%，0.4%，37.4%和16.4%[15]；而2017年北京市儿童青少年心血管与骨健康促进项目则分别为5.0%、3.7%、13.3%、3.5%，高非HDL-C检出率为4.2%[14]。

含糖饮料≥1次/周、静坐时间>10h/d、超重和肥胖是儿童青少年血脂异常的主要危险因素[13]。进一步分析显示，无论城市或是农村，独生子女的高胆固醇血症患病率均高于非独生子女（高TC：5.48% vs 4.43%；高LDL-C：3.97% vs 2.96%，均$P<0.01$）；校正其他因素后，独生子女与高LDL-C血症风险仍独立相关[16]。

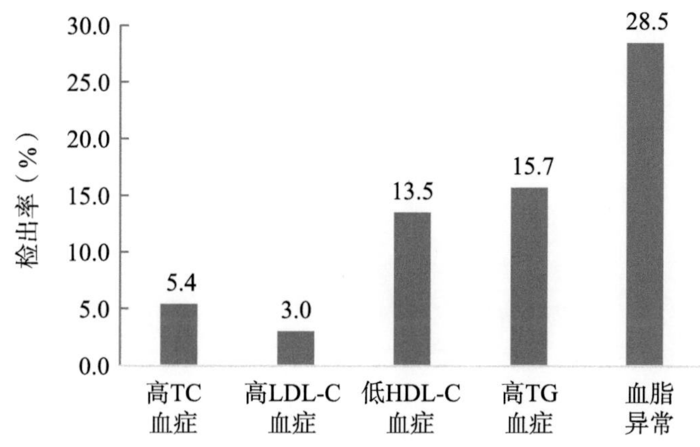

图2-2-9　中国6～17岁儿童青少年血脂异常检出率

2.2.1.3　血脂异常知晓率、治疗率、控制率（达标率）

（1）普通人群

2012—2015年CHS调查显示，中国≥35岁成人对血脂异常的知晓率、治疗率和控制率分别为16.1%、7.8%和4.0%[8]。

（2）高胆固醇血症人群

2007—2008年中国糖尿病和代谢异常研究（CNDMDS）[17]（$n=46\,239$，≥20岁）针对血脂异常类型为高胆固醇血症的人群进行了调查，包括血脂检测显示总胆固醇升高（TC≥6.22mmol/L）或边缘升高（5.18mmol/L≤TC<6.21mmol/L）或自报正在服用降胆固醇药物的成人，结果显示，高胆固醇血症人群血脂异常的知晓率、治疗率和控制率均较低，农村显著低于城市（图2-2-10）、女性显著低于男性（图2-2-11）。

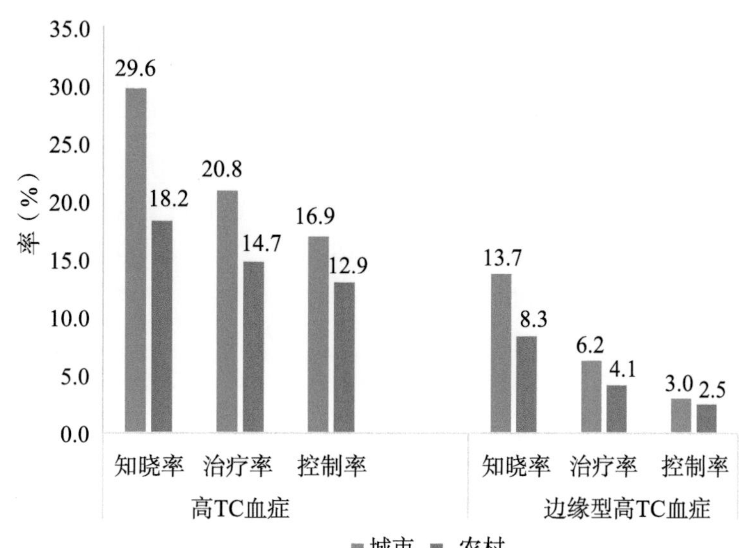

图2-2-10　中国高胆固醇血症成人血脂异常知晓率、治疗率和控制率的城乡差异

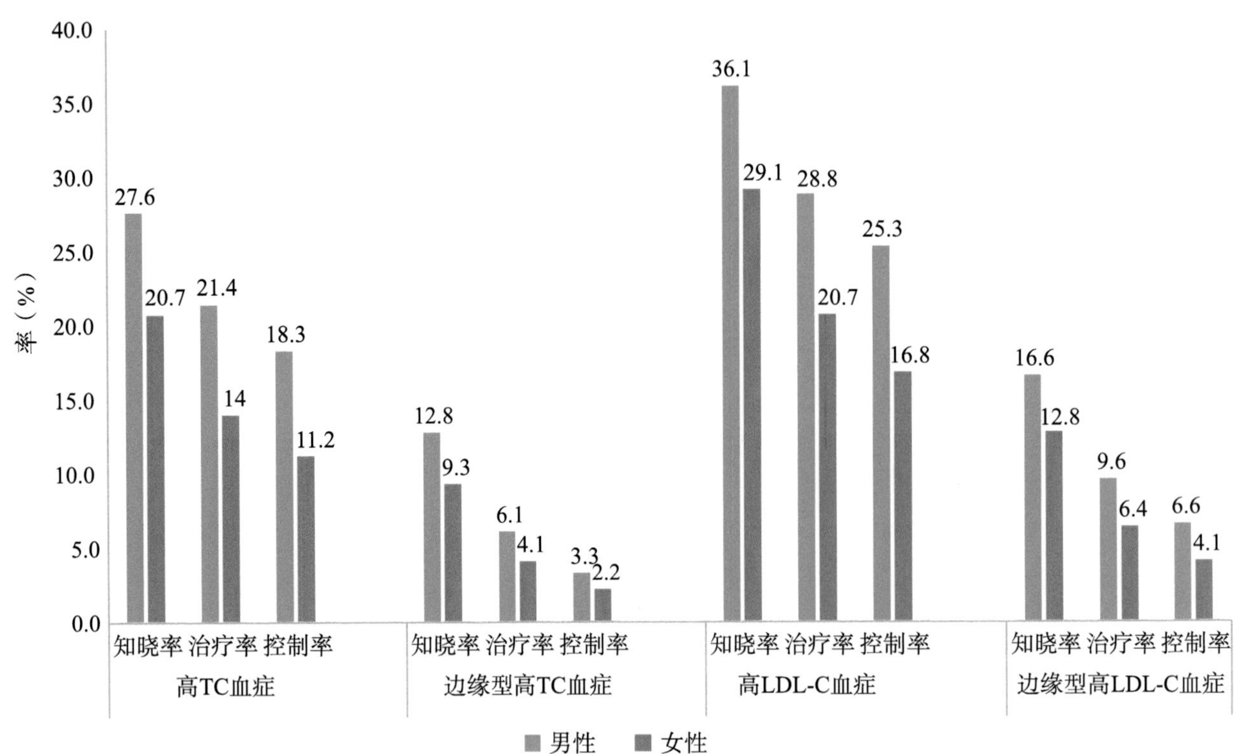

图2-2-11　中国高胆固醇血症成人血脂异常知晓率、治疗率和控制率的性别差异

（3）ASCVD高危/极高危人群

按照《中国成人血脂异常防治指南（2016年修订版）》10年ASCVD危险评估流程，对第四次CCDRFS项目调查人群（n＝163 641，≥18岁）进行危险分层，结果显示，高危人群15 382例（占总人群9.4%），LDL-C未达标率高达74.5%（LDL-C＜2.6mmol/L为达标），而未达标者LDL-C治疗率仅5.5%；极高危人群2945例（占总人群1.8%），LDL-C未达标率高达93.2%（LDL-C＜1.8mmol/L为达标），而未达标者LDL-C治疗率仅14.5%；农村高危、极高危居民未达标者的治疗率更低，分别仅为4.6%和11.5%[10]。对血脂异常国际研究-中国（DYSIS-China）研究人群（n＝25 317，≥45岁，调脂药物治疗至少3个月）进行危险分层，结果显示，ASCVD高危、极高危人群的LDL-C治疗达标率分别为44.1%和26.9%[18]。

2014年11月～2017年6月，中国心血管病医疗质量改善（CCC）项目在全国150家三级医院入选因ACS住院的患者80 232例，其中既往有明确心肌梗死病史或冠状动脉血管重建术、此次再发ACS的患者6523例，结果显示：再发ACS患者入院时的他汀治疗率为50.8%，LDL-C达标率为36.1%（LDL-C＜1.8mmol/L）；其中≥75岁的再发ACS患者入院时他汀治疗率更低，仅为33.9%，达标率也更低，仅为24.7%（LDL-C＜1.8mmol/L）[19,20]。CCC项目继续纳入至2019年7月住院的所有ACS患者共计104 516例，采用中华医学会心血管病学分会（CSC）《超高危ASCVD患者血脂管理中国专家共识》标准进行分析，结果显示，其中78 527例（75.1%）ACS患者为超高危ASCVD，入院时LDL-C达标率仅为6.6%（LDL-C＜1.4mmol/L）；对收集了出院处方信息的40 875例患者进行分析显示，95.1%的患者出院时为他汀单药治疗[21]。

一项全国多中心横断面调查于2013年7～8月连续纳入既往6～12个月被确诊为缺血性脑卒中的患者3956例，虽然降脂治疗率可达79.6%（其中他汀使用率97.6%），然而LDL-C达标率仍很低，仅为27.4%[22]。

中国ASCVD二级预防人群降脂药物治疗率和LDL-C达标率见图2-2-12。

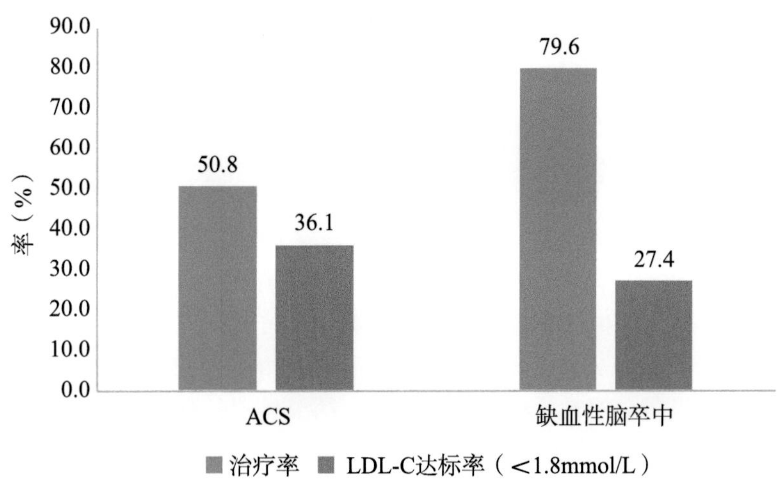

图2-2-12　中国ASCVD二级预防人群降脂药物治疗率和LDL-C达标率

2.2.2　血脂异常的危险因素

非遗传性原发性血脂异常的主要危险因素是不当膳食、静坐少动、吸烟、饮酒等不良生活方式以及与之相关的超重、肥胖、糖代谢异常、营养失衡等。新近一项前瞻性队列研究纳入了上海市1008名妊娠10～15周女性，随访至分娩，观察膳食结构对妊娠期间血脂水平的影响，结果显示，以鱼虾类海产品为主的饮食模式可升高胆固醇水平，以块茎类水果蔬菜为主的饮食模式可降低胆固醇水平[23]。

近年我国多项研究发现环境因素与血脂异常的发生有明显的相关性。双酚A（BPA）是一种广泛用于制造食品饮料容器内衬的环氧树脂和聚碳酸酯塑料，一项前瞻性队列研究显示其在人体的暴露量增加血脂异常风险，该研究纳入1872名≥40岁参与者，2009年基线检查时均无血脂异常，随访4年，结果显示，尿BPA浓度加倍与LDL-C升高、HDL-C降低显著相关，与尿BPA浓度保持低水平者相比，基线和随访时尿BPA均升高者LDL-C和TG水平分别增加了2.94%和6.12%，高LDL-C血症的患病风险增加了93%[24]。2011年和2015年对实施清洁空气行动前后的5111名中国成人进行了两次全国性调查，评估$PM_{2.5}$长期暴露对血脂水平的影响，结果显示，$PM_{2.5}$每降低10μg/m^3，LDL-C和TC水平分别降低2.71mg/dl和4.16mg/dl，而HDL-C和TG水平无显著变化；$PM_{2.5}$是LDL-C升高的重要危险因素，校正后的相对危险度为1.21，二者之间的关联在老年人或未服用药物的成年人中更强[25]。2015—2017年河南农村队列研究纳入了39 057名18～79岁参与者，利用时空模型估算空气污染物的平均暴露量，Logistic回归和线性回归模型分析显示，$PM_{2.5}$的3年平均暴露量每增加1μg/m^3，高胆固醇血症、高β脂蛋白血症和低α脂蛋白血症的患病风险分别增加5.7%、4.0%和3.8%[26]；$PM_{1.0}$的3年平均暴露量每增加1μg/m^3，高胆固醇血症、高β脂蛋白血症和低α脂蛋白血症的患病风险分别增加6%、3%和5%[27]。2013年一项全国性调查纳入了12 814名7～18岁少年儿童，采用基于卫星的时空模型估测2011—2013年空气污染物平均浓度，结果显示：$PM_{1.0}$、$PM_{2.5}$和NO_2每增加10μg/m^3，少年儿童发生高胆固醇血症的风险OR值分别为2.15、1.70和1.43[28]。

2.2.3　血脂异常的心血管病危害

GBD 2017对中国人群高LDL-C所致死亡及伤残调整寿命年（DALY）的归因分析显示：高LDL-C归因死亡人数中81.76%死因为IHD，18.24%死因为缺血性脑卒中（IS）；高LDL-C对IHD死亡的人群归因分值（PAF）为40.30%，对IS死亡的PAF为18.49%；高LDL-C归因死亡率为61.08/10万，男性标化归因死亡率高于女性；高LDL-C造成的DALY为1816.21万人年，其中归因IHD的DALY为1394.15万人年，占76.76%；DALY率为1285.83/10万[29]。开滦前瞻性队列研究（n＝51 407，年龄52.70岁±11.92岁）平均随访6.84年，结果显示：LDL-C升高（≥3.4mmol/L）的累积暴露时间及多次测定的LDL-C累积暴露值均显著增加AMI的新发风险，提示LDL-C的心血管危害呈“累积暴露”效应，独立于单次LDL-C测量值[30]。开滦前瞻性研究进一步对2006—2007年队列（n＝100 070，年龄51.9岁±12.7岁，男性79.9%）HDL-C水平与全因死亡率之间的关系进行分析，平均随访8.76年，结果显示，年龄和HDL-C水平之间存在显著的交互作用（交互作用P＜0.001），＜65岁人群的HDL-C水平与全因死亡率呈U形关系，与参考水平60～69mg/dl相比，HDL-C≥80mg/dl组总死亡风险增加27%，而对于≥65岁人群，HDL-C水平与总死亡率之间没有显著相关性[31]。

多项研究发现某些血脂参数比值异常的心血管危害性。一项前瞻性队列研究纳入了2009年基线体检时颈动脉内膜中层厚度（cIMT）正常且无冠心病、脑卒中、癌症的20～80岁成人13 681名，经过37 999人年的随访，结果显示，尽管TC和（或）TG正常，LDL-C/HDL-C比值＞2.47者出现cIMT增厚或颈动脉斑块的风险显著增加32%～54%（P＜0.001）[32]。开滦前瞻性研究对2006—2007年队列以TG/HDL-C比值中位数（0.853 3）为界值进行分组，中位随访9.75年，结果显示，TG/HDL-C比值与主要心血管事件之间呈线性相关，与TG/HDL-C≤0.8533组相比，高TG/HDL-C比值组的总体心血管事件风险增加19%，脑卒中风险增加11%，心肌梗死风险增加50%[33]。PRC-USA中美合作前瞻性队列研究包括四个中国人群共9368名受试者，随访20年，以最低TG/HDL-C三分位数为参考，中等和最高三分位数TG/HDL-C组人群的ASCVD风险分别增加13%和36%（P＝0.002 8），缺血性脑卒中风险分别增加19%和47%（P＝0.001 6），但没有发现与冠心病事件风险的关联性[34]。

脂蛋白颗粒亚型对心血管的危害也被多项研究证实。一项队列研究纳入了4148例稳定性冠心病（SCAD）患者，最长随访8.5年，结果显示，sdLDL-C处于四分位水平最高分位者主要不良心血管事件（MACE）发生率显著高于最低分位者，其中sdLDL-C处于最高分位且合并糖尿病的患者MACE风险最高[35]。另一项研究对来自中国多省队列研究的808例患者前瞻性随访5年发现，基线sdLDL-C水平是颈动脉粥样硬化斑块进展的独立预测因子，且对中低风险人群的预测价值更大[36]。一项多中心前瞻性冠心病队列研究纳入了5143例SCAD患者，随访6.1年，结果显示，Lp（a）水平是中国SCAD患者再发MACE的独立预测因子，而且对伴有糖代谢异常的SCAD患者预测价值更高[37]。中国上海一项社区前瞻性队列研究于2010年纳入了8500名≥40岁且既往无脑卒中的参与者，平均随访5.1年，结果显示，血清Lp（a）水平三分位数与脑卒中发病风险显著相关（P＜0.05），与Lp（a）水平处于最低三分位数的个体相比，Lp（a）水平处于最高三分位数者发生脑卒中的风险增加34%[38]。

然而，血脂水平是否越低越好仍存在争议。CKB研究纳入了中国10个地区的512 891名成人，对其中基线时无CVD的489 762名成人（平均年龄51岁，女性59%）中位随访9年，共记录到32 869例IS事件和8270例脑出血（ICH）事件；在基线时无脑血管疾病、冠心病、癌症且无降脂、抗凝或抗血小板治疗史的受试者中，选取5475例IS患者、4776例ICH患者、6290名健康对照进行脑卒中事件的巢式病例对照研究，结果显示：LDL-C水平与IS呈强烈正相关，与ICH呈强烈负相关（LDL-C每降低1mmol/L，IS相对风险降低15%，ICH相对风险增加16%），上述相关性进一步被孟德尔随机分析所验证（遗传风险评分相关的LDL-C水平每降低1mmol/L，IS相对风险降低25%，ICH相对风险增加13%）；HDL-C水平与IS风险呈负相关（LDL-C和HDL-C与IS的关联相互独立），与ICH无关；TG水平与IS风险呈较弱的正相关，与ICH呈负相关[39]。CCC项目于2014—2019年在240家医院登记了42 378例接受PCI治疗的ACS患者，共记录1170例PCI术后院内事件（大出血615例、缺血事件218例、死亡337例），经调整基线变量后发现，LDL-C水平较低时大出血风险较高，二者存在非线性关联；多变量调整后的逻辑回归模型和倾向评分匹配的队列分析显示，LDL-C＜70mg/dl与大出血风险增加相关（HR＝1.49，95%CI：1.21～1.84）；接受替格瑞洛治疗者，LDL-C增加出血风险的阈值为＜88mg/dl，而接受氯吡格雷治疗者，LDL-C增加出血风险的阈值为＜54mg/dl[40]。由于可能存在混淆因素，该结果仍需要进一步研究。CHARLS研究纳入10 510名中老年受试者（男性占47.4%），随访4年，分析LDL-C水平与总死亡风险的关系，结果显示，与LDL-C水平的第一个五分位（Q1）相比，LDL-C水平处于Q2～Q5的男性总死亡风险降低，其中Q4风险最低，RR为0.605；当以LDL-C水平的第20个百分位（84mg/dl）为参考时，LDL-C＜84mg/dl者4年总死亡风险高于LDL-C≥84mg/dl者（P＜0.01）；对于女性，LDL-C水平与4年全因死亡风险未显示统计学意义[41]。中国心血管代谢疾病与癌症队列（4C）研究（n＝137 884，平均随访3.8年）显示，低水平LDL-C

（＜2.6mmol/L）与新发癌症风险增加有关[42]，但二者相关性具体如何仍需进一步研究。CHNS研究纳入了2009年、2015年两次认知功能评分（记忆状态）数据完整且未服用降脂药的受试者（n＝2448，年龄55～94岁），分析血脂水平四分位数（Q1～Q4）与认知功能变化的关系，调整混杂因素后显示，TG水平Q4和载脂蛋白B水平Q2、Q3者与男性认知损害风险降低相关，而HDL-C水平Q4者与女性认知损害风险降低相关[43]。

2.2.4　血脂异常的干预措施及意义、指南建议

国际多中心临床试验BERSON研究的预设中国亚组（n＝453）分析显示，新型降脂药前蛋白转化酶枯草溶菌素9（PCSK9）抑制剂依洛尤单抗对中国糖尿病患者LDL-C降幅可达85%，且总体安全性良好[44]。ODYSSEY EAST研究中国亚组（n＝456）结果显示，对于已接受最大耐受剂量他汀治疗LDL-C不达标的患者，联合新型降脂药PCSK9抑制剂阿利西尤单抗的达标率显著高于联合依折麦布（LDL-C＜1.8mmol/L：85.3% vs 42.2%），两种方案的总体安全性均良好[45]。2019年《中国胆固醇教育计划调脂治疗降低心血管事件专家建议》与2020年《超高危动脉粥样硬化性心血管疾病患者血脂管理中国专家共识》均强调对超高危ASCVD患者的识别，推荐此类患者LDL-C应降至1.4mmol/L以下，必要时应联合PCSK9抑制剂治疗[46, 47]。2020年中国医师协会心血管内科医师分会发布的《急性冠状动脉综合征患者血脂管理临床路径专家共识》主要内容包括：建议ACS患者LDL-C目标值＜1.8mmol/L（合并高风险因素者＜1.4mmol/L），且较基线水平降幅≥50%；建议依据入院24h内检测的LDL-C水平及既往降脂治疗情况选择他汀单药或联合降脂方案；建议合并Lp（a）≥30mg/dl（75nmol/L）且已经规范使用他汀而LDL-C不达标者优先联合PCSK9抑制剂治疗；建议治疗后4～6周随访，LDL-C出现极低值（＜0.4mmol/L）时应根据实际情况调整治疗[48]。2020年中华医学会心血管病学分会发布的《中国心血管病一级预防指南》更新了针对一级预防人群的ASCVD危险评估流程和LDL-C目标值推荐，对伴有糖尿病的ASCVD高危人群LDL-C目标值下调至＜1.8mmol/L，对ASCVD中危人群的LDL-C目标值整体下调至＜2.6mmol/L[49]。

2.2.5　血脂干预的药物经济学

一项研究纳入了中国多省队列研究中无ASCVD的成人21 265名（35～64岁），按照《中国成人血脂异常防治指南（2016年修订版）》10年ASCVD危险评估进行分类，结果显示：在低、中、高风险人群中，低剂量他汀类药物干预可使10年ASCVD发病率分别降低4.1%、9.7%和15.5%；将他汀类药物价格降低至2019年中央政府集中采购政策水平，可显著降低各类风险人群的增量成本收益比（ICER），从而大大提高他汀类药物用于ASCVD一级预防的成本效益[50]。另有研究采用马尔可夫模型评价了依折麦布联合中等剂量瑞舒伐他汀较单用高剂量瑞舒伐他汀对中国ASCVD患者二级预防的成本效益，结果显示：采用联合依折麦布降脂策略的20年模拟ICER为47 102.99元/QALY，未达到2017年中国人均GDP 59 660元的阈值，因此对于使用中等剂量他汀类药物但LDL-C不达标者，联合依折麦布比增加他汀剂量具有更优的ASCVD二级预防成本效益[51]。

参考文献

[1] Song PK，Man QQ，Li H，et al. Trends in lipids level and dyslipidemia among Chinese adults，2002—2015［J］. Biomed Environ Sci，2019，32（8）：559-570.

[2] NCD Risk Factor Collaboration（NCD-RisC）. Repositioning of the global epicentre of non-optimal cholesterol［J］. Nature，2020，582（7810）：73-77.

[3] Ding W，Cheng H，Yan Y，et al. 10-Year trends in serum lipid levels and dyslipidemia among children and adolescents from several schools in Beijing，China［J］. J Epidemiol，2016，26（12）：637-645.

[4] 赵文华，张坚，由悦，等. 中国18岁及以上人群血脂异常流行特点研究［J］. 中华预防医学杂志，2005，39（5）：

306-310.

[5] Pan L，Yang Z，Wu Y，et al. The prevalence，awareness，treatment and control of dyslipidemia among adults in China. Atherosclerosis [J]. 2016，248：2-9.

[6] 戴璟，闵杰青，杨云娟. 中国九省市成年人血脂异常流行特点研究 [J]. 中华心血管病杂志，2018，46（2）：114-118.

[7] 国家卫生计生委疾病预防控制局. 中国居民营养与慢性病状况报告2015 [M]. 北京：人民卫生出版社，2015.

[8] 中国高血压调查研究组. 2012—2015年我国≥35岁人群血脂异常状况调查 [J]. 中国循环杂志，2019，34（7）：681-687.

[9] Opoku S，Gan Y，Fu WN，et al. Prevalence and risk factors for dyslipidemia among adults in rural and urban China：findings from the China National Stroke Screening and prevention project（CNSSPP）[J]. BMC Public Health，2019，19（1）：1500.

[10] Zhang M，Deng Q，Wang L，et al. Prevalence of dyslipidemia and achievement of low-density lipoprotein cholesterol targets in Chinese adults：A nationally representative survey of 163，641 adults [J]. Int J Cardiol，2018，260：196-203.

[11] Xing L，Jing L，Tian Y，et al. Epidemiology of dyslipidemia and associated cardiovascular risk factors in northeast China：A cross-sectional study [J]. Nutr Metab Cardiovasc Dis，2020，30（12）：2262-2270.

[12] Xi YF，Niu LW，Cao N，et al. Prevalence of dyslipidemia and associated risk factors among adults aged ≥35 years in northern China：a cross-sectional study [J]. BMC Public Health，2020，20（1）：1068.

[13] 王政和，邹志勇，阳益德，等. 2012年中国7省份6～17岁儿童青少年血脂异常流行情况及相关因素分析 [J]. 中华预防医学杂志，2018，52（8）：798-801.

[14] 程红，肖培，侯冬青，等. 2017年北京市6～16岁儿童青少年血脂异常流行特征及相关因素 [J]. 中国循环杂志，2020，35（06）：566-572.

[15] Cao J，Zhang L，Li J，et al. Pubertal maturation and weight status are associated with dyslipidemia among children and adolescents in Northwest China [J]. Sci Rep，2020，10（1）：16344.

[16] Cai L，Ma BJ，Lin LZ，et al. The differences of lipid profiles between only children and children with siblings：A national survey in China [J]. Sci Rep，2019，9（1）：1441. DOI：10.1038/s41598-018-37695-0.

[17] Yang WY，Xiao JZ，Yang ZJ，et al. Serum lipids and lipoproteins in Chinese men and women [J]. Circulation，2012，125（18）：2212-2221.

[18] 赵旺，叶平，胡大一，等. 根据《中国成人血脂异常防治指南（2016年修订版）》再分析DYSIS-China横断面调查 [J]. 中国心血管杂志，2020，25（01）：55-61.

[19] Xing Y，Liu J，Hao Y，et al. CCC-ACS Investigators. Prehospital statin use and low-density lipoprotein cholesterol levels at admission in acute coronary syndrome patients with history of myocardial infarction or revascularization：Findings from the Improving Care for Cardiovascular Disease in China（CCC）project [J]. Am Heart J，2019，212：120-128.

[20] 邢月妍，刘静，刘军，等. 75岁及以上老年急性冠状动脉综合征住院患者他汀使用现状及低密度脂蛋白胆固醇水平 [J]. 中华心血管病杂志，2019，47（5）：351-359.

[21] 曾雨虹，刘静，刘军，等. 超高危ASCVD患者的界定标准对住院ACS患者降脂治疗需求的影响 [J]. 中华心血管病杂志，2020，48（12）：1039-1046.

[22] Wang CJ，Wang YL，Li ZX，et al. The management of LDL cholesterol and predictors of goal achievement in stroke patients in China：A cross-sectional study [J]. CNS Neurosci Ther，2016，22（7）：577-583.

[23] Wang N，Deng ZQ，Wen LM，et al. Relationships between maternal dietary patterns and blood lipid levels during pregnancy：A prospective cohort study in Shanghai，China [J]. Int J Environ Res Public Health，2021，18（7）：3701. DOI：10.3390/ijerph18073701.

[24] Wang B，Wang S，Zhao Z，et al. Bisphenol A exposure in relation to altered lipid profile and dyslipidemia among Chinese adults：A repeated measures study [J]. Environ Res，2020，184：109382. DOI：10.1016/j.envres.2020.109382.

[25] Li J，Yao Y，Xie W，et al. Association of long-term exposure to PM2.5 with blood lipids in the Chinese population：Findings from a longitudinal quasi-experiment [J]. Environ Int，2021：151. DOI：10.1016/j.envint.2021.106454.

[26] Mao S，Chen G，Liu F，et al. Long-term effects of ambient air pollutants to blood lipids and dyslipidemias in a Chinese rural population [J]. Environ Pollut，2020：256. DOI：10.1016/j.envpol.2019.113403.

[27] Mao SY，Li SS，Wang CJ，et al. Is long-term PM1 exposure associated with blood lipids and dyslipidemias in a Chinese rural population? [J]. Environ Int，2020：138. DOI：10.1016/j.envint.2020.105637.

[28] Gui ZH，Yang BY，Zou ZY，et al. Exposure to ambient air pollution and blood lipids in children and adolescents：A national population based study in China[J]. Environ Pollut，2020，266（Pt 3）：115422. DOI：10.1016/j.envpol.2020.115422.

[29] 徐晓慧，杨静，王黎君，等. 2017年中国人群高血清低密度脂蛋白胆固醇归因疾病负担研究[J]. 中华流行病学杂志，2020，41（06）：839-844

[30] 宋永健，杜鑫，郑梦伊，等. 低密度脂蛋白胆固醇累积暴露对新发急性心肌梗死影响的前瞻性队列研究[J]. 中国循环杂志，2020，35（03）：246-253.

[31] Li XT，Guan B，Wang YJ，et al. Association between high-density lipoprotein cholesterol and all-cause mortality in the general population of northern China[J]. Sci Rep，2019，9（1）：14426. DOI：10.1038/s41598-019-50924-4.

[32] Lou YM，Li X，Cao LM，et al. LDL-cholesterol to HDL-cholesterol ratio discordance with lipid parameters and carotid intima-media thickness：a cohort study in China[J]. Lipids Health Dis，2020，19（1）：141. DOI：10.1186/s12944-020-01324-5.

[33] Chen ZK，Chen GZ，Qin HL，et al. Higher triglyceride to high-density lipoprotein cholesterol ratio increases cardiovascular risk：10-year prospective study in a cohort of Chinese adults[J]. J Diabetes Investig，2020，11（2）：475-481.

[34] Zhou L，Mai J，Li Y，et al. Triglyceride to high-density lipoprotein cholesterol ratio and risk of atherosclerotic cardiovascular disease in a Chinese population[J]. Nutr Metab Cardiovasc Dis，2020，30（10）：1706-1713.

[35] Jin JL，Zhang HW，Cao YX，et al. Association of small dense low-density lipoprotein with cardiovascular outcome in patients with coronary artery disease and diabetes：a prospective，observational cohort study[J]. Cardiovasc Diabetol，2020，19（1）：45. DOI：10.1186/s12933-020-01015-6.

[36] Qi Y，Liu J，Wang W，et al. High sdLDL Cholesterol can be Used to Reclassify Individuals with Low Cardiovascular Risk for Early Intervention：Findings from the Chinese Multi-Provincial Cohort Study[J]. J Atheroscler Thromb，2020，27（7）：695-710.

[37] Jin JL，Cao YX，Zhang HW，et al. Lipoprotein（a）and cardiovascular outcomes in patients with coronary artery disease and prediabetes or diabetes[J]. Diabetes Care，2019，42（7）：1312-1318.

[38] Zhang J，Du R，Peng K，et al. Serum lipoprotein（a）is associated with increased risk of stroke in Chinese adults：A prospective study[J]. Atherosclerosis，2019，289：8-13.

[39] Sun L，Clarke R，Bennett D，et al. Causal associations of blood lipids with risk of ischemic stroke and intracerebral hemorrhage in Chinese adults[J]. Nat Med，2019，25（4）：569-574.

[40] Yang Q，Sun DD，Pei CZ，et al. LDL cholesterol levels and in-hospital bleeding in patients on high-intensity antithrombotic therapy：findings from the CCC-ACS project[J]. Eur Heart J，2021，42（33）：3175-3186.

[41] Zhou L，Wu Y，Yu SB，et al. Low-density lipoprotein cholesterol and all-cause mortality：findings from the China health and retirement longitudinal study[J]. BMJ Open，2020，10（8）：e036976. DOI：10.1136/bmjopen-2020-036976.

[42] Li M，Lu J，Fu J，et al. The association and joint effect of serum cholesterol，glycemic status with the risk of incident cancer among middle-aged and elderly population in China cardiometabolic disease and cancer cohort（4C）-study[J]. Am J Cancer Res，2020，10（3）：975-986.

[43] Li J，Jiao M，Wen J，et al. Association of body mass index and blood lipid profile with cognitive function in Chinese elderly population based on data from the China Health and Nutrition Survey，2009—2015[J]. Psychogeriatrics，2020，20（5）：663-672.

[44] Chen Y，Yuan Z，Lu J，et al. Randomized study of evolocumab in patients with type 2 diabetes and dyslipidaemia on background statin：Pre-specified analysis of the Chinese population from the BERSON clinical trial[J]. Diabetes Obes Metab，2019，21（6）：1464-1473.

[45] 韩雅玲，马颖艳，苏国海，等. 阿利西尤单抗与依折麦布治疗高胆固醇血症合并心血管高危患者的疗效及安全性比较：ODYSSEY EAST研究中国地区亚组分析[J]. 中华心血管病杂志，2020，48（07）：593-599.

[46] 中国胆固醇教育计划（CCEP）工作委员会. 中国胆固醇教育计划调脂治疗降低心血管事件专家建议（2019）[J]. 中华内科杂志，2020，59（01）：18-22.

[47] 中华医学会心血管病学分会动脉粥样硬化与冠心病学组，中华心血管病杂志编辑委员会. 超高危动脉粥样硬化性心血管疾病患者血脂管理中国专家共识[J]. 中华心血管病杂志，2020，48（04）：280-286.

[48] 张峰，金琴花. 急性冠状动脉综合征患者血脂管理临床路径专家共识[J]. 中国循环杂志，2020，35（10）：941-947.

[49] 中华医学会心血管病学分会，中国康复医学会心脏预防与康复专业委员会，中国老年学和老年医学会心脏专业委员

会，等. 中国心血管病一级预防指南［J］. 中华心血管病杂志，2020，48（12）：1000-1038.

［50］Wang M，Liu J，Bellows BK，et al. Impact of China's low centralized medicine procurement prices on the cost-effectiveness of statins for the primary prevention of atherosclerotic cardiovascular disease［J］. Glob Heart，2020，15（1）：43. DOI：10.5334/gh.830.

［51］Yang H，Li N，Zhou YL，et al. Cost-effectiveness analysis of ezetimibe as the add-on treatment to moderate-dose rosuvastatin versus high-dose rosuvastatin in the secondary prevention of cardiovascular diseases in China：A Markov Model analysis［J］. Drug Des Devel Ther，2020，14：157-165.

2.3 糖尿病

2.3.1 中国人群糖尿病及糖尿病前期的流行状况

中国人群糖尿病患病率增长趋势显著（图2-3-1）。2015—2017年，在中国大陆31个省、自治区、直辖市对75 880名18岁及以上成年人的横断面调查显示[1]，中国成人糖尿病患病率为11.2%（95%CI：10.5%～11.9%），糖尿病前期检出率为35.2%（95%CI：33.5%～37.0%）。50岁及以上成年人和男性的糖尿病患病率更高。31个省份的糖尿病患病率从贵州的6.2%到内蒙古的19.9%不等。在5个调查民族中，汉族的糖尿病患病率最高，回族最低（表2-3-1）。采用美国糖尿病学会（ADA）诊断标准糖尿病患病率为12.8%（95%CI：12.0%～13.6%），其中既往确诊糖尿病患病率为6.0%（95%CI：5.4%～6.7%），新诊断糖尿病患病率为6.8%（95%CI：6.1%～7.4%）。估计目前中国大陆成人糖尿病患病人数达1.298亿（男0.704亿，女0.594亿）。老年人、城市居民糖尿病的知晓率相对较高，城市年轻居民的糖尿病控制率更高。

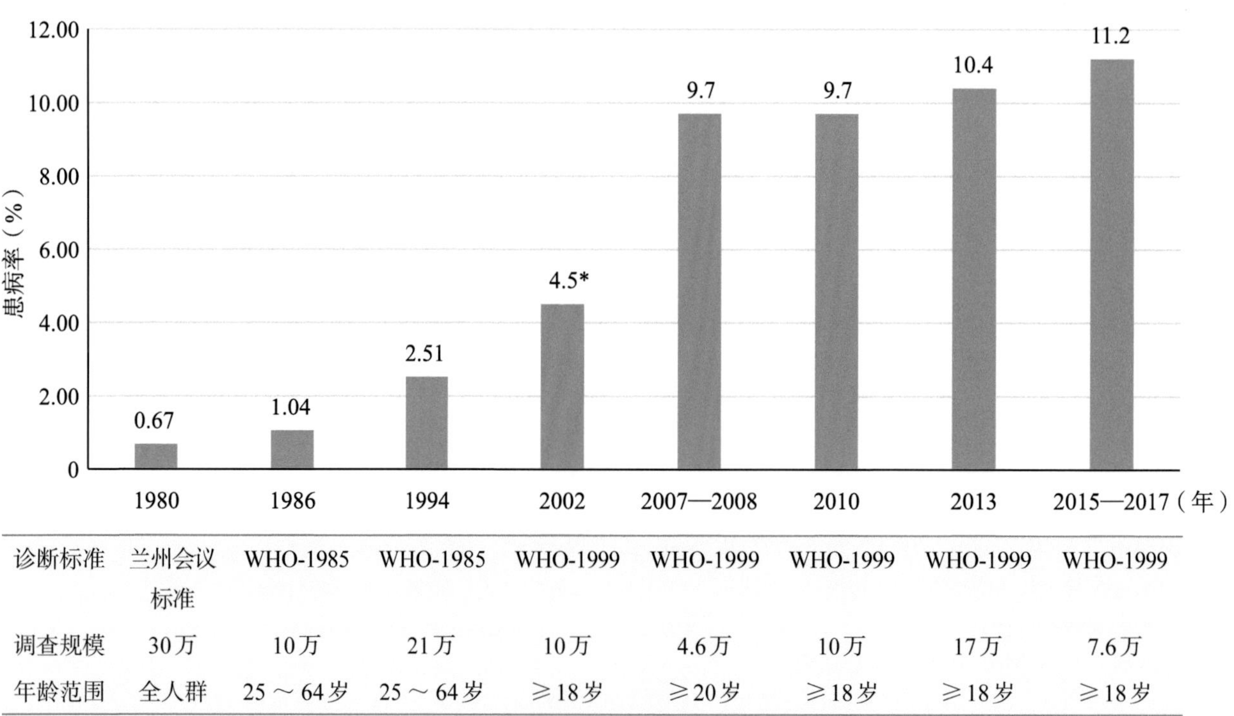

诊断标准	兰州会议标准	WHO-1985	WHO-1985	WHO-1999	WHO-1999	WHO-1999	WHO-1999	WHO-1999
调查规模	30万	10万	21万	10万	4.6万	10万	17万	7.6万
年龄范围	全人群	25～64岁	25～64岁	≥18岁	≥20岁	≥18岁	≥18岁	≥18岁

图2-3-1 中国历次糖尿病患病率调查

*. 2002年为城市人群糖尿病患病率

表 2-3-1　中国大陆成人年龄和性别标化的糖尿病患病率和糖尿病前期检出率（%）

	人数（例）	自我报告的糖尿病	自我报告的糖尿病或空腹血糖≥7mmol/L	自我报告的糖尿病或空腹血糖≥7mmol/L或2h血糖≥11.1mmol/L	自我报告的糖尿病或空腹血糖≥7mmol/L或2h血糖≥11.1mmol/L或HbA1c＞6.5%	糖尿病前期
总体	75 880	6.0 （5.4～6.7）	8.7 （8.1～9.3）	11.2 （10.5～11.9）	12.8 （12.0～13.6）	35.2 （33.5～37.0）
性别						
男	36 819	6.4 （5.6～7.2）	9.7 （8.9～10.5）	12.1 （11.3～13.0）	13.7 （12.8～14.7）	37.0 （35.2～38.9）
女	39 061	5.6 （5.1～6.2）	7.7 （7.1～8.3）	10.3 （9.5～11.1）	11.8 （10.9～12.7）	33.4 （31.6～35.3）
*P*值	—	0.01	＜0.001	＜0.001	＜0.001	＜0.001
居住地						
城市	40 560	7.1 （6.6～7.7）	9.6 （9.0～10.3）	12.2 （11.4～13.1）	13.7 （12.7～14.7）	34.6 （31.6～37.7）
农村	35 320	5.0 （4.3～5.9）	7.9 （7.0～8.9）	10.3 （9.2～11.6）	12.0 （10.7～13.3）	35.8 （32.2～39.6）
*P*值	—	0.08	0.49	0.76	0.92	0.29
年龄（岁）						
18～29	17 873	0.8 （0.5～1.2）	1.3 （0.9～1.8）	1.5 （1.0～2.1）	2.0 （1.5～2.7）	20.2 （18.2～22.40）
30～39	15 082	2.6 （2.1～3.2）	4.2 （3.6～4.8）	5.4 （4.6～6.3）	6.3 （5.4～7.3）	29.9 （27.4～32.5）
40～49	16 686	4.8 （4.1～5.7）	8.2 （7.4～9.1）	10.6 （9.6～11.6）	12.1 （11.1～13.3）	40.0 （38.0～41.9）
50～59	12 736	10.6 （9.6～11.7）	15.0 （14.1～16.1）	18.9 （17.8～20.1）	21.1 （19.8～22.6）	47.1 （44.9～49.4）
60～69	8205	14.9 （12.8～17.3）	19.7 （17.6～22.0）	25.5 （23.3～27.9）	28.8 （26.5～31.3）	47.8 （45.0～50.6）
＞70	5298	16.5 （13.8～19.5）	21.4 （18.6～24.4）	28.8 （25.7～32.1）	31.8 （28.8～35.1）	47.6 （44.3～51.0）
*P*值	—	＜0.001	＜0.001	＜0.001	＜0.001	＜0.001
民族						
汉	68 064	6.1 （5.5～6.8）	8.8 （8.2～9.5）	11.3 （10.6～12.0）	12.8 （12.0～13.7）	35.4 （33.6～37.3）
藏	2034	1.5 （0.6～3.3）	1.9 （0.7～5.0）	4.2 （3.8～4.6）	6.5 （6.1～6.9）	34.4 （26.3～43.6）
维吾尔	2159	4.6 （4.2～5.0）	7.8 （6.4～9.5）	9.1 （7.4～11.0）	11.5 （9.6～13.6）	20.2 （12.6～30.7）
回	1661	1.8 （0.5～7.0）	4.4 （2.6～7.3）	5.4 （3.6～8.1）	6.3 （3.9～9.9）	36.2 （31.3～41.4）
壮	1962	3.8 （1.5～9.1）	5.6 （2.5～12.3）	10.0 （6.6～14.7）	11.4 （7.7～16.5）	35.5 （34.6～36.4）

续表

	人数（例）	自我报告的糖尿病	自我报告的糖尿病或空腹血糖≥7mmol/L	自我报告的糖尿病或空腹血糖≥7mmol/L或2h血糖≥11.1mmol/L	自我报告的糖尿病或空腹血糖≥7mmol/L或2h血糖≥11.1mmol/L或HbA1c＞6.5%	糖尿病前期
*P*值	—	＜0.001	＜0.001	＜0.001	＜0.001	0.005
吸烟						
从不	55 958	6.2 （5.5～6.9）	8.7 （8.1～9.4）	11.4 （10.7～12.1）	12.9 （12.1～13.7）	35.0 （33.2～36.9）
偶尔	2626	6.2 （4.6～8.3）	9.9 （8.6～11.2）	12.0 （10.9～13.3）	13.5 （12.2～14.9）	35.2 （31.5～39.0）
规律	17 246	6.7 （5.7～7.9）	10.0 （8.7～11.5）	11.9 （10.4～13.6）	13.6 （11.9～15.4）	34.2 （31.4～37.1）
*P*值	—	0.38	0.08	0.42	0.33	0.50
糖尿病家族史						
有	12 348	15.3 （14.1～16.5）	18.6 （17.4～19.9）	21.6 （20.2～23.2）	23.3 （21.8～25.0）	33.2 （30.9～35.4）
无	63 503	4.5 （4.1～5.0）	7.1 （6.6～7.6）	9.5 （8.9～10.1）	11.0 （10.3～11.7）	35.4 （33.6～37.2）
*P*值	—	＜0.001	＜0.001	＜0.001	＜0.001	＜0.001
BMI（kg/m^2）						
25	47 749	5.0 （4.4～5.7）	6.8 （6.2～7.5）	8.8 （8.0～9.6）	10.0 （9.2～10.9）	33.0 （31.1～35.0）
25～30	23 178	7.4 （6.7～8.2）	10.8 （10.0～11.7）	13.8 （13.0～14.7）	15.6 （14.7～16.6）	38.9 （36.6～41.4）
≥30	4786	9.8 （8.8～10.9）	15.3 （14.4～16.2）	20.1 （18.9～21.5）	23.0 （21.8～24.2）	43.1 （40.3～46.0）
*P*值	—	＜0.001	＜0.001	＜0.001	＜0.001	＜0.001
腰围（cm）						
男≥90，女≥80	41 736	7.4 （6.7～8.3）	11.1 （10.3～11.9）	14.2 （13.4～15.2）	16.2 （15.2～17.1）	38.9 （36.9～40.9）
男＜90，女＜80	33 827	4.4 （3.8～5.1）	6.2 （5.5～7.0）	8.0 （7.2～8.9）	9.3 （8.3～10.3）	33.1 （31.2～35.1）
*P*值	—	＜0.001	＜0.001	＜0.001	＜0.001	＜0.001

CHRLS研究纳入了中国不同经济水平的28个省城乡地区12 458名≥45岁成年人，发现糖尿病患病率和糖尿病前期检出率分别为13.21%和25.16%，糖尿病定义为空腹血糖≥7mmol/L或糖化血红蛋白（HbA1c）≥6.5%，或自我报告的医疗机构确诊糖尿病。糖尿病患病率随着年龄（45～55岁、55～65岁和≥65岁人群分别为12.37%、15.98%和16.52%）、教育背景（文盲、初等教育和中等教育及以上人群分别为14.52%、15.52%和15.58%）和体重（BMI 18.5～24.9、25.0～29.9和≥30.0kg/m^2人群分别为8.18%、17.05%和22.54%）的增加而增加。城市居民糖尿病患病率高于农村居民（19.04% vs 12.85%）。该

研究报道的糖尿病知晓率为39.29%，其中男性35.77%，女性 42.44%；糖尿病治疗率为47.04%，其中男性43.45%，女性50.19%；糖尿病控制率为59.22%，其中男性61.44%，女性57.25%。另外，年龄55～65岁、肥胖、高血压和冠心病史、身体活动不足是糖尿病的危险因素[2]。

2.3.2 糖尿病发病率

人群的糖尿病发病率数据对于评估糖尿病预防策略的效果至关重要，然而中国大陆的糖尿病发病率研究很少。有研究基于浙江省糖尿病监测系统，对2007年1月1日～2017年12月31日新诊断的879 769例2型糖尿病患者的资料进行了分析，结果显示：2型糖尿病的年龄标化总发病率为281.73/10万人年（95%CI：281.26～282.20），其中男性为293.19（95%CI：292.51～293.87）/10万人年，女性为270.42（95%CI：269.76～271.09）/10万人年。与≥80岁年龄组相比，除70～79岁年龄组［发生率比值（IRR）＝1.087，95%CI：1.077～1.097］外，年龄低者发生糖尿病的风险较低（IRR：0.035～0.986）。与女性和农村相比，男性和城市发生糖尿病风险更高，男性（IRR＝1.083，95%CI：1.079～1.088），城市地区（IRR＝1.005，95%CI：1.001～1.009）。标化年发病率从2007年的164.85/10万人年上升到2017年的268.65/10万人年，年均增加4.01%，且在男性、年轻人和农村地区人群中增加更快[3]。

2.3.3 生活方式干预预防糖尿病心血管并发症

中国大庆糖尿病预防研究是世界上开展最早、历时最长的生活方式干预预防糖尿病的研究。这项研究纳入了来自33个诊所的577名葡萄糖耐量试验诊断的糖耐量受损的成年人，随机分配到对照组或者三种生活方式干预组中的一组（饮食、运动、饮食加运动），强化生活方式干预从1986年持续到1992年。在30年的随访中，与对照组相比，干预组使糖尿病发病推迟3.96年（中位数），糖尿病发病风险下降39%（HR＝0.61，95%CI：0.45～0.83），心血管事件下降26%（HR＝0.74，95%CI：0.59～0.92），复合微血管事件下降35%（HR＝0.65，95%CI：0.45～0.95），心血管死亡下降33%（HR＝0.67，95%CI：0.48～0.94），全因死亡下降26%（HR＝0.74，95%CI：0.61～0.89），干预组较对照组平均预期寿命增加1.44岁。干预组脑卒中和严重视网膜病变的发生率比对照组分别降低25%（HR＝0.75，95%CI：0.59～0.96）和40%（HR＝0.60，95%CI：0.38～0.95），冠心病、因心力衰竭住院以及肾病、神经病变的发生率也低于对照组，但未达到显著性差异。这些新发现都进一步证明，对糖耐量受损人群进行生活方式干预可以降低糖尿病并发症和糖尿病相关死亡率[4]（图2-3-2）。

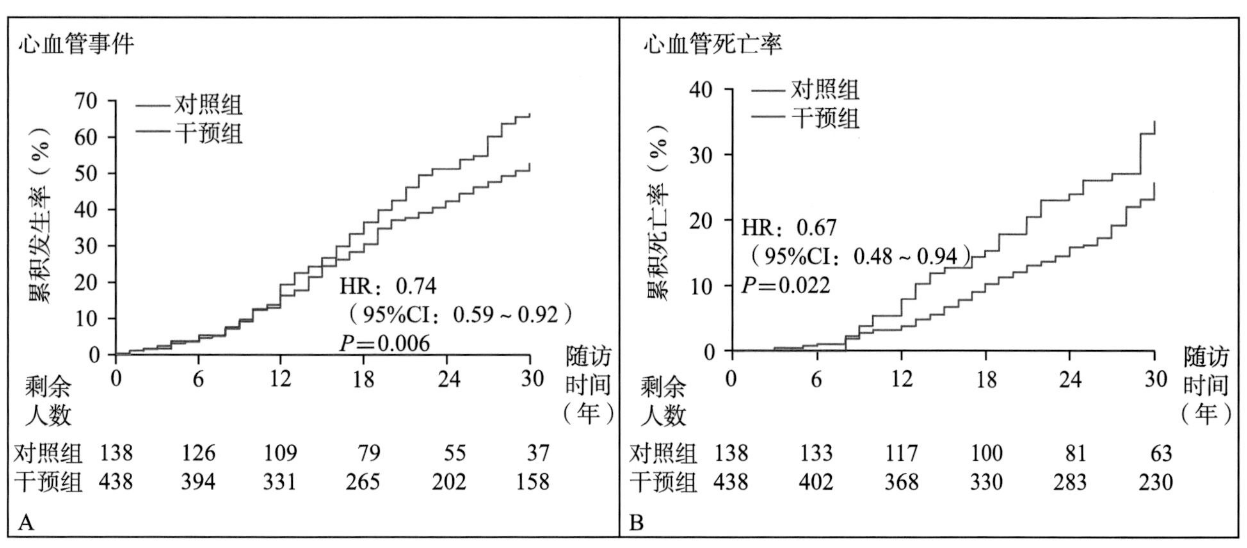

图2-3-2 大庆糖尿病预防后续30年随访研究，生活方式干预组与对照组心血管事件（A）及心血管死亡率（B）比较（1986—2016年）

2021年该研究发表了新的研究结果[5]，将540名完成生活方式干预6年的糖耐量受损者分为转归为糖耐量正常组（NGT，174例），维持糖耐量受损组（IGT，114例）以及进展为糖尿病组（DM，252例），观察生活方式干预结束后24年的心血管终点事件发生情况。发现糖尿病受损患者在生活方式干预6年时如果能转归为正常血糖，糖尿病发病可推迟14.9年，如果血糖在6年时维持糖耐量受损，糖尿病发病可推迟9.9年。DM组、IGT组及NGT组24年后心血管事件累积发生率分别为64.5%，48.5%和45.1%，与进展为糖尿病组相比，NGT组和IGT组的心血管事件分别下降37%（HR＝0.63，95%CI：0.47～0.85）和34%（HR＝0.66，95%CI：0.47～0.91）。提示对于糖耐量受损患者如果能够通过生活方式干预将血糖逆转为正常或维持在IGT阶段，可以降低长期心血管事件率（图2-3-3）。

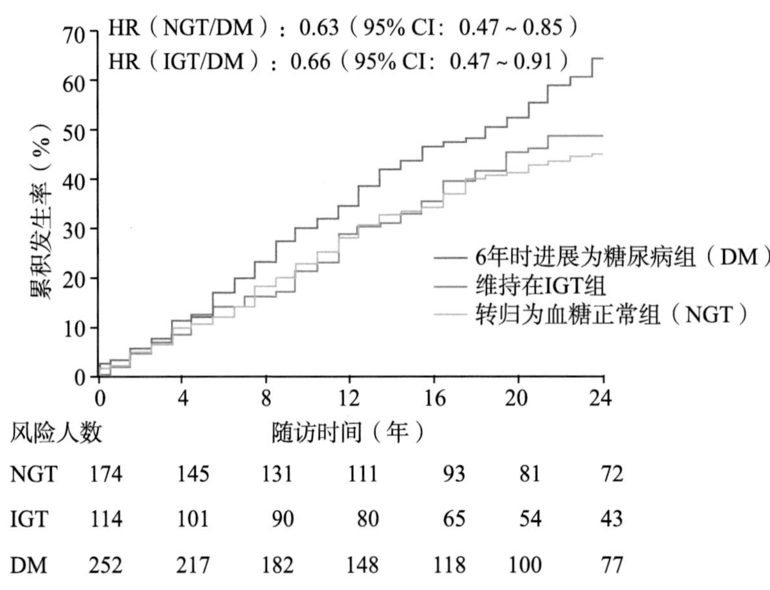

风险人数							
NGT	174	145	131	111	93	81	72
IGT	114	101	90	80	65	54	43
DM	252	217	182	148	118	100	77

图2-3-3 IGT人群生活方式干预结束后24年心血管事件发生率——大庆糖尿病预防后续30年随访研究（1986—2016年）

2.3.4 指南推荐

与既往指南没有将HbA1c作为诊断标准不同，中国2型糖尿病防治指南2020年版指出[6]，在有严格质量控制的实验室，采用标准化检测方法测定的HbA1c≥6.5%可以作为糖尿病的补充诊断标准。对大多数非妊娠成年2型糖尿病患者，合理的HbA1c控制目标为＜7%（A类推荐），HbA1c控制目标应遵循个体化原则，年龄较轻、病程较短、预期寿命较长、无并发症、未合并CVD的2型糖尿病患者在没有低血糖及其他不良反应的情况下可采取更严格的HbA1c控制目标，反之则采取相对宽松的HbA1c目标（B类推荐）。近年来，多种具有新型降糖机制的药物上市，新指南对其临床证据做了及时更新。药物的有效性、安全性和卫生经济学指标仍然是新指南制定降糖药物治疗流程图的重要参考依据。对使用时间长、经过大型临床试验和其他循证医学研究证明有良好疗效及安全性的药物放在优先选用的位置。指南中强调了高血糖药物治疗要点：生活方式干预和二甲双胍应作为一线的治疗。生活方式干预是2型糖尿病的基础治疗措施，应贯穿于治疗的始终。若无禁忌证，二甲双胍应一直保留在糖尿病的治疗方案中（A类推荐）。一种降糖药治疗而血糖不达标者，采用2种甚至3种不同作用机制的药物联合治疗，也可加用胰岛素治疗（A类推荐）。合并ASCVD或心血管风险高危的2型糖尿病患者，不论其HbA1c是否达标，只要没有禁忌证都应在二甲双胍的基础上加用具有ASCVD获益证据的胰高糖素样肽受体激动剂（GLP-1RA）和钠-葡萄糖共转运蛋白-2抑制剂（SGLT2i）（A类推荐）。合并CKD或心力衰竭的2型糖尿病患者，不论其HbA1c是否达标，只要没有禁忌证都应在二甲双胍的基础上加用SGLT2i。合并CKD的2型糖尿病患者，如不能使用SGLT2i可考虑选用GLP-1RA（A类推荐）。需注意心力衰竭患者不能用噻唑烷二酮类药物。心血管结局试验（CVOT）已观察到SGLT2i和GLP-1RA对糖尿病心血管结局有益的证据，新版指南首次将是否合并

CVD作为降糖药物选择时的考虑条件。

2型糖尿病的治疗策略应该是综合性的，包括血糖、血压、血脂、体重的控制，抗血小板治疗和改善生活方式等措施（A类推荐）。糖尿病的血压控制目标为＜130/80mmHg、血脂一级预防控制目标为LDL-C＜2.6mmol/L，二级预防控制目标为LDL-C＜1.8mmol/L、BMI控制目标为＜24.0kg/m^2。CVD是2型糖尿病的主要致残和致死原因，糖尿病患者需要针对心血管危险因素进行综合治疗，这是降低心血管事件的主要措施。

2.3.5　卫生经济学评价

数学模型估计[7]，在全国范围内对糖尿病前期人群进行生活方式干预非常具有效价比，可减少9.53%的糖尿病累积发病率，平均预期寿命增加0.82岁，QALY增加0.52，平均总成本减少700美元，增量成本收益比（ICER）为-1339美元/QALY。

参 考 文 献

［1］Li YZ，Teng D，Shi XG，et al．Prevalence of diabetes recorded in mainland China using 2018 diagnostic criteria from the American Diabetes Association：National cross sectional study［J］．BMJ，2020，369：m997．DOI：10.1136/bmj.m997.

［2］Bai AY，Tao J，Tao LY，et al．Prevalence and risk factors of diabetes among adults aged 45 years or older in China：A national cross-sectional study［J］．Endocrinol Diabetes Metab，2021，4（3）：e00265．DOI：10.1002/edm2.265.

［3］Wang M，Gong WW，Pan J，et al．Incidence and time trends of type 2 diabetes mellitus among adults in Zhejiang province，China，2007—2017［J］．J Diabetes Res，2020，2020：2597953．DOI：10.1155/2020/2597953.

［4］Gong QH，Zhang P，Wang JP，et al．Morbidity and mortality after lifestyle intervention for people with impaired glucose tolerance：30-year results of the Da Qing Diabetes Prevention Outcome Study［J］．Lancet Diabetes Endocrinol，2019，7（6）：452-461.

［5］Chen YY，Zhang P，Wang JP，et al．Associations of progression to diabetes and regression to normal glucose tolerance with development of cardiovascular and microvascular disease among people with impaired glucose tolerance：a secondary analysis of the 30 year Da Qing Diabetes Prevention Outcome Study［J］．Diabetalogia，2021，64（6）：1279-1287.

［6］中华医学会糖尿病学分会．中国2型糖尿病防治指南（2020年版）［J］．中华糖尿病杂志，2021，13（4）：315-409.

［7］Ma J，Wan X，Wu B．The cost-effectiveness of lifestyle interventions for preventing diabetes in a health resource-limited setting．J Diabetes Res，2020，13．DOI：10.1155/2020/7410797.

2.4　慢性肾脏病

任何原因引起的肾脏损害或估算肾小球滤过率（eGFR）＜60ml/（min・1.73m^2）持续时间≥3个月，称为慢性肾脏病（CKD）。肾脏损害是指肾脏出现病理学改变，血液或尿液成分异常，以及影像学检查异常。

2.4.1　患病率

2009年9月～2010年9月在中国13个省、自治区、直辖市进行的全国CKD患病率调查研究入选了47 204名＞18岁的成年人，结果显示，CKD的总患病率为10.8%，以此推算中国约有1.2亿名CKD患者。其中，肾功能异常［eGFR＜60ml/（min・1.73m^2）］的患病率为1.7%，白蛋白尿（尿白蛋白与肌酐比值＞30mg/g）的患病率为9.4%。年龄、性别、高血压、糖尿病、既往心血管病史、高尿酸血症、居住地和经济状况是CKD患病的相关因素[1]。

CHARLS是一项横断面研究，调查了老年人群肾功能下降的患病率。肾功能下降的定义为eGFR＜60ml/（min・1.73m^2），其中eGFR估算方法采用的是2012年由CKD-EPI开发的联合肌酐-胱抑素C的公式。研究纳入了2015—2016年6706名≥60岁的受试者，肾功能下降的总患病率是10.3%（95%CI：

9.3%～11.2%）。随着年龄的增长，肾功能下降的患病率不断增高（60～64岁，3.3%；65～69岁，6.4%；70～74岁，11.4%；75～79岁，22.2%；≥80岁，33.9%）。高血压、心脏病、脑卒中、肾脏病、步态缓慢以及居住在中部及中南部地区与肾功能下降相关[2]。

中国肾脏疾病数据网络（CK-NET）2016年度报告显示，合并CKD诊断的住院患者占该年度总住院患者的比例为4.86%。不同疾病患者的CKD患病率不同：CKD患病率在糖尿病患者中为13.90%，在高血压患者中为11.41%，在心血管病患者中为7.96%[3]。

2.4.2 CKD与高血压

在中国慢性肾脏病队列研究（C-STRIDE）中，有2024名CKD 1～4期的患者接受了基线24h动态血压监测，平均年龄49岁±14岁，男性占57%，基线平均eGFR为（51±29）ml/（min·1.73m^2），1484例（73%）患者有夜间高血压，其中26%表现为单纯夜间舒张期高血压，8%为单纯夜间收缩期高血压，66%为夜间收缩-舒张期高血压。经中位随访4.8年及5年后，分别发生320例肾脏终点事件（开始透析治疗或接受肾脏移植）及148例心血管事件（包括心肌梗死、不稳定型心绞痛、因心力衰竭住院、脑血管事件及外周血管病）。单纯夜间收缩期高血压与心血管终点事件风险增高相关（HR＝3.17，95%CI：1.61～6.23）；夜间收缩-舒张期高血压与肾脏终点事件风险（HR＝1.71，95%CI：1.17～2.49）及心血管终点事件风险（HR＝2.19，95%CI：1.24～3.86）增高均相关[4]。

2.4.3 CKD与心肌梗死溶栓治疗

中国急性冠脉综合征临床路径-3（CPACS-3）是一项真实世界研究，观察基线存在CKD是否影响ST段抬高型心肌梗死（STEMI）患者溶栓治疗的效果以及与短期MACE之间的关系，采用的CKD诊断标准为基线eGFR＜60ml/（min·1.73m^2），MACE包括全因死亡率、再发心肌梗死或非致死性脑卒中。该研究选择了101家不具备急诊PCI条件的县级医院，纳入2011年10月～2014年11月就诊的≥18岁STEMI患者9508名，其中1282名（13.5%）合并CKD，3539名（37.2%）接受了溶栓治疗。与不合并CKD的患者相比，合并CKD的患者接受溶栓治疗的比例较低（26.4% vs 38.9%，P＜0.001），溶栓失败（32.8% vs 16.9%）和发生短期MACE的比例较高（19.7% vs 5.6%）。溶栓治疗可以使不合并CKD的患者短期MACE风险降低（RR＝0.87，95% CI：0.76～0.99），而在合并CKD的患者中未观察到类似结果（RR＝1.02，95% CI：0.87～1.18）。进一步分层分析显示，与未接受溶栓治疗的患者相比，溶栓治疗成功无论是在不合并CKD患者中（RR＝0.67，95%CI：0.55～0.92）还是在合并CKD的患者中（RR＝0.71，95%CI：0.55～0.82）均与短期MACE风险下降相关，而溶栓未成功则在不合并CKD患者（RR＝1.30，95%CI：1.13～1.50）及合并CKD患者中（RR＝1.25，95%CI：1.09～1.43），均与短期MACE风险增高相关[5]。

2.4.4 CKD与CVD合并症

CK-NET 2016年度报告显示，18.82%的住院CKD患者合并冠心病，16.91%合并充血性心力衰竭，13.22%合并脑卒中，4.01%合并心房颤动[3]。

2.4.5 费用

2016年，CKD患者的人均住院费用为15 405元[四分位区间（IQR）8435～29 542元)]，高于无CKD患者的11 182元（IQR 5916～18 922元）。血液透析患者平均花费89 257元，腹膜透析患者为79 653元。其中，门诊血液透析患者花费高于腹膜透析患者（60 896 vs 50 669元），而住院腹膜透析患者花费高于血液透析患者（36 363元 vs 27 805元）[3]。

参考文献

[1] Zhang LX，Wang F，Wang L，et al．Prevalence of chronic kidney disease in China：a cross-sectional survey [J]．Lancet，2012，379（9818）：815-822.

[2] Jin HY，Zhou JY，Wu CK．Prevalence and health correlates of reduced kidney function among community-dwelling Chinese older adults：The China Health and Retirement Longitudinal Study [J]．BMJ Open，2020，10：e042396．DOI：10.1136/bmjopen-2020-042396.

[3] Zhang L，Zhao MH，Zuo L，et al．China Kidney Disease Network（CK-NET）2016 Annual Data Report [J]．Kidney Int Suppl（2011），2020，10（2）：e97-e185.

[4] Wang Q，Wang Y，Wang JW，et al．Nocturnal systolic hypertension and adverse prognosis in patients with CKD [J]．Clin J Am Soc Nephrol，2021，16（3）：356-364.

[5] Xie WX，Patel A，Boersma E，et al．Chronic kidney disease and the outcomes of fibrinolysis for ST-segment elevation myocardial infarction：A real-world study [J]．PLoS ONE，2021，16（1）：e0245576．DOI：10.1371/journal.pone.0245576.

2.5　代谢综合征

肥胖、糖耐量减低和糖尿病、高血压及脂代谢紊乱分别是心血管疾病的独立危险因素，这些与代谢相关的因素同时在同一个体聚集被称为代谢综合征（MS）。近年，有学者提出了代谢性心血管病和心血管代谢综合征的概念[1]，进一步强调了代谢紊乱与心血管疾病的因果关系。

2.5.1　代谢综合征的诊断标准

2.5.1.1　成人代谢综合征的诊断标准

目前文献报道经常采用的成人MS的诊断标准包括：中华医学会糖尿病分会（CDS）MS诊断标准，中国成人血脂异常防治指南（GCDCJ）MS诊断标准，美国国家胆固醇教育计划（NCEP）专家委员会关于成年人高胆固醇血症的监测、评估和治疗的第三次报告（ATP Ⅲ）MS诊断标准以及ATP Ⅲ修订标准，国际糖尿病联盟（IDF）MS诊断标准，国际多学会（IDF和AHA/NHLBI）联合声明（JIS）诊断标准。

2.5.1.2　儿童代谢综合征的诊断标准

目前儿童MS诊断标准主要有3个：2003年Cook、2007年IDF及2012年中华医学会儿科学分会制定的儿童青少年MS诊断标准。

2.5.2　代谢综合征患病率

2.5.2.1　成人代谢综合征患病率

2010—2012年中国居民营养与健康状况调查[2]，纳入中国大陆31个省、自治区、直辖市150个监测点98 042名≥18岁调查对象，依据修订的NCEP ATP Ⅲ标准，MS患病率为24.2%。中国不同地区成人MS患病率见表2-5-1。

表2-5-1　中国不同地区成人MS患病率（%）

地区	调查年份	年龄（岁）	人群	样本量	代谢综合征患病率	
					CDS	IDF/NCEP
28个省市[3]	2015	≥45	社区居民	13 013	25.55	34.77（IDF）
湖北[4]	2017	18～96	社区居民	43 837		21.0（NCEP）
北京[5]	2017	18～79	社区居民	12 597		25.59（IDF）

2.5.2.2　儿童青少年代谢综合征患病率

2010—2012年中国居民营养与健康状况调查对16 872名10～17岁儿童青少年的分析显示，依据中华医学会儿科学分会提出的诊断标准，MS患病率为2.4%；依据Cook标准，MS患病率为4.3%[6]。中国不同地区儿童青少年MS患病率见表2-5-2。

表2-5-2　中国不同地区儿童青少年MS患病率（%）

地区	调查年份	年龄（岁）	样本量	代谢综合征患病率		
				ATP Ⅲ修订	IDF	中国标准
7个省市[7]	2012	7～18	11 784	7.1		
7个省市[8]	2013	10～18	9897		2.8	
银川[9]	2017—2019	12～18	1956			7.9

2.5.2.3　心血管疾病代谢风险因素6年变化趋势

2009年中国9个省市营养与健康状况调查入选18～99岁研究对象12 133名，2009—2015年进行随访，随访对象9621例。分析了与CVD相关的8个代谢风险因素［超重（OW）、高腰臀比（WHR）、高血压、高C反应蛋白（CRP）、2型糖尿病、高TC/HDL-C、高LDL-C、高TG］6年发生率[10]。基线时，超重、高WHR、高LDL-C不论男性还是女性在老年人中的患病率均高于年轻人（$P<0.01$）。

应用逆概率加权方法计算各风险因素的调整发生率。女性不同年龄高WHR、高血压、2型糖尿病、高血脂指标发生率的差别具有统计学意义（$P<0.01$），65岁以上女性高WHR、高血压、高LDL-C具有很高的发生率，分别为61.7%、50.4%和35.2%。男性不同年龄超重、高血压、高LDL-C和高TG发生率的差别具有统计学意义（$P<0.05$），18～45岁超重发生率最高，为29.0%，高TG在18～35岁以及35～50岁最高，分别为22.4%和23.9%。

上述研究各指标定义：高CRP（3mg/L＜CRP≤10mg/L）；高LDL-C（LDL-C≥130mg/dl）；高TC/HDL-C（TC/HDL-C≥5）；高TG（TG≥150mg/dl）；高腰臀比（WHR≥0.5）；高血压（血压≥140/90mmHg或正在服用降压药物）；超重（BMI≥25kg/m^2）；2型糖尿病（HbA1c≥6.5%，空腹血糖≥126mg/dl，或者采用降糖治疗）。

2.5.3　代谢综合征危险因素

2.5.3.1　父母超重和肥胖

一项包含11 784名7～18岁儿童青少年的横断面调查显示，父亲、母亲超重/肥胖或者父母均超重/肥胖者，其子女代谢综合征的风险增加，OR分别为2.17（95% CI：1.65～2.85）、2.89（95% CI：2.03～4.11）和2.81（95% CI：1.91～4.15）[11]。

2.5.3.2　母亲生活方式

一项包含4837对母亲和子女的多中心横断面研究显示，母亲健康生活方式与子女MS风险降低独立相关，且理想生活方式因素越多子女MS的风险越低，与0～2个理想生活方式因素相比，具有3个、4个及5～6个理想生活方式因素，OR分别为0.557（95%CI：0.315～0.989）、0.450（95%CI：0.258～0.785）和0.449（95%CI：0.251～0.802）[12]。理想生活方式包括理想BMI、理想吸烟状况、理想身体活动、理想酒精摄入、理想睡眠时间、理想饮食行为。

2.5.3.3　体重指数从青春期到成年期的变化

一项对931名12～16岁学生和93名18～22岁研究对象随访5年的研究显示，基线BMI、随访终点BMI和BMI变化值每增加1kg/m^2，MS风险分别增加20.1%，57.9%和40.6%。基线BMI水平低但增加幅度大者与基线BMI水平高但增加幅度小者MS患病率的增加相似[13]。

2.5.3.4　血清25-羟维生素D［25（OH）D］

一项包含43 837名18～96岁居民的横断面研究显示，25（OH）D水平升高可显著降低MS患病危险。25（OH）D每增加10ng/ml，MS患病危险降低20%[4]。

2.5.4　代谢综合征与心血管疾病及其他疾病

2.5.4.1　代谢综合征与心血管疾病

2016年对2010—2012年入选的2644名中国新疆边远农村哈萨克族人群的随访显示，具有1～5个MS组分者CVD发病风险（HR）由1.82增加到8.59（趋势检验$P<0.001$）[14]。

2.5.4.2　代谢综合征与老年人残疾和活动障碍

5875名60岁以上研究对象2011年完成基线资料收集，4年后对其日常活动进行评估，结果显示：基线MS增加了工具性日常活动障碍（IADL）（OR＝1.28，95%CI：1.05～1.55）和日常活动障碍（OR＝1.27，95%CI：1.05～1.53）的风险[15]。

2.5.4.3　代谢综合征与认知障碍

5854名平均年龄为44岁的冀东社区居民的横断面调查，通过简易精神状况检查法（MMSE）评价认知功能。调整相关混杂因素的影响后，MS与认知功能障碍显著相关（OR＝2.39，95%CI：2.00～2.86）[16]。

2.5.4.4　代谢综合征与无症状性脑动脉狭窄

山东省1988名40岁以上无脑卒中病史居民的横断面调查，调整相关混杂因素的影响后，MS与无症状颅内动脉狭窄显著相关（OR＝4.01，95%CI：1.84～8.75）[17]。

参考文献

[1] 祝之明. 代谢性心血管病：理念、挑战与实践［J］. 中华心血管病杂志，2021，49（7）：650-655.

[2] Li YR，Zhao LY，Yu DM，et al. Metabolic syndrome prevalence and its risk factors among adults in China：A nationally representative cross-sectional study［J］. PLoS One，2018，13（6）：e0199293. DOI：10.1371/journal.pone.0199293.

[3] Liu B，Chen GQ，Zhao RJ，et al. Temporal trends in the prevalence of metabolic syndrome among middle-aged and elderly adults from 2011 to 2015 in China：the China health and retirement longitudinal study（CHARLS）［J］. BMC Public Health，2021，21（1）：1045. DOI：10.1186/s12889-021-11042-x.

[4] Yu SJ，Song LL，Wei Q，et al. Dose-response relationship between serum 25-hydroxyvitamin D and the risk of metabolic syndrome［J］. Clin Nutr，2021，40（4）：1530-1536.

[5] Ma AJ，Fang K，Dong J，et al. Prevalence and related factors of metabolic syndrome in Beijing，China（Year 2017）［J］. Obes Facts，2020，13（6）：1-10.

[6] 何宇纳，赵文华，赵丽云. 2010—2012年中国10～17岁儿童青少年代谢综合征流行情况［J］. 中华预防医学杂志，2017，51（06）：513-518.

[7] Chen MM，Li YH，Chen L，et al. Associations between single-child status and metabolic syndrome in children and adolescents in China［J］. Front Pediatr，2021，9：661164. DOI：10.3389/fped.2021.661164.

[8] Zhang JS，Gui ZH，Zou ZY，et al. Long-term exposure to ambient air pollution and metabolic syndrome in children and adolescents：a national cross-sectional study in China［J］. Environ Int，2021，148：106383. DOI：10.1016/j.envint.2021.106383.

[9] 杨清梅，马萍，董洋洋，等. 2017—2019年银川市12～18岁青少年心血管代谢危险因素的流行现状［J］. 卫生研究，2021，50（3）：454-459.

[10] Wang Y，Wang H，Howard AG，et al. Six-year incidence of cardiometabolic risk factors in a population-based cohort of Chinese adults followed from 2009 to 2015［J］. J Am Heart Assoc，2019，8（12）：e011368. DOI：10.1161/JAHA.118.011368.

[11] Yang ZG，Li YH，Dong B，et al. Relationship between parental overweight and obesity and childhood metabolic syndrome in their offspring：result from a cross-sectional analysis of parent-offspring trios in China［J］. BMJ Open，2020，10（12）：e036332. DOI：10.1136/bmjopen-2019-036332.

[12] Li Y，Yang Z，Wang X，et al. Association between maternal lifestyle and risk of metabolic syndrome in offspring-a cross-sectional study from China［J］. Front Endocrinol（Lausanne），2020，11：552054. DOI：10.3389/fendo.2020.552054.

[13] Liu B，Li Y，Guo J，et al. Body mass index and its change from adolescence to adulthood are closely related to the risk of adult metabolic syndrome in China［J］. Int J Endocrinol，2021，2021：8888862. DOI：10.1155/2021/8888862.

[14] Yang W，Guo S，Wang H，et al. The Association of metabolic syndrome with the development of cardiovascular disease among Kazakhs in remote rural areas of Xinjiang，China：a cohort study［J］. BMC Public Health，2021，21（1）：216. DOI：10.1186/s12889-021-10241-w.

[15] Zhang Q，Wang Y，Yu N，et al. Metabolic syndrome predicts incident disability and functional decline among Chinese older adults：results from the China Health and Retirement Longitudinal Study［J］. Aging Clin Exp Res，2021. DOI：10.1007/s40520-021-01827-w.

[16] Wang XH，Ji L，Tang ZY，et al. The association of metabolic syndrome and cognitive impairment in Jidong of China：a cross-sectional study［J］. BMC Endocr Disord，2021，21（1）：40. DOI：10.1186/s12902-021-00705-w.

[17] Li S，Sun X，Zhao Y，et al. Association between metabolic syndrome and asymptomatic cerebral arterial stenosis：a cross-sectional study in Shandong，China［J］. Front Neurol，2021，12：644963. DOI：10.3389/fneur.2021.644963.

2.6 空气污染

环境大气污染和室内空气污染是影响中国伤残调整寿命年（DALY）的第3位和第13位危险因素。与1990年相比，2019年与室内空气污染相关的总死亡人数下降了72.7%，DALY损失下降了80.2%[1]。

2.6.1　中国空气污染情况

《中国生态环境状况公报》显示，2020年全国337个地级及以上城市中，有202个室外空气质量达标，达标率为59.9%，比2019年上升了13.3%，六种主要大气污染物（$PM_{2.5}$、PM_{10}、SO_2、NO_2、CO、O_3）水平均比2019年下降（表2-6-1）。所有重度以上污染天数中，以$PM_{2.5}$为首要污染物的天数占51.3%。中国室外空气$PM_{2.5}$污染的时空分布总体呈现北方高于南方、冬季高于夏季的特征[2]。利用卫星遥感技术评估中国2000—2016年高分辨率（1km×1km）室外空气$PM_{2.5}$浓度，结果显示京津冀地区$PM_{2.5}$污染最为严重[3]。室外空气污染的形成受到温度、湿度、风速、风向等多种气象因素的影响。

表2-6-1　2013—2020年六种主要大气污染物变化趋势

年份	$PM_{2.5}$（μg/m³）	PM_{10}（μg/m³）	SO_2（μg /m³）	NO_2（μg/m³）	O_3（μg /m³）	CO（mg/m³）
2013	72	118	40	44	139	2.5
2014	62	105	35	38	140	2.2
2015	50	87	25	30	134	2.1
2016	47	82	22	30	138	1.9
2017	43	75	18	31	149	1.7
2018	39	71	14	29	151	1.5
2019	36	63	11	27	148	1.4
2020	33	56	10	24	138	1.3

2.6.2　室外空气污染与心血管病

2.6.2.1　室外空气污染对CVD的短期效应

大量流行病学研究均证实，室外空气污染物浓度升高与CVD死亡及发病存在正向关联。基于我国272个城市2013—2015年大气污染和死因逐日数据开展的系列研究发现，随着$PM_{2.5}$、粗颗粒物（直径2.5～10μm）、O_3、SO_2、NO_2和CO暴露浓度的增加，CVD死亡风险增加，大气污染物暴露浓度升高还与冠心病和高血压的死亡风险增加有关[4-8]。我国34个区县开展的多中心时间序列研究结果显示，与春、冬季节相比，夏、秋季节O_3对心血管系统疾病死亡风险的影响更大[9]。一项基于中国161个区县2011—2013年$PM_{2.5}$组分和逐日死亡数据研究发现，有机碳、元素碳、硫酸盐、硝酸盐以及铵盐每增加1个四分位间距，CVD死亡风险分别增加0.68%（95%CI：0.18%～1.18%）、1.73%（95%CI：1.04%～2.42%）、0.80%（95%CI：0.20%～1.41%）、0.95%（95%CI：0.15%～1.75%）和1.15%（95%CI：0.40%～1.89%）[10]。中国128个区县2013—2018年O_3暴露和逐日死亡数据研究发现，O_3与环境温度存在交互作用，高温时O_3暴露导致的CVD死亡风险最大，O_3浓度每上升10μg/m³，CVD死亡风险增加0.42%（95%CI：0.32%～0.51%）[11]。

一项在我国不同地区10个区县中开展的$PM_{2.5}$短期暴露与脑卒中发病风险之间的关联研究发现，$PM_{2.5}$浓度每增加10μg/m³，脑卒中的急性发病风险增加0.37%（95%CI：0.15%～0.60%），其中缺血性脑卒中增加0.46%（95%CI：0.21%～0.72%）[12]。部分研究利用医院就诊数据评估了室外空气污染对CVD发病的影响。我国184个城市$PM_{2.5}$对CVD住院影响的研究结果表明，$PM_{2.5}$暴露导致CVD入院人数增加[13]。中国248个城市$PM_{2.5}$与脑卒中和短暂性脑缺血发作（TIA）住院风险研究显示，$PM_{2.5}$暴露导致脑血管病、缺血性脑卒中和TIA的住院风险增加；$PM_{2.5}$当日暴露浓度与出血性脑卒中呈现负相关（未达统计学意义）[14]。

针对中国48个城市$PM_{2.5}$短期暴露相关寿命损失年（YLL）的研究表明，$PM_{2.5}$与CVD、缺血性心脏病、脑卒中、出血性脑卒中和缺血性脑卒中的YLL增加有关[15]；NO_2与CVD的YLL增加也呈相关关系[16]。空气污染对CVD的短期效应研究见表2-6-2。

表2-6-2 室外空气污染对CVD死亡、住院和寿命损失年的短期效应

研究地区	研究时间	室外空气污染物及平均暴露浓度	结局指标	日均浓度每增加10μg/m^3或1mg/m^3（CO）所增加的风险或寿命损失（95%CI）
中国272个城市[4-8]	2013—2015	$PM_{2.5}$ 56μg/m^3	CVD死亡	CVD死亡增加0.27%（0.18%～0.36%） 高血压死亡增加0.39%（0.13%～0.65%） 冠心病死亡增加0.30 %（0.19%～0.40%）
		SO_2 29.8μg/m^3	CVD死亡	CVD死亡增加0.70%（0.49%～0.91%） 高血压死亡增加0.64%（0.30%～1.58%） 冠心病死亡增加0.65%（0.42%～0.89%）
		CO 1.2mg/m^3	CVD死亡	CVD死亡增加1.12%（0.42%～1.83%） 冠心病死亡增加1.75%（0.85%～2.66%）
		NO_2 31μg/m^3	CVD死亡	CVD死亡增加0.9%（0.7%～1.2%） 高血压死亡增加1.4%（0.8%～2.0%） 冠心病死亡增加0.9%（0.6%～1.2%）
		O_3 77μg/m^3	CVD死亡	CVD死亡增加0.27%（0.10%～0.44%） 高血压死亡增加0.60%（0.08%～1.11%） 冠心病死亡增加0.24%（0.02%～0.46%）
中国184个城市[13]	2014—2017	$PM_{2.5}$ 50μg/m^3	CVD住院	CVD住院增加0.26%（0.17%～0.35%） 缺血性心脏病住院增加0.31%（0.22%～0.40%） 心力衰竭住院增加0.27%（0.04%～0.51%） 心律失常住院增加0.29%（0.12%～0.46%） TIA住院增加0.29%（0.18%～0.40%）
中国248个城市[14]	2013—2017	$PM_{2.5}$ 50.7μg/m^3	CVD住院	脑血管病住院增加0.19%（0.13%～0.25%） 缺血性脑卒中住院增加0.26%(0.17%～0.35%） TIA住院增加0.26%（0.13%～0.38%）
中国48个城市[15]	2013—2017	$PM_{2.5}$ 58.8μg/m^3	CVD寿命损失年	CVD YLL增加 0.22%（0.15%～0.29%） 缺血性心脏病YLL增加0.20%（0.10%～0.29%） 脑卒中YLL增加0.26%（0.16%～0.36%） 出血性脑卒中YLL增加0.23%(0.09%～0.36%） 缺血性脑卒中YLL增加0.31%(0.15%～0.46%）

2.6.2.2 室外空气污染对CVD的长期效应

与短期暴露于空气污染相比，长期暴露于室外空气污染对健康的影响更大。既往已有研究显示总悬浮颗粒物（TSP）、SO_2、NO_x和$PM_{2.5}$与全因死亡和CVD死亡风险增加相关[17-19]。2000—2016年，中国归因于$PM_{2.5}$长期暴露的超额死亡人数逾3000万，年超额死亡人数为150万～220万[3]。近期，中国动脉粥样硬化性心血管病风险预测研究（China-PAR）在15个省、自治区、直辖市约12万名成年人中开展的队列研究表明，$PM_{2.5}$暴露与全因死亡风险增加有关[20]，同时也增加CVD发病和死亡风险[21]、脑卒中发病风险[22]，以及冠心病发生风险[23]（表2-6-3）。研究还发现，大气$PM_{2.5}$长期暴露可能影响CVD患者的预后[24]。

表2-6-3　空气污染对CVD发病和死亡的长期效应

研究地区	室外空气污染物及平均暴露浓度（μg/m³）	队列人群样本量	队列随访时间跨度（n）	结局指标	年均浓度每增加10μg/m³所增加的风险（95%CI）
全国17个省市[18]	TSP 289 SO_2 73 NO_x 50	70 947	1991—2000	心血管死亡	0.9%（0.3%～1.5%） 3.2%（2.3%～4.0%） 2.3%（0.6%～4.1%）
全国45个区县[19]	$PM_{2.5}$ 43.7	189 793	1990—2006	CVD死亡 IHD死亡 脑卒中死亡	9%（8%～10%） 9%（6%～12%） 14%（13%～16%）
全国22个省市[17]	$PM_{2.5}$ 50.7	13 344	2008—2014	全因死亡	8%（6%～9%）
全国15个省市（China-PAR）[22]	$PM_{2.5}$ 64.9	117 575	2000—2015	脑卒中发病	总脑卒中13%（9%～17%） 缺血性脑卒中20%（15%～25%） 出血性脑卒中12%（5%～20%）
全国15个省市（China-PAR）[21]	$PM_{2.5}$ 67.4	116 972	2000—2015	CVD发病及死亡	心血管发病25%（22%～28%） 心血管死亡16%（12%～21%）
全国15个省市（China-PAR）[23]	$PM_{2.5}$ 64.96	118 229	2000—2015	冠心病发病	总冠心病43%（35%～51%） 致死性冠心病38%（25%～53%） 非致死性冠心病45%（36%～56%）
全国15个省市（China-PAR）[20]	$PM_{2.5}$ 64.9	116 821	2000—2015	全因死亡	11%（8%～14%）

2.6.2.3　室外空气污染与心血管病危险因素的关系

在北京健康成年人中开展的定组研究发现，$PM_{2.5}$短期暴露可能引起HDL-C功能障碍，氧化型LDL-C升高，以及增加动脉粥样硬化斑块破损和炎症相关的分子标志物水平[25，26]。在上海健康成人中开展的定组研究也发现，$PM_{2.5}$及其组分（SO_4^{2-}，Cl^-，K^+等）短期暴露与肿瘤坏死因子-α、白细胞介素-8、单核细胞趋化蛋白-1等全身性炎性相关分子标志物水平呈正相关[27]。一项在CVD高危人群中开展的多城市定群研究结果表明，$PM_{2.5}$短期暴露水平增加与血压水平升高、心率变异性和肺功能降低相关，但是血压控制达标者大气$PM_{2.5}$暴露的健康危害减弱或消失，身体活动水平达标者大气$PM_{2.5}$暴露对肺功能的危害没有达到统计学显著性[28-30]。一项在京津冀地区开展的研究发现，大气$PM_{2.5}$及其组分水平增加与中老年人群抑郁和焦虑相关[31]。

大型前瞻性队列随访证据表明，$PM_{2.5}$长期暴露与中国成人糖尿病发病风险增加有关，对88 397名成人随访580 928人年后发现，$PM_{2.5}$浓度每升高10μg/m³，糖尿病发病风险增加16%（95%CI：6%～26%）[32]。北方4个城市研究通过对3.7万名成人进行约12年的随访调查发现，SO_2浓度升高与高血压及糖尿病发病风险增加有关[33，34]，PM_{10}和NO_2长期暴露也会增加糖尿病发病风险[33]。一项基于中国28个区县$PM_{2.5}$成分和心血管亚临床指标的多中心研究显示，$PM_{2.5}$暴露与舒张压和心电图测量值的增加相关。$PM_{2.5}$每增加1个IQR，舒张压增加0.87mmHg（95%CI：0.28～1.47mmHg），PR间期增加18.97ms（95%CI：16.69～21.25ms），QRS间期增加15.39ms（95%CI：14.16～16.62ms），QT间期增加40.50ms（95%CI：35.97～45.02ms），QT_C间期增加43.16ms（95%CI：38.36～47.95ms）[35]。一项在中国1449名65岁以上老年人中开展的队列研究发现，$PM_{2.5}$浓度每升高10μg/m³，空腹血糖增加0.146mmol/L（95%CI：0.045～0.248mmol/L）[36]。基于中国多民族队列基线数据分析发现，大气污染与血脂水平升高、血脂异常和高血压患病风险增加相关，遵循健康膳食模式可减弱大气污染对血压的危害[37，38]。另一项研究利用2011年和2015年两次调查的数据分析发现，自2013年国务院印发《大气污染防治行动计划》（简称“大气十条”）之后，我国大气污染水平明显下降，且血脂水平下降与大气污染物水平下降相关，$PM_{2.5}$每下降10μg/m^3，LDL-C和TC分别下降2.71mg/dl和4.16mg/dl[39]。此外，$PM_{2.5}$暴露水平升高的人群，经肱动脉血流介导的血管舒张功能降低，颈动脉内膜中层厚度增加，提示$PM_{2.5}$暴露与早期动脉粥样硬化相关[40]。

2.6.3 室内空气污染与心血管病

一项基于中国22.6万名城市居民的前瞻性队列研究显示，使用固体燃料做饭显著增加居民的心肺系统疾病和全因死亡风险。与一直使用清洁燃料做饭的居民相比，使用固体燃料做饭的居民全因死亡、CVD死亡和呼吸系统疾病死亡风险分别增加了19%（95%CI：10%～28%）、24%（95%CI：10%～39%）和43%（95%CI：10%～85%）；与一直使用固体燃料做饭的居民相比，停止使用固体燃料转而使用清洁燃料的居民全因死亡和心肺系统疾病死亡风险降低；停用时间越长，死亡风险降低越多，停用时间少于5年，死亡风险降低约60%；停用时间超过10年，死亡风险可下降到接近使用清洁燃料居民的水平。另外，厨房通风可降低19%（95%CI：13%～24%）的全因死亡风险和25%（95%CI：17%～34%）的CVD死亡风险[41]。

一项基于全国267个城市2013—2017年逐日死因资料的时间序列研究，根据每个城市室内和室外$PM_{2.5}$浓度计算时间加权的$PM_{2.5}$浓度，结果发现$PM_{2.5}$每升高10μg/m^3，CVD、冠心病和脑卒中的死亡风险分别增加0.50%（95%CI：0.37%～0.63%）、0.46%（95%CI：0.28%～0.63%）和0.49%（95%CI：0.32%～0.66%），明显高于仅考虑室外$PM_{2.5}$污染引起的效应值[42]。针对黄土高原窑洞居民的研究显示，室内$PM_{2.5}$每升高10μg/m^3，收缩压升高0.36mmHg（95%CI：0.05～0.77mmHg）；如使用清洁能源替代固体燃料，个体$PM_{2.5}$暴露和收缩压水平将分别降低21%和3.7%[43]。

2.6.4 空气污染干预措施和策略

自20世纪80年代以来，中国在国家政策、法规、行动计划及国家标准等多个层面均提出了空气污染和环境健康问题的应对举措。2013年和2018年国务院分别印发“大气十条”和《打赢蓝天保卫战三年行动计划》，设定了量化的空气质量改善目标，降低主要空气污染物排放总量。2013年新版国家环境空气质量标准增加了$PM_{2.5}$污染监测指标，降低了NO_2、PM_{10}等指标的浓度限值，并在全国范围建成了空气质量监测网络。经过数十年的发展，中国空气污染相关政策与法规标准已日趋完善，空气质量显著改善。一项在全国层面开展的$PM_{2.5}$长期暴露及相关疾病负担评价研究显示，2000—2016年中国归因于$PM_{2.5}$污染导致的死亡人数达3008万，自2013年以来，中国每年因$PM_{2.5}$暴露导致的总死亡人数呈逐渐下降趋势[3]。一项京津冀及周边地区“十四五”及中长期$PM_{2.5}$污染控制目标的健康效益预估研究显示，空气质量的改善将大幅降低与空气污染相关的疾病负担，带来显著的健康效益。未来如果空气质量按“十四五”及中长期$PM_{2.5}$污染控制目标改善，预计到2025年、2030年和2035年京津冀及周边地区28个城市$PM_{2.5}$所致超额死亡数将分别降至11.49×10^4、10.62×10^4和9.85×10^4例，比2015年分别减少23.96%、29.72%和34.79%[44]。

参考文献

[1] World Health Organization. Global burden of disease study [EB/OL] (2021-12-2). https：//vizhub.healthdata.org/gbd-compare/.

[2] Ma Z，Hu X，Sayer AM，et al. Satellite-based spatiotemporal trends in $PM_{2.5}$ concentrations：China，2004—2013 [J]. Environ Health Perspect，2016，124（2）：184-192.

[3] Liang F，Xiao Q，Huang K，et al. The 17-y spatiotemporal trend of $PM_{2.5}$ and its mortality burden in China [J]. Proc Natl Acad Sci USA，2020，117（41）：25601-25608.

[4] Yin P，Chen RJ，Wang LJ，et al. Ambient ozone pollution and daily mortality：A nationwide study in 272 Chinese cities [J].

Environ Health Perspect，2017，125（11）：117006. DOI：10.1289/EHP1849.

[5] Chen R，Yin P，Meng X，et al. Associations between ambient nitrogen dioxide and daily cause-specific mortality：Evidence from 272 Chinese cities [J]. Epidemiology，2018，29（4）：482-489.

[6] Liu C，Yin P，Chen R，et al. Ambient carbon monoxide and cardiovascular mortality：A nationwide time-series analysis in 272 cities in China [J]. Lancet Planet Health，2018，2（1）：e12-e18.

[7] Chen R，Yin P，Meng X，et al. Fine particulate air pollution and daily mortality. A nationwide analysis in 272 Chinese cities[J]. Am J Respir Crit Care Med，2017，196（1）：73-81.

[8] Chen RJ，Yin P，Meng X，et al. Associations between coarse particulate matter air pollution and cause-specific mortality：A nationwide analysis in 272 Chinese cities [J]. Environ Health Perspect，2019，127（1）：17008. DOI：10.1289/EHP2711.

[9] Sun Q，Wang W，Chen C，et al. Acute effect of multiple ozone metrics on mortality by season in 34 Chinese counties in 2013—2015 [J]. J Intern Med，2018，283（5）：481-488.

[10] Yang J，Zhou MG，Li MM，et al. Fine particulate matter constituents and cause-specific mortality in China：A nationwide modelling study [J]. Environ Int，2020，143：105927. DOI：10.1016/j.envint.2020.105927.

[11] Shi W，Sun Q，Du P，et al. Modification effects of temperature on the ozone-mortality relationship：A nationwide multi-county study in China [J]. Environ Sci Technol，2020，54（5）：2859-2868.

[12] Ban J，Wang Q，Ma RM，et al. Associations between short-term exposure to $PM_{2.5}$ and stroke incidence and mortality in China：A case-crossover study and estimation of the burden [J]. Environ Pollut，2021，268（Pt A）：115743. DOI：10.1016/j.envpol.2020.115743.

[13] Tian YH，Liu H，Wu YQ，et al. Association between ambient fine particulate pollution and hospital admissions for cause specific cardiovascular disease：Time series study in 184 major Chinese cities [J]. BMJ，2019，367：l6572. DOI：0.1136/bmj.l6572.

[14] Gu JS，Shi Y，Chen N，et al. Ambient fine particulate matter and hospital admissions for ischemic and hemorrhagic strokes and transient ischemic attack in 248 Chinese cities [J]. Sci Total Environ，2020，715：136896. DOI：10.1016/j.scitotenv.2020.136896.

[15] Li J，Zhang X，Yin P，et al. Ambient fine particulate matter pollution and years of life lost from cardiovascular diseases in 48 large Chinese cities：Association，effect modification，and additional life gain [J]. Sci Total Environ，2020，735：139413. DOI：10.1016/j.scitotenv.2020.139413.

[16] Li J，Zhang X，Li GX，et al. Short-term effects of ambient nitrogen dioxide on years of life lost in 48 major Chinese cities，2013—2017 [J]. Chemosphere，2021，263：127887. DOI：10.1016/j.chemosphere.2020.127887.

[17] Li T，Zhang Y，Wang J，et al. All-cause mortality risk associated with long-term exposure to ambient $PM_{2.5}$ in China：A cohort study [J]. Lancet Public Health，2018，3（10）：e470-e477.

[18] Cao J，Yang C，Li J，et al. Association between long-term exposure to outdoor air pollution and mortality in China：A cohort study [J]. J Hazard Mater，2011，186（2-3）：1594-1600.

[19] Yin P，Brauer M，Cohen A，et al. Long-term fine particulate matter exposure and nonaccidental and cause-specific mortality in a large national cohort of Chinese men [J]. Environ Health Perspect，2017，125（11）：117002. DOI：10.1289/EHP1673.

[20] Yang XL，Liang FC，Li JX，et al. Associations of long-term exposure to ambient $PM_{2.5}$ with mortality in Chinese adults：A pooled analysis of cohorts in the China-PAR project [J]. Environ Int，2020，138：105589. DOI：10.1016/j.envint.2020.105589.

[21] Liang F，Liu F，Huang K，et al. Long-term exposure to fine particulate matter and cardiovascular disease in China [J]. J Am Coll Cardiol，2020，75（7）：707-717.

[22] Huang KY，Liang FC，Yang XL，et al. Long term exposure to ambient fine particulate matter and incidence of stroke：Prospective cohort study from the China-PAR project [J]. BMJ，2019，367：l6720. DOI：10.1136/bmj.l6720.

[23] Li J，Liu F，Liang F，et al. Long-term effects of high exposure to ambient fine particulate matter on coronary heart disease incidence：A population-based Chinese cohort study [J]. Environ Sci Technol，2020，54（11）：6812-6821.

[24] Xu DD，Zhang Y，Sun QH，et al. Long-term $PM_{2.5}$ exposure and survival among cardiovascular disease patients in Beijing，China [J]. Environ Sci Pollut Res Int，2021，DOI：10.1007/s11356-021-14043-w.

[25] Li J，Zhou C，Xu H，et al. Ambient air pollution is associated with HDL（High-Density Lipoprotein）dysfunction in healthy adults [J]. Arterioscler Thromb Vasc Biol，2019，39（3）：513-522.

[26] Xu H, Wang T, Liu S, et al. Extreme levels of air pollution associated with changes in biomarkers of atherosclerotic plaque vulnerability and thrombogenicity in healthy adults [J]. Circ Res, 2019, 124 (5): e30-e43.

[27] Zhang QL, Niu Y, Xia YJ, et al. The acute effects of fine particulate matter constituents on circulating inflammatory biomarkers in healthy adults [J]. Sci Total Environ, 2020, 707: 135989. DOI: 10.1016/j.scitotenv.2019.135989.

[28] Xing XL, Liu FC, Yang XL, et al. Declines in heart rate variability associated with short-term $PM_{2.5}$ exposure were modified by blood pressure control and treatment: A multi-city panel study in China [J]. Environ Pollut, 2021, 287: 117572. DOI: 10.1016/j.envpol.2021.117572.

[29] Ma H, Liu FC, Yang XL, et al. Association of short-term fine particulate matter exposure with pulmonary function in populations at intermediate to high-risk of cardiovascular disease: A panel study in three Chinese cities [J]. Ecotoxicol Environ Saf, 2021, 220: 112397. DOI: 10.1016/j.ecoenv.2021.112397.

[30] Lin Z, Wang X, Liu F, et al. Impacts of short-Term fine particulate matter exposure on blood pressure were modified by control status and treatment in hypertensive patients [J]. Hypertension, 2021, 78 (1): 174-183.

[31] Shi W, Li T, Zhang Y, et al. Depression and anxiety associated with exposure to fine particulate matter constituents: A cross-sectional study in north China [J]. Environ Sci Technol, 2020, 54 (24): 16006-16016.

[32] Liang F, Yang X, Liu F, et al. Long-term exposure to ambient fine particulate matter and incidence of diabetes in China: A cohort study [J]. Environ Int, 2019, 126: 568-575.

[33] Shan A, Zhang Y, Zhang LW, et al. Associations between the incidence and mortality rates of type 2 diabetes mellitus and long-term exposure to ambient air pollution: A 12-year cohort study in northern China [J]. Environ Res, 2020, 186: 109551. DOI: 10.1016/j.envres.2020.109551.

[34] Yan M, Li C, Zhang L, et al. Association between long-term exposure to sulfur dioxide pollution and hypertension incidence in northern China: a 12-year cohort study [J]. Environ Sci Pollut Res Int, 2020, 27 (17): 21826-21835. DOI: 10.1007/s11356-020-08572-z.

[35] Du XH, Zhang Y, Liu C, et al. Fine particulate matter constituents and sub-clinical outcomes of cardiovascular diseases: A multi-center study in China [J]. Sci Total Environ, 2021, 759: 143555. DOI: 10.1016/j.scitotenv.2020.143555.

[36] Zhang Y, Li TT, Ma RM, et al. Long-term exposure to ambient fine particulate matter and fasting blood glucose level in a Chinese elderly cohort [J]. Sci Total Environ, 2020, 717: 137191. DOI: 10.1016/j.scitotenv.2020.137191

[37] Xu H, Guo B, Qian W, et al. Dietary pattern and long-term effects of particulate matter on blood pressure: A large cross-sectional study in Chinese adults [J]. Hypertension, 2021, 78 (1): 184-194.

[38] Wang L, Chen GB, Pan YY, et al. Association of long-term exposure to ambient air pollutants with blood lipids in Chinese adults: The China Multi-Ethnic Cohort study[J]. Environ Res, 2021, 197: 111174. DOI: 10.1016/j.envres.2021.111174.

[39] Li J, Yao Y, Xie W, et al. Association of long-term exposure to $PM_{2.5}$ with blood lipids in the Chinese population: Findings from a longitudinal quasi-experiment [J]. Environ Int, 2021, 151: 106454. DOI: 10.1016/j.envint.2021.106454.

[40] Woo KS, Chook P, Hu YJ, et al. The impact of particulate matter air pollution ($PM_{2.5}$) on atherosclerosis in modernizing China: A report from the CATHAY study [J]. Int J Epidemiol, 2021, 50 (2): 578-588.

[41] Yu K, Lv J, Qiu G, et al. Cooking fuels and risk of all-cause and cardiopulmonary mortality in urban China: A prospective cohort study [J]. Lancet Glob Health, 2020, 8 (3): e430-e439.

[42] Dong ZM, Wang H, Yin P, et al. Time-weighted average of fine particulate matter exposure and cause-specific mortality in China: A nationwide analysis [J]. Lancet Planet Health, 2020, 4 (8): e343-e351.

[43] Chen Y, Fei J, Sun Z, et al. Household air pollution from cooking and heating and its impacts on blood pressure in residents living in rural cave dwellings in loess plateau of China [J]. Environ Sci Pollut Res Int, 2020, 27 (29): 36677-36687.

[44] 王情，朱欢欢，杜鹏. 京津冀及周边地区“十四五”及中长期$PM_{2.5}$污染控制目标的健康效益预估研究 [J]. 环境科学研究，2021，34 (1): 200-208.

第三部分　心血管病社区防治

3.1　国家慢性病综合防控示范区项目

3.1.1　国家卫生健康法律、政策和规划目标

2016年，习近平总书记在全国卫生与健康大会上提出新时期我国卫生与健康工作方针："以基层为重点，以改革创新为动力，预防为主，中西医并重，将健康融入所有政策，人民共建共享"。慢性病死亡占我国全因死亡的88.5%[1]，防控慢性病已经成为健康中国战略的重要内容，《"健康中国2030"规划纲要》将"人均预期寿命达到79岁，重大慢性病过早死亡率较2015年降低30%"列为2030年预期达到的主要健康指标[2]。CVD防治是《中国防治慢性病中长期规划（2017—2025年）》和《健康中国行动（2019—2030）》的重要内容[3, 4]，减重、控烟、增加身体活动、防控高血压被列入政府中长期工作目标（表3-1-1），减盐、减油、减糖、增加水果和蔬菜摄入以及定期检测血压、血脂、血糖等成为政府倡导的公众健康行为。

表3-1-1　中国心血管病防治的中长期目标

	基线水平	2022年目标	2030年目标
总体健康水平指标			
人均预期寿命（岁）	76.7	77.7	79.0
人均健康预期寿命（岁）	2016年为68.7	提高	显著提高
与CVD直接相关的结果性指标			
成人肥胖增长率（%）	2002—2012年年均增长率约5.3	持续减缓	持续减缓
经常参加身体活动人数比例（%）	2014年为33.9	≥37	≥40
15岁以上人群吸烟率（%）	2015年为27.7	＜24.5	＜20
全面无烟法规保护的人口比例（%）	10左右	≥30	≥80
居民心理健康素养水平（%）	12	20	30
CVD死亡率（1/10万）	2015年为238.4	≤209.7	≤190.7
30～70岁人群CVD等4种主要慢性病导致的过早死亡率（%）	2015年为18.5	≤15.9	≤13.0
与CVD直接相关的政府工作指标			
30岁及以上居民高血压知晓率（%）	2012年为47	≥55	≥65

续表

	基线水平	2022年目标	2030年目标
高血压患者规范管理率（%）	2015年为50	≥60	≥70
高血压治疗率（%）	2012年为41.1	持续提高	持续提高
高血压控制率（%）	2012年为13.8	持续提高	持续提高
35岁及以上居民年度血脂检测率（%）	2012年为19.4	≥27	≥35

注：摘自《健康中国行动（2019—2030）》

2020年6月，《中华人民共和国基本医疗卫生与健康促进法》正式实施，为与慢性病防控密切相关的健康促进、基本公共卫生服务及基本医疗服务提供了基本法律保障[5]。同年11月，全国爱国卫生运动将预防高血压、糖尿病、肥胖列为重要工作内容之一，戒烟限酒、适量运动、合理膳食（减油、减盐、减糖）、心理平衡成为国家倡导和普及的文明健康的生活方式[6]。2021年3月，《中华人民共和国国民经济和社会发展第十四个五年规划和2035年远景目标纲要》以前所未有的高度提出“把保障人民健康放在优先发展的战略位置”，坚持预防为主的方针，深入实施健康中国行动，完善国民健康促进政策、为人民提供全方位全生命期健康服务等具体措施将极大促进CVD全人群防控策略的实施，并最终实现“十四五”期间人均预期寿命提高1岁的发展目标[7]。老年人是CVD的高发群体，2021年11月发布的《中共中央国务院关于加强新时代老龄工作的意见》对老龄健康进行全面部署，明确要求“加强老年人群重点慢性病的早期筛查、干预及分类指导”“提高老年人健康服务和管理水平”[8]。

3.1.2 国家慢性病综合防控示范区项目概况

国家慢性病综合防控示范区（以下简称“示范区”）是践行“健康中国”理念、推动“健康入万策”的先导性项目。早在2010年，原卫生部即启动了“示范区”建设工作，在全国范围内以区/县为单位创建“示范区”，旨在通过“示范区”建设形成带动效应，进而推动全国慢性病预防控制工作的深入开展。《“健康中国2030”规划纲要》更明确提出，“实施慢性病综合防控战略，加强国家慢性病综合防控示范区建设”。截至2020年，在31个省、自治区、直辖市共建成488个国家级“示范区”，覆盖全国17.1%的县（市、区）[9]，已超额完成《中国防治慢性病中长期规划（2017—2025年）》提出的中期指标（2020年“示范区”覆盖率达到15%）。“示范区”建设推动政府以及全社会共同参与CVD防控工作，带动了CVD防控策略由高危人群策略向全人群策略的根本性转变[10, 11]，全人群健康素养得到显著提升[12]，人群吸烟、超重或肥胖、身体活动不足、高血压等CVD危险因素在部分“示范区”得到一定控制[13, 14]，但以高血压、糖尿病为代表的慢性病全程管理仍然是“示范区”建设的薄弱环节，中西部地区“示范区”建设质量较东部地区存在较明显的整体差距[15]，农村地区较城市更为薄弱[16]。

3.1.3 国家慢性病综合防控示范区案例介绍

3.1.3.1 天津市：爱“心”行动促进全人群健康

天津市在全市范围内开展全民健康生活方式行动，以爱“心”行动为抓手开展CVD防控行动[17]。该市“示范区”（和平区、西青区、南开区、滨海新区、北辰区）在开展“三减三健”健康生活方式行动的同时，探索社区高血压管理和医联体建设等多种创新模式（如，和平区深化医联体建设、西青区打造互联互通的区域信息化平台、北辰区开展社区高危人群个性化干预）。2008—2018年全人群死亡监测分析表明，“示范区”人均期望寿命由81.48岁上升至82.38岁，其中，男性由79.66岁上升至80.31岁，女性由83.44岁上升至84.51岁，而非“示范区”男性人均期望寿命无上升趋势；“示范区”AMI粗死亡率和标化死亡率均呈下降趋势，且年度变化百分比大于非“示范区”（粗死亡率：-5.36% vs -4.02%；标化死亡率：-6.27% vs -5.41%）。

3.1.3.2　重庆市和贵阳市：对标健康中国降低主要慢性病过早死亡率

30～70岁人群主要慢性病过早死亡率是健康中国行动重要预期性指标之一，重庆市和贵阳市通过持续建设健全慢性病监测系统对“示范区”该年龄段人口主要慢性病早死概率进行了系列分析[16, 18]。重庆市比较了“示范区”（包括2013年建成的国家级“示范区”和市级“示范区”，合计18个区县）和非“示范区”2012—2017年主要慢性病早死概率。分析发现，“示范区”主要慢性病早死概率呈显著的下降趋势（$P<0.05$），由2012年的17.21%下降至2017年的15.38%，而非“示范区”未见明显的年度变化（$P=0.818$），2012年和2017年分别为16.79%和17.05%；CVD早死概率呈现类似特点，“示范区”和非“示范区”年度变化区间分别为6.48%～5.62%和7.50%～6.52%。贵阳市分析发现，2018年“示范区”（含2个国家级和3个省级“示范区”）主要慢性病早死概率为15.95%，其中，CVD早死概率为7.48%，即，当年30岁的人群如果预计按当年30～69岁各年龄组的CVD死亡概率存活到69岁，其由于CVD死亡的总体概率为7.48%。总体上，两市“示范区”主要慢性病过早死亡率均已达到或接近“健康中国行动”2022年对该指标的阶段性预期，但也提示应进一步加强“示范区”的创新引领作用，通过带动“示范区”以外地区以CVD为重点的慢性病防控和达标工作，最终实现健康中国。

3.2　社区心血管病防治案例

《健康中国2030规划纲要》在创新医疗卫生服务供给模式中强调完善家庭医师签约服务，全面建立成熟完善的分级诊疗制度，形成基层首诊、双向转诊、上下联动、急慢分治的合理就医秩序，健全治疗-康复-长期护理服务链条。

3.2.1　医防融合服务模式

重庆市沙坪坝区渝碚路社区卫生服务中心采取医防“五融合”健康管理服务模式，通过基层医疗卫生机构内部的“管理融、队伍融、服务融、绩效融、信息融”，实现由全科医师团队统揽医疗和公共卫生服务，做到一次门诊既能满足患者的诊疗需求，又能完成必需的基本公共卫生服务。医防“五融合”提供“防、治、管”一体的健康管理，既有利于提升服务质量，增强居民获得感，又有利于推动机构内部横向的基本医疗和基本公共卫生的融合及机构外部纵向的医疗资源整合[19]。

3.2.2　厦门市“三师共管”服务模式

厦门市采取专科医师、全科医师、健康管理师“三师共管”模式，前瞻性观察“三师共管”对高血压患者血压控制率与CVD危险因素的影响。选择2015年4～7月于厦门市中华社区卫生服务中心加入高血压“三师共管”的587例高血压患者作为试验组，同期未加入“三师共管”的244例高血压患者作为对照组。试验组执行高血压“三师共管”管理流程，对照组按社区医院门诊常规诊疗处理；试验组每月随访1次，共随访18个月，对照组每3个月随访1次，共随访12个月。结果显示，试验组管理1年后患者的血压控制率（72.6% vs 41.8%）、运动率（71.6% vs 64.3%）较对照组明显提高，BMI［（24.0±3.0）kg/m^2 vs（24.5±3.0）kg/m^2］较对照组明显降低；试验组管理后总胆固醇［（4.59±1.17）mmol/L vs（4.78±1.16）mmol/L］和LDL-C［（2.48±1.03）mmol/L vs（2.60±1.02）mmol/L］较管理前下降。提示“三师共管”有助于提高高血压患者血压控制率和运动率，降低患者BMI及血脂水平[20]。

3.2.3 “全专联合”服务模式

四川大学华西医院协同成都市双流区西航港社区医院，采用全专联合方式对房颤患者进行早期筛查，开展高血压-房颤-脑卒中系列综合管理，具体措施包括三级综合医院医师对社区医院全科医师进行房颤知识培训、社区签约居民主题宣教和义诊、“医院-社区”转诊路径3个方面。自2019年7月以来，该模式新筛查房颤患者172例，筛查率87.8%，所有房颤患者均纳入一体化管理，管理率100%；社区医院通过上述路径进行双向转诊68人次，转诊率34.7%，最后均回到社区规范管理[21]。该模式借鉴国内外“全专联合”管理模式成功经验，以社区医院为主要场所，通过三级综合医院全科医师及专科医师联合社区医院全科医师，将房颤管理下沉到基层，进行更精准的分级诊疗和双向转诊，提高了签约居民对社区医院全科医生的信任度及满意度，有益于改善患者预后及房颤的综合管理。

3.2.4 基于信息化的服务模式

北京市方庄社区卫生服务中心采用智慧家医优化协同模式进行高血压患者管理，即以患者为中心、信息技术为支撑，围绕高血压患者的管理需求，通过智能预警系统、智能追踪系统、智能临床评估对高血压进行综合管理。2017—2019年，共管理高血压患者7332例。与管理前相比，管理后SBP有所降低（144.59mmHg vs 142.96mmHg），高血压控制率升高（41.43% vs 46.49%），10年动脉粥样硬化性心血管病（ASCVD）高风险人数的比例明显减少（77.27% vs 64.64%），BMI、食盐摄取量、吸烟人数、总胆固醇及LDL-C水平均有所下降[22]。此外，在对社区高血压患者进行分析后发现，降压药物类型、BMI、吸烟史、过去一年就诊的总次数、既往用药天数、年龄、首次开方后一年的门诊随访总数、是否合并糖尿病等均影响患者对降压药物治疗的依从性。研究人员在此基础上构建了依从性预测模型，为改善社区患者降压治疗的依从性提供了新思路[23]。在对全国462个社区医疗机构进行的横断面调查中发现[24]，目前仅有59%的社区卫生服务中心采用了电子病历系统（EMR），38.4%的数据采集能够满足工作需要，35.4%的社区支持线上转诊。EMR在慢病管理方面发挥着重要作用。由于不同地域间认知水平差异较大，目前EMR整体发展水平不高，需要更多的政策支持。

参考文献

[1] 国家卫生健康委统计信息中心，中国疾病预防控制中心慢性非传染性疾病预防控制中心. 中国死因监测数据集2019[M]. 北京：中国科学技术出版社，2020.

[2] 中共中央国务院. 中共中央国务院印发《“健康中国2030”规划纲要》[EB/OL].（2016-10-25）.[2020-12-03]. http://www.gov.cn/xinwen/2016-10/25/content_5124174.htm.

[3] 国务院办公厅. 国务院办公厅关于印发中国防治慢性病中长期规划（2017—2025年）的通知[EB/OL].（2017-02-14）.[2020-12-03]. http://www.gov.cn/zhengce/content/2017-02/14/content_5167886.htm.

[4] 健康中国行动推进委员会. 健康中国行动（2019—2030）[EB/OL].（2017-07-15）.[2020-12-03]. http://www.gov.cn/xinwen/2019-07/15/content_5409694.htm.

[5] 第十三届全国人民代表大会常务委员会. 中华人民共和国基本医疗卫生与健康促进法[EB/OL].（2019-12-28）.[2020-12-03]. http://www.xinhuanet.com/politics/2019-12/28/c_1125399629.htm.

[6] 国务院. 国务院关于深入开展爱国卫生运动的意见[EB/OL].（2020-11-27）.[2020-11-27]. http://www.gov.cn/zhengce/content/2020-11/27/content_5565387.htm.

[7] 第十三届全国人民代表大会第四次会议. 中华人民共和国国民经济和社会发展第十四个五年规划和2035年远景目标纲要[EB/OL].（2021-03-13）.[2021-09-03]. http://www.gov.cn/xinwen/2021-03/13/content_5592681.htm.

[8] 中共中央国务院. 中共中央国务院关于加强新时代老龄工作的意见[EB/OL].（2021-11-24）.[2021-11-25]. http://www.gov.cn/zhengce/2021-11/24/content_5653181.htm.

[9] Hou L, Chen B, Ji Y, et al. China CDC in Action—Hypertension Prevention and Control[J]. China CDC Weekly, 2020, 2(40): 783-786.

[10] 厚磊. “健康中国2030”背景下的高血压防控对策探讨 [J]. 中华医学杂志，2018，98（39）：3134-3137.
[11] Brainin M，Sliwa K. WSO and WHF joint position statement on population-wide prevention strategies [J]. Lancet，2020，396（10250）：533-534.
[12] 张娟，靳荣荣，李娟娟，等. 国家慢性病综合防控示范区综合实施效果研究 [J]. 中华流行病学杂志，2018，39（4）：394-400.
[13] 刘婷婷，杜庆威. 宁阳县国家慢性病综合防控示范区建设效果评价 [J]. 中国公共卫生管理，2020，36（3）：372-375，391.
[14] 刘丹妮，杨群娣，郑杨，等. 上海市第一批国家慢性病综合防控示范区健康环境建设及成效评估 [J]. 上海预防医学，2020，32（6）：492-496.
[15] 董文兰，毛凡，姜莹莹，等. 2017—2019年236个国家慢性病综合防控示范区建设质量评估 [J]. 中华流行病学杂志，2021，42（8）：1413-1419.
[16] 蒲焱，潘春柳，杨珂维，等. 贵阳市慢性病综合防控示范区居民重点慢性病死亡及早死概率分析 [J]. 现代预防医学，2021，48（11）：2067-2069，2099.
[17] 张爽，张辉，沈成凤，等. 2008—2018年天津市慢病示范区期望寿命与主要慢病死亡水平分析 [J]. 疾病监测，2020，35（6）：495-502.
[18] 丁贤彬，毛德强，唐文革，等. 重庆市慢性病综合防控示范区与非示范区主要慢性病早死概率趋势变化分析 [J]. 中国慢性病预防与控制，2018，26（10）：725-729.
[19] 王显君，唐智友，杨文梅，等. 基层医疗卫生机构医防“五融合”健康管理服务模式研究 [J]. 中国全科医学，2020，23（31）：3924-3929.
[20] 花清梅，张紫冠，于灵灵，等. 厦门市“三师共管”模式下高血压管理效果评价 [J]. 中华高血压杂志，2020，28（07）：671-675.
[21] 杨荣，刘长明，廖晓阳，等. 三级综合医院联合社区医院开展心房颤动综合管理协同路径的探索与思考 [J]. 中国全科医学，2021，24（01）：36-39.
[22] Li D，Wei XJ，Wu H，et al. Effect of an intelligent family physician-optimised coordination model program on hypertension management in a Beijing community [J]. Aust J Prim Health，2020，26（5）：402-409.
[23] Gao WJ，Liu H，Ge CY，et al. A clinical prediction model of medication adherence in hypertensive patients in a Chinese community hospital in Beijing [J]. Am J Hypertens，2020，33（11）：1038-1046.
[24] Xia ZN，Gao WJ，Wei XJ，et al. Perceived value of electronic medical records in community health services：A national cross-sectional survey of primary care workers in mainland China [J]. Int J Environ Res Public Health，2020，17（22）：8510. DOI：10.3390/ijerph17228510.

第四部分　心血管病

4.1　心血管病流行趋势

4.1.1　心血管病患病情况

中国CVD患病率处于持续上升阶段。推算CVD现患人数3.3亿，其中脑卒中1300万人，冠心病1139万人，心力衰竭890万人，肺源性心脏病500万人，心房颤动487万人，风湿性心脏病250万人，先天性心脏病200万人，下肢动脉疾病4530万人，高血压2.45亿人。

4.1.2　心血管病死亡情况[1]

4.1.2.1　心血管病死亡率

2019年CVD死亡率仍居首位，高于肿瘤及其他疾病（图4-1-1，图4-1-2）。农村CVD死亡率从2009年起超过并持续高于城市水平（图4-1-3）。

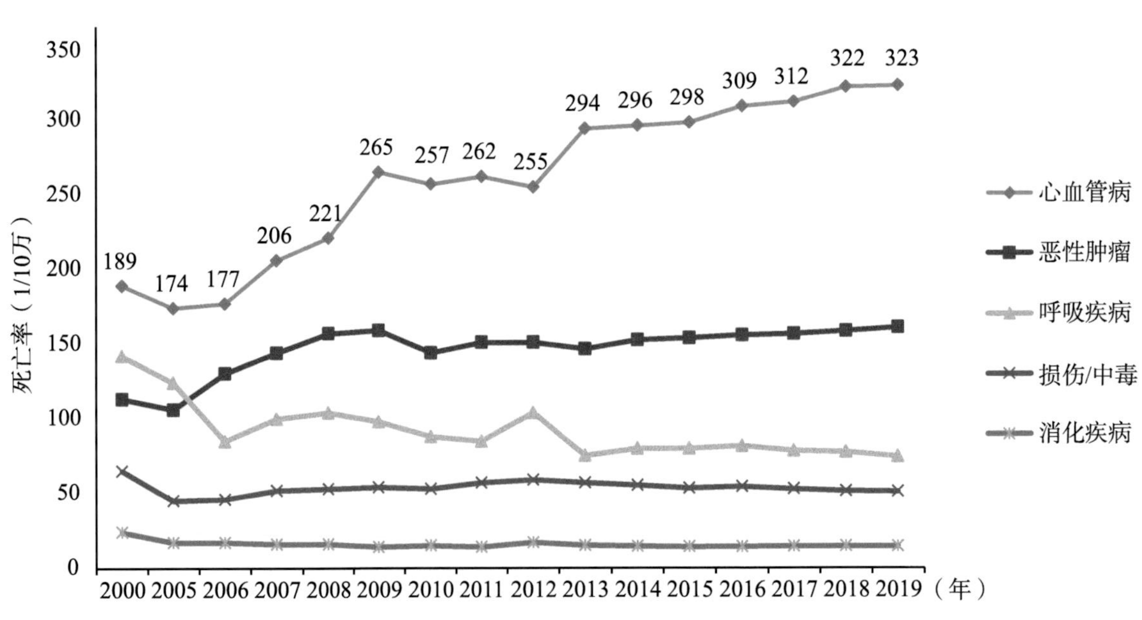

图4-1-1　2000—2019年中国农村居民主要疾病死亡率变化

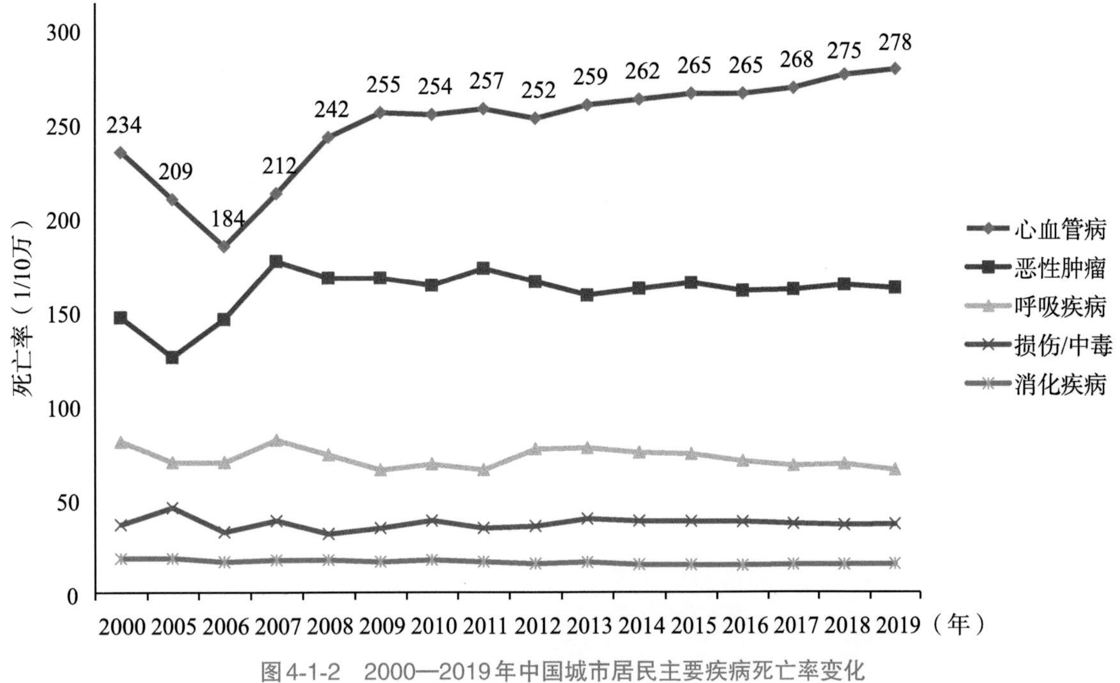

图4-1-2　2000—2019年中国城市居民主要疾病死亡率变化

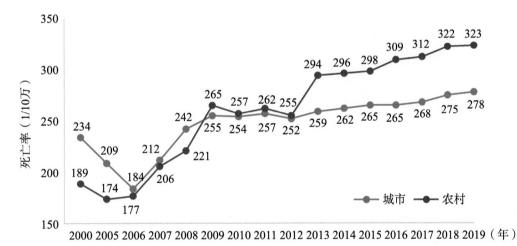

图4-1-3　2000—2019年中国城乡居民心血管病死亡率变化

2019年农村CVD死亡率为323.29/10万，其中心脏病死亡率为164.66/10万，脑血管病死亡率为158.63/10万；城市CVD死亡率为277.92/10万，其中心脏病死亡率为148.51/10万，脑血管病死亡率为129.41/10万。

4.1.2.2　心血管病占死因构成比

城乡居民疾病死亡构成比中，CVD占首位。2019年农村、城市CVD分别占死因的46.74%和44.26%（图4-1-4，图4-1-5）。每5例死亡病例中就有2例死于CVD。

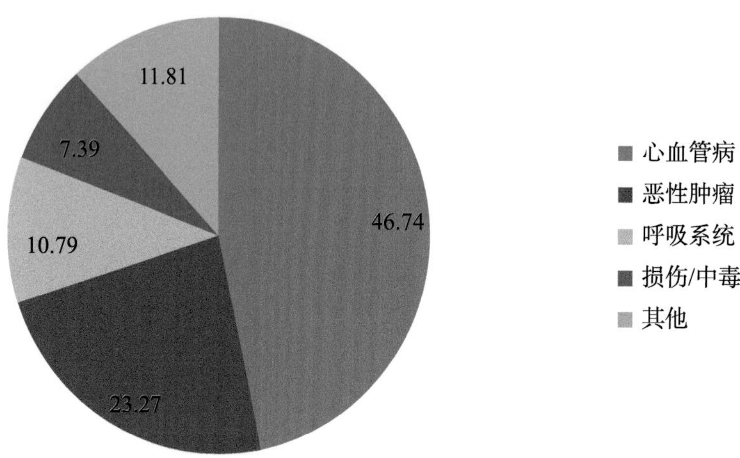

图4-1-4 2019年中国农村居民主要疾病死因构成比（%）

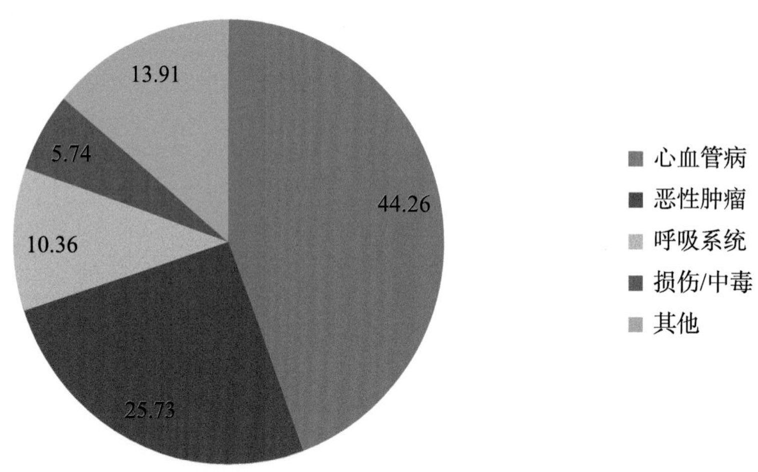

图4-1-5 2019年中国城市居民主要疾病死因构成比（%）

参考文献

［1］国家卫生健康委员会．中国卫生健康统计年鉴2020［M］．北京：中国协和医科大学出版社，2020．

4.2 冠心病

4.2.1 流行病学

4.2.1.1 冠心病患病率

2013年中国第五次卫生服务调查显示[1]，中国大陆≥15岁人口冠心病的患病率城市地区为12.3‰，农村为8.1‰，城乡合计为10.2‰。60岁以上人群冠心病患病率为27.8‰。与2008年第四次调查数据相比（城市15.9‰、农村4.8‰、合计7.7‰），城市患病率有所下降，但总患病率升高。2013年中国大陆15岁及以上人口冠心病的患病人数为11 396 104，比2008年第四次国家卫生服务调查的全年龄段冠心病患病人数增加了约108万。

4.2.1.2　冠心病死亡率

《中国卫生健康统计年鉴2020》数据显示[2]，2019年中国城市居民冠心病死亡率为121.59 / 10万，农村为130.14/10万。无论是城市还是农村地区，男性冠心病死亡率均高于女性（图4-2-1）。

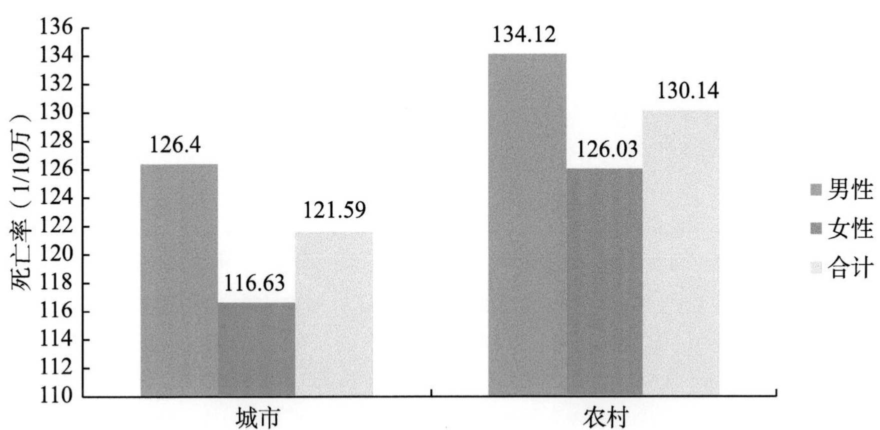

图4-2-1　2019年中国城乡不同性别人群冠心病死亡率

2019年冠心病死亡率继续2012年以来的上升趋势（图4-2-2），农村地区上升明显，到2016年已超过城市水平。

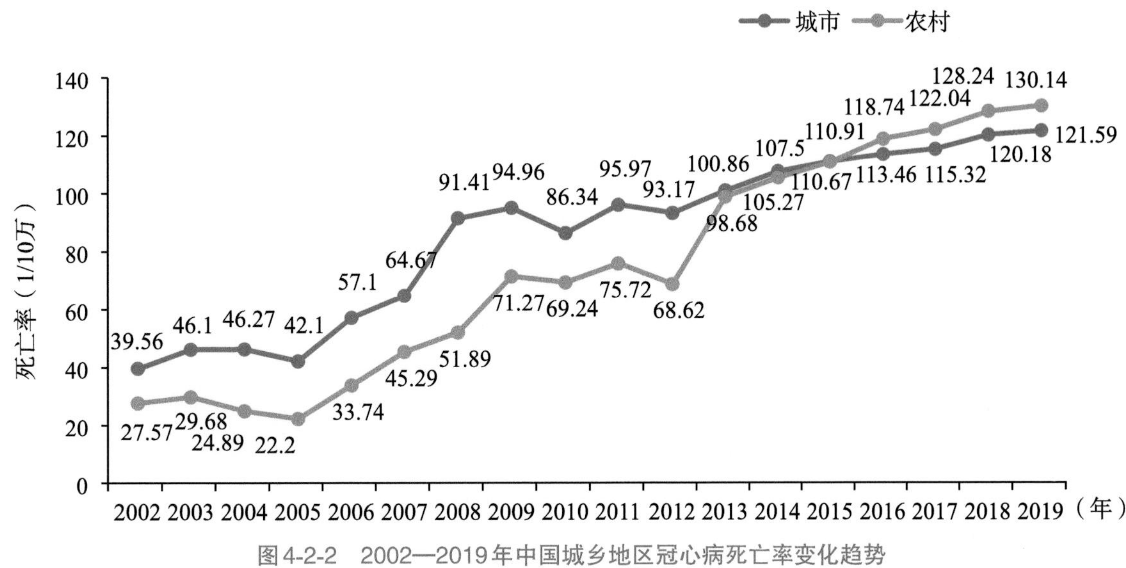

图4-2-2　2002—2019年中国城乡地区冠心病死亡率变化趋势

2002—2018年急性心肌梗死（AMI）死亡率总体呈上升态势，2019年略有降低。从2005年开始，AMI死亡率呈快速上升趋势，农村地区AMI死亡率不仅于2007年、2009年、2010年超过城市地区，而且自2012年开始农村地区AMI死亡率明显升高，并于2013年开始持续高于城市水平（图4-2-3）。

AMI死亡率随年龄的增长而增加，40岁后开始显著上升，其递增趋势近似于指数关系。无论城市、农村，男性、女性，2002—2019各年度数据均可发现上述现象。

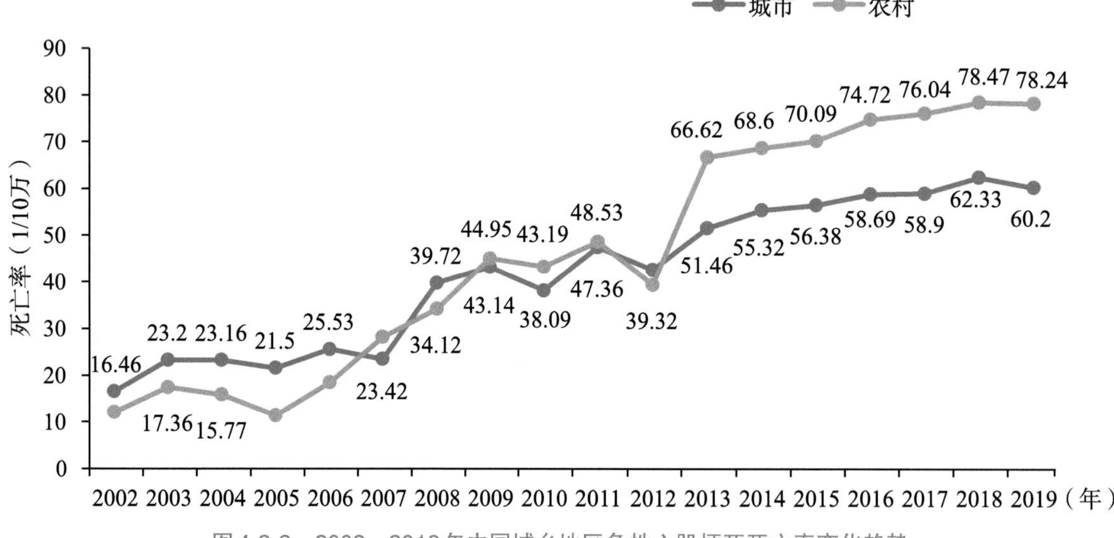

图4-2-3　2002—2019年中国城乡地区急性心肌梗死死亡率变化趋势

4.2.1.3　急性心肌梗死住院率

China PEACE[3]对中国大陆31个省、自治区、直辖市随机抽样确定了162家二、三级医院，入选13 815份住院病历，结果发现2001—2011年，全国每10万人中，因STEMI住院的患者人数逐年增加。按自然人口数估计，STEMI住院率从2001年的3.7 /10万增高至2006年的8.1/10万和2011年的15.8/10万（图4-2-4）。

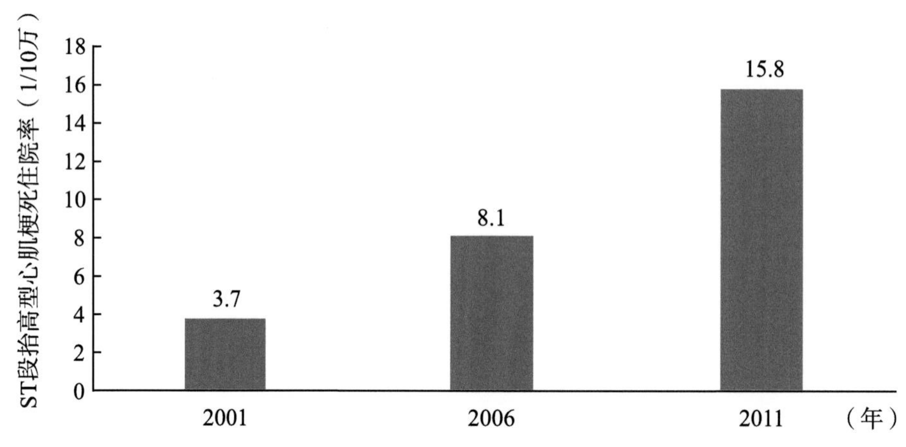

图4-2-4　中国2001—2011年ST段抬高型心肌梗死住院率变化趋势

北京市冠心病人群监测数据显示，住院患者AMI亚型发生了明显改变[4]。2007—2012年，STEMI年龄标化住院率略有下降，而非ST段抬高型心肌梗死（NSTEMI）住院率增加了3倍。STEMI与NSTEMI患者的数量比值从6.9 : 1降至1.5 : 1（图4-2-5）。

4.2.1.4　急性心肌梗死住院病死率

中国急性心肌梗死注册（CAMI）研究[5]对1972—1973年北京冠心病防治协作组数据库中1314例AMI患者和2013—2014年CAMI数据库中北京市2200例AMI患者这两个队列的住院结局进行比较，结果表明，与40年前相比，北京AMI患者住院病死率明显降低（1970s vs 2010s：24% vs 2.6%；$P < 0.05$）。2013—2014年不同级别医院AMI患者的住院病死率差异明显，省、市、县级医院分别为3.1%，5.3%和

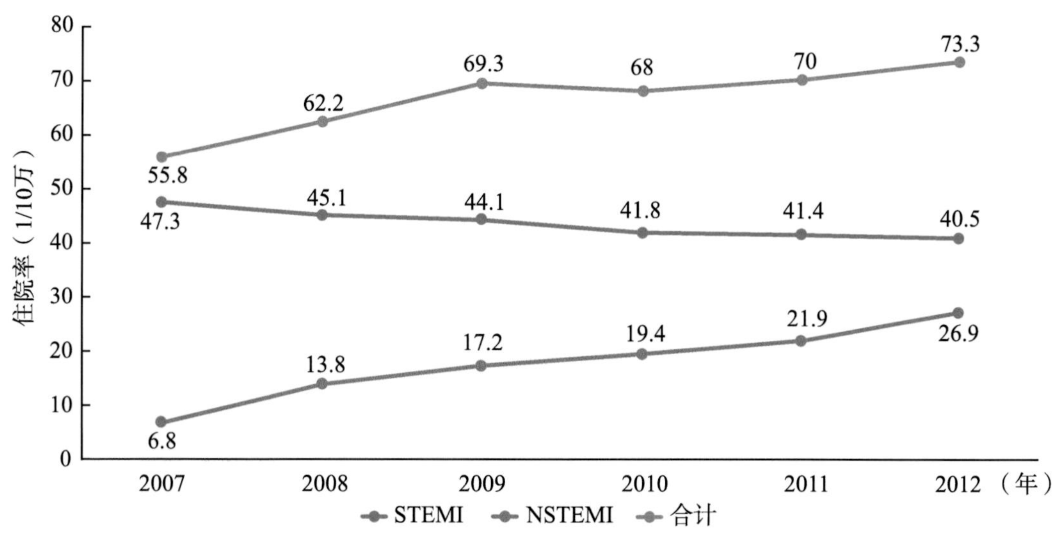

图 4-2-5　北京市2007—2012年不同类型心肌梗死住院率

10.2%（趋势检验$P<0.001$）[6]。

一项研究纳入了2013—2016年参加CAMI研究的80家收治STEMI患者≥50例且有急诊经皮冠状动脉介入（PCI）治疗能力的医院[7]，这些医院共连续收治29 581例STEMI患者，住院病死率为6.3%。结合中国 STEMI 诊断和治疗指南及美国心肌梗死质量标准计算综合质量评分（OBCS）后显示，较低 OBCS（＜71.1%）医院、中等 OBCS（71.1%～76.5%）医院和较高 OBCS（＞76.5%）医院STEMI患者的住院病死率分别为7.2%、6.6%和5.4%。

2013—2016年，CAMI研究在全国31个省、自治区、直辖市的108家医院纳入了35 964名AMI患者[8]，参照WHO标准中的BMI切点将患者分为低体重组、正常体重组、超重组和肥胖组。研究发现，AMI患者住院病死率随BMI的升高而降低，低体重组住院病死率为11.3%，正常体重组为6.0%，超重组为4.2%，肥胖组为3.0%。

4.2.2　冠心病的诊断和评估

4.2.2.1　影像学

近期有研究调查了斑块侵蚀（PE）和斑块破裂（PR）的STEMI患者的非罪犯斑块特征。光学相干断层成像（OCT）发现，在罪犯冠状动脉发生PR的患者中，非罪犯冠状动脉高风险斑块的检出率约为罪犯冠状动脉出现PE的患者的2倍，表明相对于罪犯冠状动脉发生PR的STEMI患者来说，罪犯冠状动脉出现PE的患者整体冠状动脉的斑块易损性相对降低[9]。

FSS_{QFR}是一种结合解剖学和生理学的评分系统[10]，在左主干或多支冠状动脉疾病的患者中，FSS_{QFR}有助于判定预后和选择血运重建策略，它比单纯的解剖学评估能够更好地识别不良事件的风险。

有研究表明，超声血流分数（UFR）与血流储备分数（FFR）的测量结果有很强的相关性和良好的一致性[11]。UFR的计算高效性和出色的分析再现性具有广泛的整合冠状动脉成像和生理学评估的潜力。

一项325人的前瞻性研究显示[12]，3/4的AMI患者存在层状斑块，尤其是STEMI患者的罪犯斑块。层状斑块在左前降支和左回旋支呈有限的局灶性分布，但在右冠状动脉均匀分布。层状斑块的特征是罪犯和非罪犯部位的管腔变窄。

心脏磁共振研究表明，冠状动脉高强度斑块的检出率和斑块-心肌信号强度的比值与ACS的严重程度和高危斑块形态呈正相关[13]。冠状动脉高强度斑块检出率在稳定型心绞痛中为8%，在不稳定型心绞痛中为26%，NSTEMI为38%；STEMI为67%（$P=0.009$）；斑块-心肌信号强度的比值在稳定型心绞痛中为1.1，不稳定型心绞痛为1.2，NSTEMI为1.3，STEMI为1.6（$P=0.004$）。

4.2.2.2 人工智能

2017—2019年在中国9个地点针对接受冠状动脉造影或CTA的6000余名患者进行了一项多中心横断面研究表明，面部特征与冠状动脉疾病（CAD）风险增加有关。该团队开发并验证了一种基于面部照片检测 CAD 的深度学习算法，该算法可以辅助识别CAD，有望用于门诊CAD概率评估或社区CAD筛查，但还需要进一步研发临床可用的检测工具[14]。

4.2.3 冠心病的治疗和预后

4.2.3.1 冠心病和急性心肌梗死的治疗规范性

CAMI研究[6]分析了全国108家医院的12 659例STEMI患者，结果显示，住院期间97.2%患者服用阿司匹林，97.2%应用P2Y12受体拮抗剂，97.4%使用他汀，70.2%使用β受体阻滞剂，59.2%使用ACEI/ARB。三个级别医院之间用药比例相近。

中国急性冠脉综合征临床路径研究（CPACS）[15]纳入了中国大陆17个省、自治区、直辖市70家医院的15 140例ACS患者，结果表明ACS患者出院后规范二级预防药物的应用率逐年下降，出院时应用率为86%，1年后降至68%，2年后降至59.7%。其中，三级医院出院时应用率为90.1%，1年时降至71%，而二级医院出院时仅为79.5%，1年时降至64%。此外，收入水平较低的患者抗高血压药物和他汀类药物的应用率较低。

我国AMI患者接受PCI治疗比例显著提高，溶栓治疗比例明显下降，指南推荐药物使用率提高，但仍存在就诊延迟、院内再灌注治疗延迟、地域和三级医院差异大等问题。

来自医院质量监测系统（HQMS）的最新数据显示[16]，相较于未经胸痛中心认证的医院，入住经过胸痛中心认证的医院的ACS患者院内死亡率较低，住院时间更短，接受PCI治疗的比例更高。经过胸痛中心认证的医院与更好的患者管理及院内临床结局相关。

一项回顾性研究显示，STEMI患者接受的诊疗情况与他们到院的时间相关，具体如下：24：00～04：00到院的患者在入院10min内接受心电图检查、阿司匹林/氯吡格雷治疗的比例较高；20：00～24：00到院的患者在90min内接受PCI治疗的比例较高；04：00～08：00或16：00～19：00到院的患者在24h内进行血脂评估/β受体阻滞剂治疗的比例较高。基于此发现，可以针对性地提高不同时间段的STEMI医疗质量[17]。

广东省人民医院的一项研究通过对32例患者进行访谈，探讨了STEMI治疗延迟的相关问题，并提出以下建议：强化公共卫生教育，加强基层医疗队伍建设，增加急诊医疗系统容量，建立综合的护理模式，充分发挥政府的职能优势[18]。

China-PEACE研究显示[19]，中国AMI患者的医疗过程和结果存在显著的地理差异，这种差异在2001、2006、2011、2015年四个时间节点持续存在。对此，研究者认为有必要在不同区域中有针对性实施改善AMI医疗质量的措施。

CAMI最新研究显示[6]，中国不同级别医院STEMI患者的治疗和结局存在显著差异。与省级医院相比，地、县级医院的STEMI患者接受再灌注治疗的比例较低，发生院内死亡的比例较高。

4.2.3.2 冠心病药物治疗的新进展

PATH-PCI研究[20]共纳入2285例PCI术后稳定型冠心病患者，分别随机接受基于新型血小板功能测试PL-12 指导的个性化抗血小板治疗或标准抗血小板治疗，结果显示与标准抗血小板治疗相比，个性化抗血小板治疗可以显著减少缺血事件，且不增加出血风险；二组的净不良临床事件无显著差异。

一项研究连续纳入了2010—2017年2397例接受PCI治疗且未合并心衰的ACS患者，其中2060例患者出院时接受了β受体阻滞剂治疗，中位随访727（433～2016）d，55例患者在随访期间死亡，分析显示出院时接受β受体阻滞剂治疗与死亡风险降低显著相关（RR＝0.42，95%CI：0.29～0.98，P＝0.044），在校正混杂因素后（RR＝0.53，95%CI：0.29～0.98，P＝0.044）或经过倾向性评分匹配分析（RR＝0.44，95%CI：0.20～0.96，P＝0.039）或逆概率加权分析（RR＝0.49，95%CI：0.35～0.70，P＜0.001）后，这种获益仍持续存在。因此，研究者认为接受β受体阻滞剂治疗能够降低接受PCI治疗且未合并心力衰竭的ACS患者的长期死亡率[21]。

4.2.3.3 冠心病介入治疗的新技术和新策略

一项随访3年的随机对照临床研究表明，与造影引导下的支架置入术患者相对比[22]，血管内超声引导下的药物洗脱冠状动脉支架置入具有较低的靶血管失败率和支架内血栓发生率。

一项研究纳入了274例干预前接受OCT成像的STEMI患者，结果显示，在OCT检查提示斑块破裂的患者中，甘油三酯-葡萄糖（TyG）指数增加与MACE的发生率增高显著相关；而在OCT检查提示斑块侵蚀的患者中，TyG指数增加与出血事件的风险增加显著相关。在调整混杂因素后，TyG指数结合斑块形态学特征预测MACE的受试者工作特征（ROC）曲线下面积为0.881。提示TyG指数结合罪犯病变OCT形态学特征有助于风险分层，并且可预测STEMI患者MACE的发生，对临床干预具有指导作用[23]。

FUTURE-Ⅱ研究是一项前瞻性、多中心、非劣效设计的随机对照临床试验，1年随访结果显示，Firesorb®（火鹮®）在主要研究终点，即1年造影显示的节段内晚期管腔丢失上不劣于XIENCE支架[（0.17±0.27）mm vs（0.19±0.37）mm，非劣效P＜0.000 1]，在OCT评价的1年支架梁覆盖率方面同样达到了非劣效（99.3% vs 98.8%，非劣效P＜0.000 1）。提示新一代薄壁设计的生物可吸收支架火鹮（Firesorb）1年主要影像学和临床结果不劣于主流的药物洗脱金属支架[24]。

一项单中心前瞻性观察性研究显示，药物球囊应用于原位病变与支架内再狭窄病变相比，1年内再次血运重建、主要心血管事件风险均较低（再次血运重建OR＝0.176，95%CI：0.101～0.305，P＜0.001；主要心血管事件OR＝0.274，95%CI：0.177～0.424，P＜0.001）。提示药物球囊是治疗原位病变安全有效的方式[25]。

CIT-RESOLVE研究表明[26]，对闭塞风险高的分叉病变（V-RESOLVE评分≥12）进行主动边支保护与传统策略相比，边支闭塞的发生率明显降低（7.7% vs 18%，P＝0.006）。提示主动边支保护对于高风险的分叉病变而言在降低边支闭塞方面优于传统策略。

阜外医院一项针对慢性完全闭塞病变（CTO）患者行PCI的研究显示，不全再通（定义为边支狭窄未解除，或TIMI血流仍为1～2级或管腔狭窄面积＞30%）与最佳再通（定义为闭塞血管和狭窄边支全部开通，TIMI血流3级）和开通失败相比（球囊无法通过病变），在由5年心血管死亡和MI组成的复合终点方面风险较高（10.1% vs 6.5% vs 6.3%；P＝0.046），亚组分析显示边支血管闭塞者5年MI的风险升高（HR＝1.55，95%CI：0.99～2.43，P＝0.054）[27]。

一项平均随访6.3年±2.6年的真实世界研究显示，对于合并糖尿病的冠状动脉三支病变患者，PCI和冠状动脉旁路移植术（CABG）与单纯药物治疗相比，死亡风险（PCI：HR＝0.40，95%CI：0.32～0.51；CABG：HR＝0.33，95%CI：0.26～0.44）和主要不良心脑血管事件（MACCE）风险（PCI：HR＝0.71，95%CI：0.60～0.84；CABG：HR＝0.48，95%CI：0.39～0.57）较低。与PCI相比，CABG的心肌梗死风险相对较低，但有较高的脑卒中风险。提示适当的血运重建策略对三支病变的糖尿病患者非常重要[28]。

我国支架的研发及应用处于国际领先地位，Tivoli和Firebird药物洗脱支架、NeoVas和XINSORB生物可吸收支架、BuMA支架、Restore药物涂层球囊（DCB）等均具有良好的治疗效果和安全性。正在开展的介入技术还有DK Crush治疗真性左主干分叉病变和一站式复合再血管化治疗冠状动脉多支病变。介入术后出血事件的发生率显著下降。

4.2.3.4 冠心病外科治疗

全国87家心脏中心参加的中国心脏外科注册研究（CCSR）数据显示：2013—2016年，共有56 776例患者接受CABG治疗，接受手术时平均年龄为61.8岁±8.8岁，女性占24.6%。CABG术后总的院内死亡率为2.1%[29]。

另有研究者分析了单中心8682例接受CABG手术的患者资料，发现术前合并糖尿病的患者术后住院死亡率（1.3% vs 0.4%，$P<0.001$）和主要心血管并发症发生率（7.0% vs 4.8%，$P<0.001$）均明显高于不合并糖尿病者。统计分析显示，糖尿病、吸烟和LDL-C水平过高与住院死亡率和主要并发症发生率增高显著相关。按照CABG术后住院期间平均血糖水平将患者分成血糖严格控制组（＜7.8mmol/L）、中度控制组（7.8～10.0mmol/L）和随意组（≥10.0mmol/L），发现对于既往就有糖尿病的患者而言，术后严格血糖控制组与中度控制组相比，院内死亡率较高（OR＝8.32，95%CI：3.95～17.51）；然而，对于那些既往无糖尿病病史的应激性高血糖患者来说，血糖严格控制组的主要并发症发生风险较低（OR＝0.71，95%CI：0.52～0.98）[30]。

阜外医院学者[31]回顾了2009年1月1日～2019年12月31日31 075例因多支冠状动脉病变而接受单纯CABG治疗患者的资料，分析常规体外循环辅助下CABG（on-pump CABG）与非体外循环辅助CABG（off-pump CABG）两种治疗技术对术后近期结果的影响。经过1∶1倾向评分匹配后，10 243对患者纳入最终分析，平均年龄60.7岁±8.6岁，女性4605例（22.5%）。单因素分析显示，off-pump CABG组30d死亡率（0.2% vs 0.7%，$P<0.001$）、主要并发症或死亡复合终点发生率（5.7% vs 8.8%，$P<0.001$）、术后住院时间延长（3.2% vs 4.9%，$P<0.001$）、ICU驻留时间延长（9.4% vs 12.2%，$P<0.001$）和远端吻合口数目［（3.3±0.8）个vs（3.6±0.8）个，$P<0.001$］均低于on-pump CABG组。多因素校正后，结论一致。因此，研究者认为由经验丰富的外科医师进行的非体外循环辅助CABG比体外循环辅助CABG具有更好的近期安全性。

有研究者利用中国心衰外科注册研究的数据资料[32]，分析了左室射血分数＜50%的患者中，吸烟对单纯CABG术后住院死亡率的影响。共入选6531例患者，其中不吸烟组2896例，曾吸烟组2373例，当前吸烟组1262例。使用多元回归模型和1∶1倾向评分匹配分析进行研究。结果发现：全组患者接受单纯CABG治疗的总住院死亡率为3.9%，当前吸烟组的住院死亡率反而低于不吸烟组（2.3% vs 4.9%；调整后OR＝0.612，95%CI：0.395～0.947）；曾吸烟组和不吸烟组之间则无统计学差异（3.6% vs 4.9%；调整后OR＝0.974，95%CI：0.715～1.327）。研究者认为这一“矛盾”性结果值得进一步深入探讨。

4.2.3.5 冠心病和急性心肌梗死的预后预测因子

一项对全国不同地区53家医院3387例AMI发病24h内患者的研究显示，30d内再入院率为6.3%，近50%发生于出院后5d内。其中77.7%因为心血管事件入院，包括心绞痛（31.2%）、心力衰竭（16.7%）和AMI（13.0%）等。再入院率与欧美等发达国家的前瞻性研究结果相近，但低于美国国立数据库的数据（约7.5%）[33]。

China-PEACE研究表明[34]，中国AMI患者出院后早期心肌梗死再发率较高，1年内再发心肌梗死率为2.5%，其中35.7%发生在出院后30d内，再发心肌梗死患者1年死亡率升高25.42倍，早期再发心肌梗死患者1年死亡率最高（53.5%）。

CAMI研究最新结果显示[35]，中国AMI住院患者中，≤45岁的年轻患者占比为8.5%，吸烟是其最主要的可改变的CVD危险因素（72.1%）。与男性相比，女性接受PCI治疗的比例更低，院内死亡风险更高（为同龄男性患者5.767倍）。在出院存活患者中，年轻女性较同龄男性2年死亡率更高（3.8% vs 1.4%，$P<0.05$）。

有回顾性研究分析了2018年1月～2020年8月在北京安贞医院行药物洗脱支架PCI术的1574例ACS

患者，术后随访6～24个月，以TyG指数作为一种新的胰岛素抵抗替代指标，结果显示DES支架内再狭窄率随着TyG指数的增加而增加，TyG指数与ACS患者药物洗脱支架PCI术后支架内再狭窄风险独立正相关[36]。

另有研究将1013例STEMI患者按照其动态心电图检测的平均心率（MHR）分为4组，Q1（<66次/分），Q2（66～72次/分），Q3（73～78次/分），以及Q4（>78次/分），比较入院心率、出院心率及MHR在预测患者长期死亡率方面的价值，中位随访28.3个月，91例（8.9%）患者死亡，Q4组患者死亡率显著高于其他三组，多变量校正分析显示Q4组患者长期死亡率增加1倍（HR＝2.096，95%CI：1.190～3.691，P＝0.010），ROC曲线分析显示，MHR相比入院心率及出院心率能更准确地预测患者长期死亡率[37]。

一项前瞻性队列研究连续纳入4504例AMI患者，根据入院血清D-二聚体水平分为4组，Q1（≤59ng/ml），Q2（59～102ng/ml），Q3（102～201ng/ml），Q4（≥201ng/ml），评估D-二聚体水平与心力衰竭发生率和全因死亡率之间的关系，中位随访时间1年，1112例患者（24.7%）于院内发生心力衰竭，542例患者（16.7%）出院后发生心力衰竭，233例患者（7.1%）死亡。通过校正相关混杂因素，研究者发现相比Q1组患者，Q3组患者出院后发生心力衰竭的风险增加了1.51倍，Q4组患者出院后发生心力衰竭的风险增加了1.49倍，死亡风险增加了2倍；但D-二聚体水平与院内心衰无明显关联[38]。

一项连续纳入4013例左主干PCI患者的研究发现，随着PCI术后肌酸激酶同工酶（CK-MB）升高，3年心血管事件死亡率呈逐级递增趋势。CK-MB升高到正常值上限3～5倍，3年心血管死亡增加近2倍（调整后HR＝2.93）；升高到正常值上限5～10倍，心血管死亡则增加3倍（调整后HR＝4.12）。而PCI术后心肌肌钙蛋白I（cTnI）的升高幅度与3年心血管死亡无关。该研究提示术后监测CK-MB价值巨大，可以应用CK-MB而非cTnI诊断围手术期心肌坏死，这对今后临床研究在复合终点中设定围手术期心肌梗死的定义具有借鉴意义[39]。

一项随访1年的前瞻性研究发现，HbA1c波动越大，支架内再狭窄的发生率越高。在HbA1c三分位高数值组中，管腔内狭窄最严重。校正传统危险因素后，HbA1c波动幅度与支架内再狭窄发生率独立相关，通过评估该指标可以提高患者预后风险分层的准确性[40]。

对PCI术后患者的5年随访研究发现[41]，纤维蛋白原是PCI术后全因死亡和心源性死亡的独立危险因素，特别是合并有糖尿病和糖尿病前期的患者。通过评估纤维蛋白原浓度可以识别高危人群。

有研究表明，老年营养风险指数（GNRI）是CTO患者PCI术后心血管事件的独立危险因素，在现有的预测模型中加入GNRI评分可以显著提高CTO患者PCI术后心血管事件的预测能力[42]。

另有研究表明血小板/血红蛋白比值（PHR）是接受PCI的冠心病患者不良结局的独立预测因子。该研究共纳入6046例PCI患者，观察造影前空腹PHR对PCI远期结局的影响，结果显示在10年随访期内，PHR每增加1，全因死亡率、心源性死亡率、MACCE、MACE、出血事件和再入院风险分别增加2.27、2.89、2.336、2.387、3.125和2.188倍；与PHR<1.92的患者相比，PHR≥1.92的患者全因死亡率、心源性死亡率、MACE、MACCE和再入院风险显著增加，而出血事件无明显差异[43]。

4.2.3.6　中国冠状动脉介入治疗数量

根据HQMS中开展心血管病诊疗的1910家三级公立医院（占全国三级公立医院数的79.5%）和2124家二级公立医院（占全国二级公立医院数的35.9%）的10 259 521例CVD相关住院患者病案首页数据（不含军队、中医类医院），2020年中国冠状动脉介入治疗的患者为1 014 266例（图4-2-6）[44]。

PCI手术入路仍以桡动脉为主，占到96.37%，与往年基本持平。2020年冠状动脉介入手术死亡率为0.38%，较2018年的0.26%和2019年的0.29%有所上升，虽然远低于质控1%的标准，但其不断上升的死亡率仍需引起重视，需要分析原因，加强质控管理。

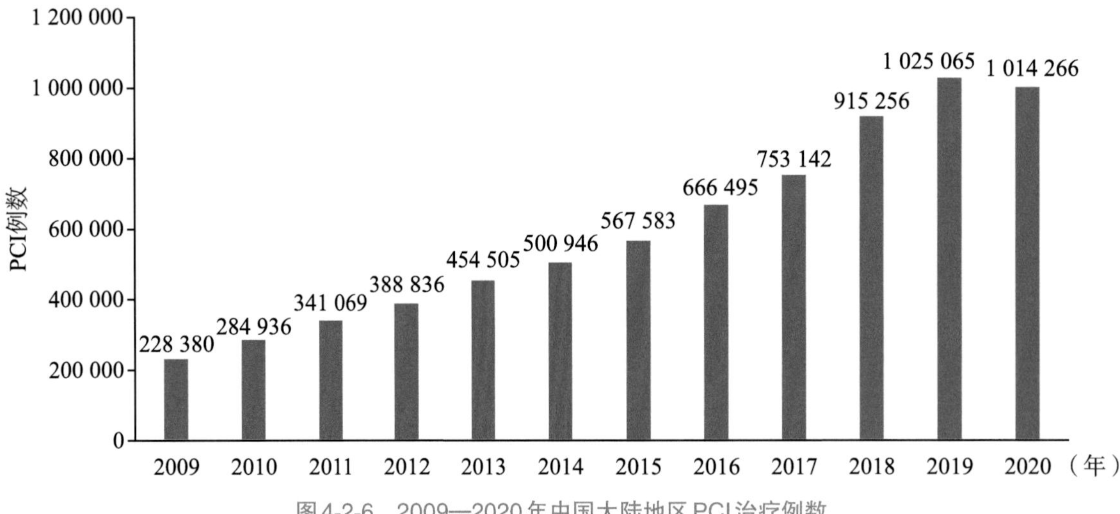

图4-2-6　2009—2020年中国大陆地区PCI治疗例数

参考文献

［1］国家卫生计生委统计信息中心. 第五次国家卫生服务调查分析报告2013［M］. 北京：中国协和医科大学出版社，2016.

［2］国家卫生健康委员会. 中国卫生健康统计年鉴2020［M］. 北京：中国协和医科大学出版社，2020.

［3］Li J，Li X，Wang Q，et al. ST-segment elevation myocardial infarction in China from 2001 to 2011（the China PEACE-Retrospective Acute Myocardial Infarction Study）：a retrospective analysis of hospital data［J］. Lancet，2015，385（9966）：441-451.

［4］Zhang Q，Zhao D，Xie WX，et al. Recent trends in hospitalization for acute myocardial infarction in Beijing：Increasing overall burden and a transition from ST-segment elevation to non-ST-segment elevation myocardial infarction in a population-based Study［J］. Medicine（Baltimore），2016，95（5）：e2677. DOI：10.1097/MD.0000000000002677.

［5］Zhao QH，Yang YJ，Chen ZJ，et al. Changes in characteristics，risk factors，and in-hospital mortality among patients with acute myocardial infarction in the capital of China over 40 years［J］. Int J Cardiol，2018，265：30-34.

［6］Xu HY，Yang YJ，Wang CS，et al. Association of hospital-level differences in care with outcomes among patients with acute ST-segment elevation myocardial infarction in China［J］. JAMA Netw Open，2020，3（10）：e2021677. DOI：10.1001/jamanetworkopen.2020.21677.

［7］赵延延，杨进刚，许浩博，等. 中国医院急性ST段抬高型心肌梗死医疗质量与住院死亡率的相关性分析［J］. 中国循环杂志，2019，34（5）：437-443.

［8］Song C，Fu R，Yang J，et al. The association between body mass index and in-hospital outcome among patients with acute myocardial infarction-Insights from China Acute Myocardial Infarction（CAMI）registry［J］. Nutr Metab Cardiovasc Dis，2019，29（8）：808-814.

［9］Cao M，Zhao L，Ren X，et al. Pancoronary plaque characteristics in STEMI caused by culprit plaque erosion versus rupture：3-vessel OCT study［J］. JACC Cardiovasc Imaging，2021，14（6）：1235-1245.

［10］Zhang R，Song CX，Guan CD，et al. Prognostic value of quantitative flow ratio based functional SYNTAX score in patients with left main or multivessel coronary artery disease［J］. Circ Cardiovasc Interv，2020，13（10）：e009155. DOI：10.1161/CIRCINTERVENTIONS.120.009155.

［11］Yu W，Tanigaki T，Ding DX，et al. Accuracy of intravascular ultrasound-based fractional flow reserve in identifying hemodynamic significance of coronary stenosis［J］. Circ Cardiovasc Interv，2021，14（2）：e009840. DOI：10.1161/CIRCINTERVENTIONS.120.009840.

［12］Dai JN，Fang C，Zhang ST，et al. Frequency，predictors，distribution，and morphological characteristics of layered culprit and nonculprit plaques of patients with acute myocardial infarction：In vivo 3-vessel optical coherence tomography study［J］. Circ Cardiovasc Interv，2020，13（10）：e009125. DOI：10.1161/CIRCINTERVENTIONS.120.009125.

［13］Liu W，Wu S，Wang Z，et al. Relationship between coronary hyper-intensive plaques identified by cardiovascular magnetic resonance and clinical severity of acute coronary syndrome [J]. J Cardiovasc Magn Reson，2021，23（1）：12. DOI：10.1186/s12968-021-00706-7.

[14] Lin S，Li Z，Fu B，et al. Feasibility of using deep learning to detect coronary artery disease based on facial photo [J]. Eur Heart J，2020，41（46）：4400-4411.

[15] Atkins ER，Du X，Wu Y，et al. Use of cardiovascular prevention treatments after acute coronary syndrome in China and associated factors [J]. Int J Cardiol，2017，241：444-449.

[16] Sun PF，Li JP，Fang WY，et al. Effectiveness of chest pain centre accreditation on the management of acute coronary syndrome：a retrospective study using a national database [J]. BMJ Qual Saf，2021，30（11）：867-875.

[17] Wang C，Li X，Sun W，et al. Weekly variation in quality of care for acute ST-segment elevation myocardial infarction by day and time of admission：a retrospective observational study [J]. BMJ Qual Saf，2021，30（6）：500-508.

[18] Yin X，He Y，Zhang J，et al. Patient-level and system-level barriers associated with treatment delays for ST elevation myocardial infarction in China [J]. Heart，2020，106（19）：1477-1482.

[19] Zhong Q，Gao Y，Zheng X，et al. Geographic variation in process and outcomes of care for patients with acute myocardial infarction in China from 2001 to 2015 [J]. JAMA Netw Open，2020，3（10）：e2021182. DOI：10.1001/jamanetworkopen.2020.21182.

[20] Zheng YY，Wu TT，Yang Y，et al. Diabetes and outcomes following personalized antiplatelet therapy in coronary artery disease patients who underwent PCI [J]. J Clin Endocrinol Metab，2021. DOI：10.1210/clinem/dgab612.

[21] Chen RZ，Liu C，Zhou P，et al. Prognostic impacts of β-blockers in acute coronary syndrome patients without heart failure treated by percutaneous coronary intervention [J]. Pharmacol Res，2021，169：105614. DOI：10.1016/j.phrs.2021.105614.

[22] Gao XF，Ge Z，Kong XQ，et al. 3-year outcomes of the ULTIMATE trial comparing intravascular ultrasound versus angiography-guided drug-eluting stent implantation [J]. JACC Cardiovasc Interv，2021，14（3）：247-257.

[23] Zhao X，Wang Y，Chen R，et al. Triglyceride glucose index combined with plaque characteristics as a novel biomarker for cardiovascular outcomes after percutaneous coronary intervention in ST-elevated myocardial infarction patients：an intravascular optical coherence tomography study [J]. Cardiovasc Diabetol，2021，20（1）：131. DOI：10.1186/s12933-021-01321-7.

[24] Song L，Xu B，Chen Y，et al. Thinner strut sirolimus-eluting BRS versus EES in patients with coronary artery disease：FUTURE-Ⅱ Trial [J]. JACC Cardiovasc Interv，2021，14（13）：1450-1462.

[25] Pan L，Lu W，Han Z，et al. Clinical outcomes of drug-coated balloon in coronary lesions：a real-world，all-comers study [J]. Clin Res Cardiol，2021. DOI：10.1007/s00392-021-01895-y.

[26] Dou K，Zhang D，Pan H，et al. Active SB-P versus conventional approach to the protection of high-risk side branches：The CIT-RESOLVE trial [J]. JACC Cardiovasc Interv，2020，13（9）：1112-1122.

[27] Guan CD，Yang WX，Song L，et al. Association of acute procedural results with long-term outcomes after CTO PCI [J]. JACC Cardiovasc Interv，2021，14（3）：278-288.

[28] Zhao XY，Xu LJ，Jiang L，et al. Real-world outcomes of different treatment strategies in patients with diabetes and three-vessel coronary disease：a mean follow-up 6.3 years study from China [J]. Cardiovasc Diabetol，2021，20（1）：16. DOI：10.1186/s12933-020-01193-3.

[29] Hu Z，Chen SP，Du JZ，et al. An in-hospital mortality risk model for patients undergoing coronary artery bypass grafting in China [J]. Ann Thorac Surg，2020，109（4）：1234-1242.

[30] Chen Y，Zhang H，Hou X，et al. Glycemic control and risk factors for in-hospital mortality and vascular complications after coronary artery bypass grafting in patients with and without preexisting diabetes [J]. J Diabetes，2021，13（3）：232-242.

[31] 胡展，袁昕，陈斯鹏，等. 有经验术者行非体外循环与体外循环冠状动脉旁路移植术的近期安全性比较：单中心31 075例手术对比研究 [J]. 中华心血管病杂志，2021，49（2）：158-164.

[32] Tang H，Hou J，Chen K，et al. Association between smoking and in-hospital mortality in patients with left ventricular dysfunction undergoing coronary artery bypass surgery：a propensity-matched study[J]. BMC Cardiovasc Disord，2021，21（1）：236. DOI：10.1186/s12872-021-02056-9.

[33] Li J，Dharmarajan K，Bai XK，et al. Thirty-day hospital readmission after acute myocardial infarction in China [J]. Circ Cardiovasc Qual Outcomes，2019，12（5）：e005628. DOI：0.1161/CIRCOUTCOMES.119.005628.

[34] Song JL，Murugiah K，Hu S，et al. Incidence，predictors，and prognostic impact of recurrent acute myocardial infarction

in China [J]. Heart，2020. DOI：10.1136/heartjnl-2020-317165.
[35] Lv JX，Ni L，Liu KX，et al. Clinical characteristics，prognosis，and gender disparities in young patients with acute myocardial infarction [J]. Front Cardiovasc Med，2021，8：720378. DOI：10.3389/fcvm.2021.720378.
[36] Zhu Y，Liu K，Chen M，et al. Triglyceride-glucose index is associated with in-stent restenosis in patients with acute coronary syndrome after percutaneous coronary intervention with drug-eluting stents [J]. Cardiovasc Diabetol，2021，20（1）：137. DOI：10.1186/s12933-021-01332-4.
[37] Shen J，Liu G，Yang Y，et al. Prognostic impact of mean heart rate by Holter monitoring on long-term outcome in patients with ST-segment elevation myocardial infarction undergoing percutaneous coronary intervention [J]. Clin Res Cardiol，2021，110（9）：1439-1449.
[38] Zhang X，Wang S，Liu J，et al. D-dimer and the incidence of heart failure and mortality after acute myocardial infarction [J]. Heart，2021，107（3）：237-244.
[39] Wang HY，Xu B，Dou KF，et al. Implications of periprocedural myocardial biomarker elevations and commonly used MI definitions after left main PCI [J]. JACC Cardiovasc Interv，2021，14（15）：1623-1634.
[40] Yang CD，Shen Y，Lu L，et al. Visit-to-visit HbA1c variability is associated with in-stent restenosis in patients with type 2 diabetes after percutaneous coronary intervention [J]. Cardiovasc Diabetol，2020，19（1）：133. DOI：10.1186/s12933-020-01111-7.
[41] Yuan D，Jiang P，Zhu P，et al. Prognostic value of fibrinogen in patients with coronary artery disease and prediabetes or diabetes following percutaneous coronary intervention：5-year findings from a large cohort study [J]. Cardiovasc Diabetol，2021，20（1）：143. DOI：10.1186/s12933-021-01335-1.
[42] Cheng L，Rong J，Zhuo X，et al. Prognostic value of malnutrition using geriatric nutritional risk index in patients with coronary chronic total occlusion after percutaneous coronary intervention [J]. Clin Nutr，2021，40（6）：4171-4179.
[43] Zheng YY，Wu TT，Chen Y，et al. Platelet-to-hemoglobin ratio as a novel predictor of long-term adverse outcomes in patients after percutaneous coronary intervention：A retrospective cohort study [J]. Eur J Prev Cardiol，2020，27（19）：2216-2219.
[44] 国家心血管病医疗质量控制中心.《2021年中国心血管病医疗质量报告》概要 [J]. 中国循环杂志，2021，36：1041-1064.

4.3 脑血管病

4.3.1 流行病学

4.3.1.1 死亡率

（1）2019年中国脑血管病死亡率

根据《中国死因监测数据集2020》，2019年中国居民脑血管病粗死亡率为149.56/10万，占总死亡人数的22.17%。在所有死亡原因中，脑血管病位列恶性肿瘤（162.46/10万）和心脏病（160.26/10万）之后，为死因顺位的第3位[1]。

根据《中国卫生健康统计年鉴2020》，2019年中国城市居民脑血管病粗死亡率为129.41/10万，占城市总死亡人数的20.61%；农村居民脑血管病粗死亡率为158.63/10万，占农村总死亡人数的22.94%[2]。中国居民脑血管病粗死亡率男性高于女性，农村高于城市（图4-3-1）。

（2）2019年中国城市和农村人群脑血管病性别、年龄别死亡率

根据《中国卫生健康统计年鉴2020》，城市和农村居民脑血管病粗死亡率均随年龄的增长而增加，且各年龄组男性死亡率均高于女性，其递增趋势近似于指数关系（图4-3-2，图4-3-3）。农村人口脑血管病粗死亡率总体水平高于城市居民。

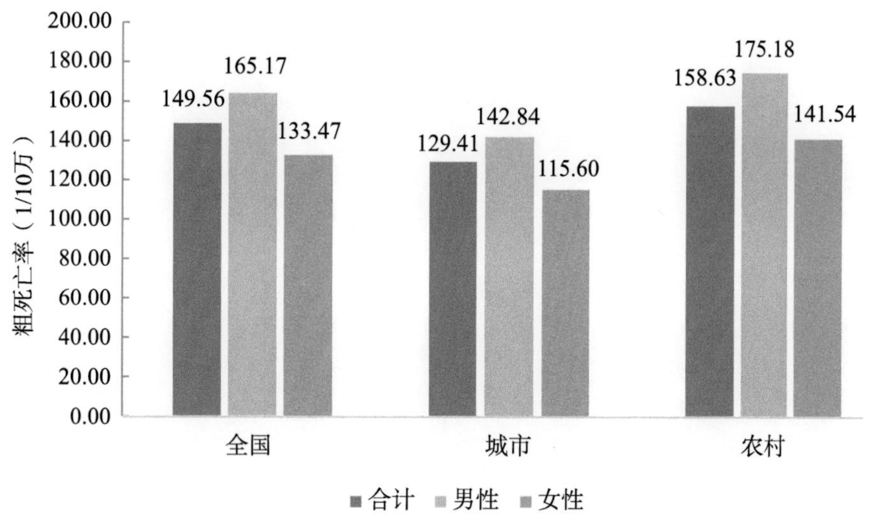

图4-3-1　2019年中国城乡不同性别人群脑血管病粗死亡率

图中全国数据出自《中国死因监测数据集2020》，城市和农村数据出自《中国卫生健康统计年鉴2020》

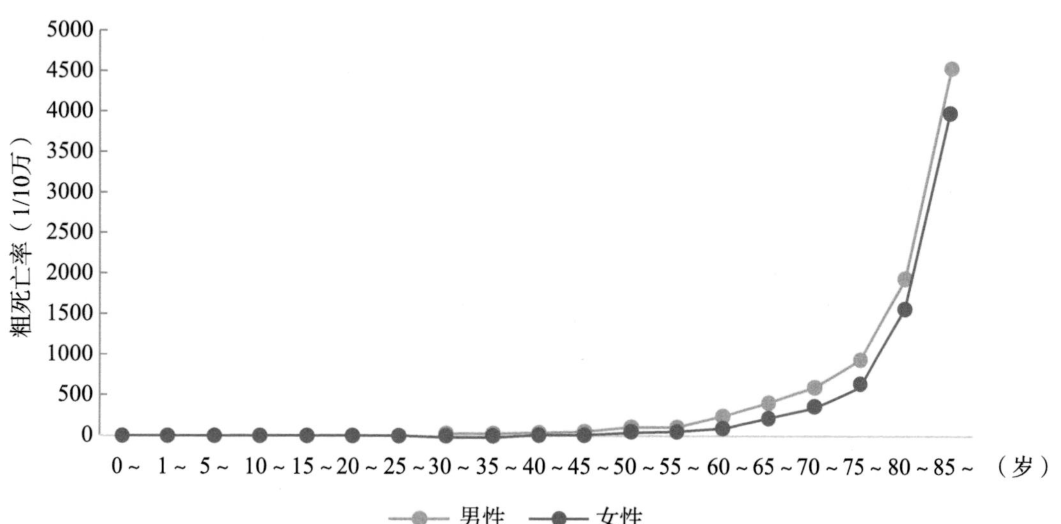

图4-3-2　2019年中国城市不同性别、年龄别人群脑血管病粗死亡率

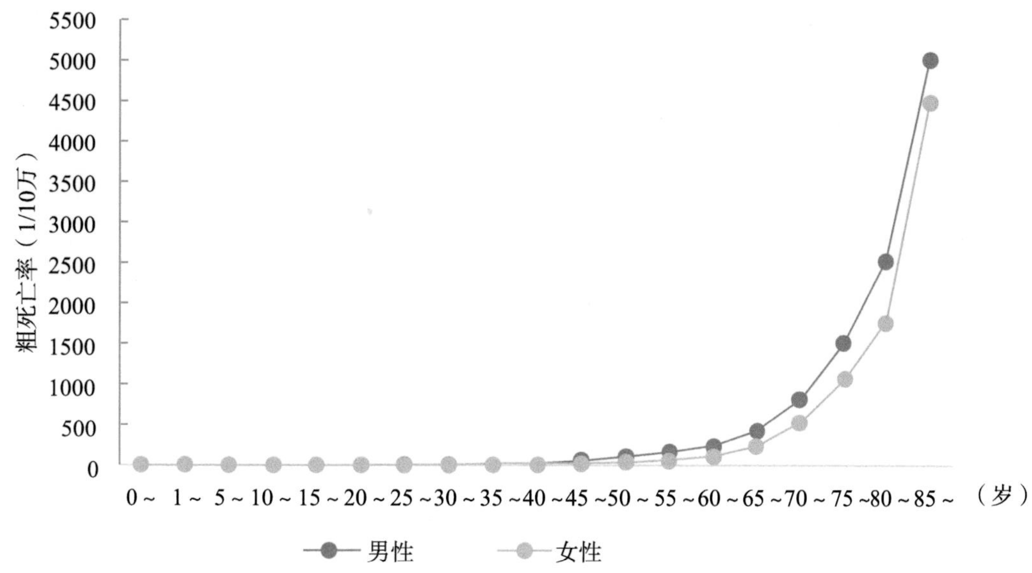

图4-3-3　2019年中国农村地区不同性别、年龄别人群脑血管病粗死亡率

（3）2003—2019年中国脑血管病死亡率变化趋势

2003—2019年，农村人口脑血管病各年度的粗死亡率均高于城市居民。2006—2009年，城市居民脑血管病粗死亡率增长1.41倍，农村增长1.44倍。2009—2012年，脑血管病粗死亡率呈逐年下降趋势，但在2013年起又开始上升，且农村地区相对显著（图4-3-4）。

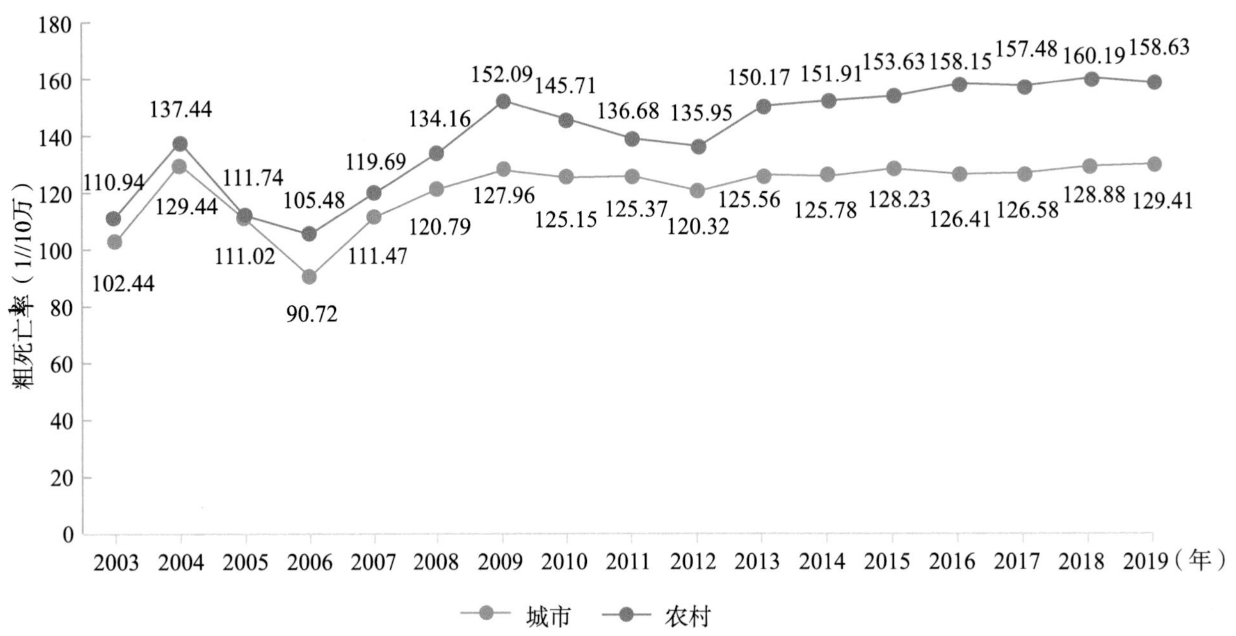

图4-3-4　2003—2019年中国城乡居民脑血管病粗死亡率变化趋势

4.3.1.2　发病率

1997—2015年CHNS对15 917名个体数据的分析结果显示，年龄标化脑卒中发病率在北方地区为4.17/1000人年，南方地区为1.95/1000人年，南北方差异具有统计学意义（$P<0.001$）。这种差异存在于农村而非城市。层级模型分析提示，地区差异可用高血压患病率差异来解释[3]。

2013年全国TIA流行病学研究对分布于155个疾病监测点的178 059户家庭进行面对面调查，在595 711名参与调查的人群中，TIA加权发病率为23.9/10万，男性为21.3/10万，女性为26.6/10万。据估计，全国每年新发TIA达31万人[4]。

4.3.1.3　患病率

2013年全国脑卒中流行病学调查显示，在480 678名20岁及以上居民中发现7672例确诊（或曾患）脑卒中，患病率为1596.0/10万，年龄标化患病率为1114.8/10万，男性（1222.2/10万）高于女性（1005.7/10万），农村（1291.1/10万）高于城市（814.4/10万）。脑卒中标化患病率最高的是华中地区（1549.5/10万），其次为东北地区（1450.3/10万）和华北地区（1416.5/10万），最低的是华南地区（624.5/10万）[5]。

4.3.1.4　疾病负担

GBD研究结果显示，2019年脑卒中是导致中国死亡人数最多的疾病，达2 189 175人，与2009年相比，死亡人数上升了12.4%。2019年，我国新发脑卒中3 935 182人，脑卒中患者达到28 760 186人。脑卒中也是2019年DALY的首位原因，DALY数达45 949 134，年龄标化DALY率为2412.52/10万[6]。（注：全球疾病负担研究中按单病种分类进行统计）

4.3.2　脑血管病危险因素

4.3.2.1　可吸入颗粒物$PM_{2.5}$

2013—2017年对中国10个区县的研究表明，可吸入颗粒物$PM_{2.5}$增加脑卒中发病和死亡风险，$PM_{2.5}$浓度每增加10μg/m^3，脑卒中的急性发作风险增加0.37%（0.15%～0.60%），缺血性脑卒中上升0.46%（0.21%～0.72%），出血性脑卒中下降0.13%（-0.73%～0.48%）；对应的死亡风险值分别为0.71%（0.08%～1.33%），1.09%（0.05%～2.14%）和0.43%（-0.44%～1.31%）。据估算，2015年全国$PM_{2.5}$短期暴露造成43 300例脑卒中死亡和48 800例急性脑卒中发生[7]。

4.3.2.2　受教育程度

研究者利用中国急性缺血性脑卒中降压试验数据（n＝3861），分析教育水平与死亡率、复发性脑卒中和心血管事件之间的关系。结果显示，缺血性脑卒中发病后的2年内，发生全因死亡327例（8.5%），脑卒中特异性死亡264例（6.8%），复发性脑卒中303例（7.9%）和心血管事件364例（9.4%）。受教育程度最低的患者全因死亡率、脑卒中特异性死亡率和心血管事件的累积发生率最高（log-rank $P \leqslant 0.01$）。与大学组相比，文盲组发生全因死亡、脑卒中特异性死亡、复发性脑卒中和心血管事件的危险比分别为2.79（95%CI：1.32～5.87）、3.68（95%CI：1.51～8.98）、2.82（95%CI：1.20～6.60）和3.46（95%CI：1.50～7.95）[8]。

4.3.2.3　睡眠情况

研究者利用东风-同济人群队列数据，分析睡眠与脑卒中和不同亚型脑卒中风险之间的关系，共纳入31 750名平均年龄为61.7岁的参与者。与睡眠时间7～8h/晚相比，≥9h/晚者发生脑卒中的风险更大（HR＝1.23，95%CI：1.07～1.41），而＜6h/晚对脑卒中风险无显著影响。与午睡1～30min者相比，午睡＞90min者脑卒中风险升高（HR＝1.25，95%CI：1.03～1.53），缺血性脑卒中的结果相似。与睡眠质量良好者相比，睡眠质量较差的人脑卒中、缺血性脑卒中和出血性脑卒中的风险分别升高29%、28%和56%。研究观察到睡眠≥9h/晚和午睡＞90min（HR＝1.85，95%CI：1.28～2.66）、睡眠≥9h/晚和较差的睡眠质量（HR＝1.82，95%CI：1.33～2.48）具有明显的联合作用。与保持7～9h/晚睡眠者相比，保持≥9h/晚或从7～9h/晚转变为≥9h/晚者发生脑卒中的风险更高。提示睡眠时间长、午睡时间长和睡眠质量差独立且共同导致脑卒中风险增加，保持较长睡眠时间或从适当睡眠时间转变为较长睡眠时间会增加脑卒中风险[9]。

4.3.2.4　超重与肥胖

研究者利用2010—2016年754名首发脑卒中患者（平均61.45岁，男性占60.87%）随访数据，研究首次脑卒中幸存者动态肥胖状况与死亡率之间的关系。结果显示，BMI和腰围与全因死亡率之间存在显著的负相关。与正常BMI或腰围组相比，超重组或腹部肥胖组的全因死亡风险明显更低，HR（95%CI）分别为0.521（0.303～0.897）和0.545（0.352～0.845），而体重过轻者发生死亡的风险增高，肥胖者的死亡风险较低，HR（95%CI）分别为1.241（0.691～2.226）和0.486（0.192～1.231）[10]。

4.3.2.5　血压

研究者利用一项农村地区前瞻性研究数据，探索正常高值血压对MACE发生风险的影响。将38 765名年龄≥35岁的参与者分为正常血压组（n＝7366）、正常高值血压组（n＝18 095）和高血压组（n＝13 304），中位随访12.5年，MACE包括CVD死亡、脑卒中和心肌梗死。结果显示，与正常血压组相比，正常高值血压组发生MACE（HR＝1.337，95%CI：1.186～1.508）、CVD死亡（HR＝1.331，95%CI：

1.109～1.597）和脑卒中（HR＝1.424，95%CI：1.237～1.639）的风险显著增加，但心肌梗死风险二组无差异（$P>0.05$）[11]。

4.3.2.6 血脂

研究者利用开滦队列数据，分析LDL-C累积平均浓度与脑出血（ICH）风险之间的关联，共纳入基线调查时无脑卒中、心肌梗死和癌症的参与者96 043名（平均51.3岁），在9年随访中总计确定753例ICH。LDL-C为70～99mg/dl组的ICH风险与LDL-C≥100mg/dl组相似，LDL-C＜70mg/dl组发生ICH的风险显著高于70～99mg/dl组，LDL-C为50～69mg/dl和LDL-C＜50mg/dl组发生ICH的风险显著增高，调整后的危险比分别为1.65（95%CI：1.32～2.05）和2.69（95%CI：2.03～3.57）。提示当LDL-C＜70mg/dl时，较低的LDL-C水平与较高的ICH风险之间存在显著关联，而当LDL-C≥70mg/dl时，该关联变得不显著[12]。

4.3.2.7 颈动脉内膜中层厚度

研究者利用中国农村家庭队列基线数据，探索cIMT与缺血性脑卒中（IS）之间的关联，共纳入1048例IS［包括795例大动脉粥样硬化（LAA），103例小血管闭塞（SVO）及150例其他亚型］，以2696例无IS者作为对照。分析发现，cIMT与IS和LAA风险增加显著相关，与SVO无明显关系。与cIMT最低四分位数组相比，最高四分位数组IS患者的OR值为2.48（1.92～3.20），LAA患者为2.75（2.08～3.64）（趋势检验P值均＜0.001）。基因-cIMT交互作用与IS风险评估结果表明，cIMT和*rs2910164*基因型之间在增加IS（交互作用$P=0.03$）和LAA（交互作用$P=0.02$）风险方面存在显著的交互作用。与具有*rs2910164_CC*基因型者相比，携带*rs2910164_GG*基因型者cIMT与IS和LAA的关联更强。提示cIMT与IS和LAA亚型显著相关，与SVO亚型无关，并且*miR-146a*中的*rs2910164*多态性可以改变这种关系[13]。

4.3.2.8 脑卒中相关危险因素的人群归因风险和聚集情况

研究者利用2016—2017年中国脑卒中筛查和预防项目中14个省的数据，探讨不同地区脑卒中人群归因风险（PAR）和危险因素聚集情况，共纳入84 751名参与者。8项危险因素（高血压、糖尿病、血脂异常、心脏病、吸烟、超重、身体活动不足和脑卒中家族史）对我国脑卒中的PAR为85.3%，从东部到西部PAR有所下降。地区间PAR差异最大的3个危险因素分别是血脂异常、身体活动不足和脑卒中家族史。贡献最大的4个危险因素，东部地区为高血压（64.0%）、血脂异常（29.2%）、脑卒中家族史（22.9%）和身体活动不足（16.0%），中部地区为血脂异常（75.7%）、高血压（67.7%）、身体活动不足（42.6%）和脑卒中家族史（14.8%），西部地区为高血压（50.5%）、身体活动不足（34.9%）、血脂异常（19.6%）和吸烟（8.2%）。脑卒中危险因素的聚集模式因地区而异（$P<0.001$），高血压与超重或吸烟的组合是东部地区最常见的聚集模式；高血压和血脂异常是中部地区最普遍的模式；在西部地区，高血压与身体活动不足是最常见聚集模式[14]。

4.3.3 脑血管病的一级预防

4.3.3.1 中风1-2-0行动

中国中风1-2-0特别行动组（STF）致力于在全国范围内提高对脑卒中的认知和识别，自2016年开始在各地实施中风1-2-0行动，并调查该行动在实施2年内的影响。主要宣传手段为专门的网站（www.stroke120.org）和社交媒体微信公众平台（Chinastroke120，www.wechat.com）；短视频；制作系列海报、动画片和讲座；社区和学校的健康教育会议等。研究者在2016年年底（3066名）和2018年年底（15 207名）进行了效果评估。结果显示，中风1-2-0可以被各年龄段及不同学历的人群所接受。2016年只有6.5%

的受访者知道溶栓治疗的时间窗口，2018年这一认识显著提高到32.8%。2016年只有12.6%的人表示会将脑卒中患者送往最近的医院进行溶栓治疗，到2018年这一数字增加了近3倍，为52.5%。超过1000家医院加入了中风1-2-0 STF，超过20 000名“中风战士”参与行动。中风1-2-0行动在全国范围内得到了很好的实施和接受，并且正在极大地改善人群对于脑卒中的认知和识别水平[15]。

4.3.3.2 首个国人脑卒中遗传风险评估模型

研究者利用500余个遗传变异构建了脑卒中多基因遗传风险评分，并在4万名平均随访9年的自然人群队列中评价其对脑卒中的预测价值。结果显示，遗传风险评分能有效预测脑卒中的发病风险，描绘个体的发病风险轨迹。高遗传风险组（遗传评分最高的20%）发生脑卒中的风险是低遗传风险组（遗传评分最低的20%）的2倍，两组人群脑卒中终身发病风险（截至80岁时）分别为25.2%和13.6%。高遗传风险组如果伴有脑卒中家族史、高血压或糖尿病，则脑卒中终身发病风险将分别达到41.1%、33.2%和42.5%。在高遗传风险人群中，控制主要危险因素可降低脑卒中发病风险。如，高遗传风险居民如有理想的血压（收缩压＜120mmHg和舒张压＜80mmHg），脑卒中终身发病风险仅为14.9%，与低遗传风险居民的脑卒中终身发病风险相似。提示后天保持健康的心血管指标可以削弱或抵消先天的高遗传风险，应及早通过遗传背景来筛查脑卒中高危人群，给予个体化指导和干预[16]。

4.3.4 脑血管病的二级预防

2018年4月～2019年8月，研究者在中国西北地区五家医院，收集合并房颤（AF）的急性缺血性脑卒中（AIS）患者的房颤知晓率及口服抗凝药物（OAC）的使用和达标情况。在抗凝治疗中，定期服用华法林，定期检测国际标准化比值（INR），并将INR控制到目标范围定义为符合OAC指南标准。研究共招募了344例患者，在本次AIS之前已诊断房颤者237例（68.9%）作为已知房颤组，在本次住院期间诊断为房颤者107例（31.1%）作为未知房颤组。在已知房颤组有超声心动图检查结果的178例患者中，154例有服用OAC的指征，但实际服用率仅为30.5%（47/154），女性为31.8%（28/88），男性为28.8%（19/66），仅1例女性符合指南标准。在148例（148/344）患有严重缺血性脑卒中的患者中，已知房颤者占65.5%（97/148）。在已知房颤并有超声心动图检查结果的61例严重缺血性脑卒中患者中，50例有OAC指征，但只有22.0%（11/50）服用过OAC，且没有人达到指南标准。提示中国西北地区AIS患者房颤知晓率低，OAC治疗率低，达到OAC指南标准的比例更低[17]。

CHANCE-2研究共纳入6412例年龄≥40岁且携带 *CYP2C19* 功能丧失等位基因的轻型脑卒中或TIA患者。3205例患者分配至替格瑞洛组，接受替格瑞洛和氯吡格雷安慰剂治疗；3207名患者分配至氯吡格雷组，接受氯吡格雷和替格瑞洛安慰剂治疗；两组均接受21d阿司匹林治疗。结果显示，阿司匹林联合替格瑞洛组与阿司匹林联合氯吡格雷组分别有191例（6.0%）和243例（7.6%）患者在90d内发生脑卒中，HR＝0.77（95%CI：0.64～0.94，*P*＝0.008）。替格瑞洛组和氯吡格雷组分别有9例（0.3%）和11例（0.3%）发生中重度出血；170例患者（5.3%）和80例患者（2.5%）发生出血事件。研究提示，在携带 *CYP2C19* 功能丧失等位基因的轻度缺血性脑卒中或 TIA 的中国患者中，替格瑞洛组90d脑卒中风险略低于氯吡格雷组。两个治疗组的重度或中度出血风险没有差异，但替格瑞洛与氯吡格雷相比，总出血事件更多[18]。

4.3.5 脑血管病的治疗

4.3.5.1 脑血管病的急救

研究者利用2017年1～5月进行的一项社区横断面调查，分析脑血管病幸存者呼叫紧急医疗服务（EMS）意图是否会随脑卒中复发风险而增加。根据埃森脑卒中风险评分将6290名脑血管病幸存者分为

3个亚组：低（0分）、中（1～3分）和高（4～7分）复发风险组。结果显示，低、中和高复发风险的脑血管病幸存者对脑卒中症状的识别率分别为89.0%、85.2%和82.5%，呼叫EMS的比例分别为66.7%、64.3%和69.3%。说明中国的脑血管病幸存者对脑卒中症状的识别率和呼叫EMS的意图并没有随着脑卒中复发风险的升高而增加，因而需要对中国所有脑血管病幸存者进行相关方面的强化教育[19]。

2016年脑卒中防治工程委员会发布了建立脑卒中中心的计划，为缩短院前时间，建立了脑卒中中心网络、脑卒中地图和“绿色通道”，创建了3个1h黄金救治圈，即发病至呼救时间＜1h，院前转运时间＜1h，就诊至静脉溶栓时间＜1h。2017—2018年，就诊至静脉溶栓的中位时间由50min降至48min，缩短4.0%；发病至用药的中位时间由180min降至175min，缩短2.8%。至2018年12月31日，中国大陆已建立380家脑卒中中心，并通过中国脑卒中数据中心数据上报平台，监测脑卒中救治质量[20]。

4.3.5.2 介入治疗

（1）急性缺血性脑卒中症状发作后3～4.5h的阿替普酶溶栓治疗

2016年12月～2017年11月进行的一项多中心研究探讨急性缺血性脑卒中症状发作后3～4.5h，患者是否可以从阿替普酶溶栓治疗中受益。入组患者为年龄18～80岁，急性缺血性脑卒中症状发作后3～4.5h，并且适合阿替普酶溶栓治疗。符合条件的患者接受每千克体重0.9mg阿替普酶静脉内给药，使用倾向得分匹配法（PSM）对当前研究中的患者与ECASS Ⅲ试验中的阿替普酶组和安慰剂组进行1∶1∶1匹配和分析。结果显示，120例急性缺血性脑卒中患者接受了溶栓治疗，从症状发作到溶栓治疗的中位时间为3h 54min；预后良好的患者比例为63.3%（95%CI：54.4%～71.4%），显著高于预定阈值（40%）（P＜0.000 1）；3例患者（2.5%，95%CI：0.5%～7.1%）发生症状性脑出血（sICH），其中包括2例致死性sICH；治疗后3个月内6例患者死亡。事后PSM分析显示，当前研究的主要疗效终点值（63.3%）高于ECASS Ⅲ试验匹配中的安慰剂组（56.7%）。说明症状发作后3～4.5h给予标准剂量的静脉阿替普酶对中国急性缺血性脑卒中患者有效且安全[21]。

（2）急性大血管闭塞性缺血性脑卒中血管内治疗（EVT）的疗效评估（DIRECT-MT）

为了研究单独进行血管内血栓切除术是否不劣于静脉阿替普酶后再行血管内血栓切除术的联合治疗，将发病4.5h以内的前循环急性大血管闭塞性缺血性脑卒中患者按照1∶1的比例随机分配至直接取栓组（单独血管内取栓术）和联合治疗组（阿替普酶静脉溶栓后再行取栓术）。入组患者共计656例。结果显示：单独血管内取栓术不劣于阿替普酶静脉溶栓联合血管内取栓术（校正共同比值比＝1.07，95%CI：0.81～1.40，非劣效性P＝0.04），但直接取栓组术前成功再灌注的比例（2.4% vs 7.0%）和总体成功再灌注的比例（79.4% vs 84.5%）低于联合治疗组；直接取栓组和联合治疗组的90d死亡率分别为17.7%和18.8%。提示对于中国发病4.5h以内的急性前循环大血管闭塞性缺血性脑卒中患者，单独采用血管内取栓术的功能性结局不劣于阿替普酶静脉溶栓联合血管内取栓术[22]。

（3）单独血管内治疗与静脉阿替普酶加血管内治疗对急性缺血性脑卒中患者功能独立性的影响（DEVT随机对照试验）

为了探讨单用血管内血栓切除术是否比静脉溶栓后再行血管内血栓切除术在90d内达到功能独立的非劣势效果，研究者在中国33个脑卒中中心纳入了18岁以上、近端前循环颅内闭塞性脑卒中且症状发生后4.5h内、符合静脉溶栓治疗条件的患者234例。患者被随机分为单独血管内血栓切除术组（n＝116）和静脉溶栓桥接血管内血栓切除术组（n＝118）。结果显示，单独血管内血栓切除术组与桥接治疗组分别有63例（54.3%）与55例（46.6%）患者在90d的随访中实现了神经功能独立，非劣效性有统计学差异（非劣效性P＝0.003）。两组的sICH（6.1% vs 6.8%）和90d死亡率（17.2% vs 17.8%）无显著性差异[23]。

（4）血管内治疗对急性基底动脉闭塞患者治疗的安全性和有效性（BASILAR研究）

为了评估EVT对急性基底动脉闭塞（BAO）患者的安全性和有效性，2014年1月～2019年5月，研究者在中国15个省47个综合脑卒中中心开展了一项急性基底动脉闭塞血管内治疗多中心临床登记研究（BASILAR研究），将24h内出现闭塞的急性BAO患者分为标准内科治疗（SMT）＋EVT组或单纯

SMT组。最终纳入829人（其中男性612例，占比73.8%；中位年龄为65岁）进行分析，其中SMT＋EVT组647例，单纯SMT组182例。结果显示，EVT可显著改善BAO患者90d功能结局（校正后OR＝3.08，95%CI：2.09～4.55；$P<0.01$），提高90d内良好功能预后比例（32.0% vs 9.3%，校正后OR＝4.70，95%CI：2.53～8.75；$P<0.001$），降低90d死亡率（46.2% vs 71.4%，校正后OR＝2.93，95%CI：1.95～4.40；$P<0.001$），但会增加sICH（7.1% vs 0.5%，$P<0.001$）。提示对于急性基底动脉闭塞患者，相比单纯药物治疗，在24h内实施EVT可以显著改善患者功能预后和降低死亡率[24]。

4.3.5.3　新型冠状病毒肺炎对脑血管病医疗服务的影响

研究者利用中国脑卒中大数据观测平台上的280家医院数据，分析新型冠状病毒肺炎（COVID-19）暴发期间，脑卒中患者溶栓和血栓切除术的主要变化及其潜在原因。结果显示，与2019年2月相比，2020年2月溶栓和血栓切除术病例总数分别下降了26.7%（$P<0.000\,1$）和25.3%（$P<0.000\,1$）。被调查的医院中有近50%被指定为COVID-19接诊医院，大多数医院的脑卒中医疗服务能力有所降低，并且停止或减少了对公众的脑卒中教育。脑卒中相关的住院人数下降了约40%，不能到院可能是导致住院率降低、溶栓和血栓切除术病例减少的最重要因素；与COVID-19疫情前一样，对脑卒中症状的不识别是第二个关键因素；其他因素还包括缺乏适当的运输方法，如急救车资源不足，一小部分医院关闭了脑卒中诊治快速通道。尽管没有实际数据支持，但COVID-19的筛查过程被认为是导致入院至溶栓开始时间增加的主要因素[25]。

4.3.6　脑血管病医疗质量评价

2019年度脑血管病监测平台显示，全国31个省份共纳入291 632例急性缺血性脑卒中住院患者，以静脉溶栓为核心的内科治疗质控指标分析结果详见表4-3-1。

表4-3-1　2019年急性缺血性脑卒中住院患者医疗质量指标

医疗质量指标	*n*（%）
过程指标	
发病4.5h内到院者rt-PA静脉溶栓率	22 400（30.4）
入院48h内不能自行行走的患者深静脉血栓预防率#	9266（12.0）
吞咽困难筛查率	231 089（80.7）
康复评估率	212 028（74.0）
出院时抗栓治疗率	251 035（88.7）
出院时合并房颤患者抗凝治疗率	9166（45.9）
出院时非心源性脑梗死患者他汀类药物治疗率	248 258（90.7）
出院时合并高血压患者降压治疗率	143 232（64.9）
出院时合并糖尿病患者降糖药物治疗率	63 678（78.4）
结局指标	
住院死亡率	1066（0.4）

注：#.入院48h内不能自行行走的患者DVT预防率定义：单位时间内，入院48h内不能自行行走的脑梗死患者给予DVT预防措施［抗凝药物和（或）联合间歇充气加压］的例数占同期不能自行行走脑梗死住院患者的比例

4.3.7　指南与专家共识

2018—2020年，国内专家根据质量可靠的脑血管病领域最新研究进展，制订和发布了一系列脑血管病

预防、诊治等方面的指南和专家共识，总结和体现了脑血管病领域的最新诊治规范，指导临床医师工作，详见表4-3-2。

表4-3-2　2018—2020年发布的脑血管病领域相关指南和专家共识

发布时间	名称
指南	
2018	中国急性缺血性脑卒中诊治指南2018[26]
2019	中国脑出血诊治指南（2019）[27]
2019	脑小血管病相关认知功能障碍中国诊疗指南（2019）[28]
2019	中国脑血管病临床管理指南[29]
2019	中国脑血管病一级预防指南2019[30]
2020	中国脑血管病影像应用指南2019[31]
共识	
2018	中国急性脑卒中临床研究规范共识2018[32]
2018	急性缺血性脑卒中急诊急救中国专家共识2018[33]
2019	中国急性脑梗死后出血转化诊治共识2019[34]
2020	急性脑卒中多层螺旋CT检查技术专家共识[35]
2020	中国卒中后认知障碍防治研究专家共识[36]
2020	卒中临床诊疗和疾病管理核心数据元及定义专家共识[37]

参考文献

［1］中国疾病预防控制中心慢性非传染性疾病预防控制中心，国家卫生计生委统计信息中心．中国死因监测数据集2020［M］．北京：中国科学技术出版社，2020.

［2］国家卫生健康委员会．中国卫生健康统计年鉴2020［M］．北京，中国协和医科大学出版社，2020.

［3］Xia F，Yu XX，Li YK，et al．Geographic variations of stroke incidence in Chinese communities：An 18-year prospective cohort study from 1997 to 2015［J］．J Stroke，2020，22（3）：345-356.

［4］Jiang B，Sun HX，Ru XJ，et al．Prevalence，incidence，prognosis，early stroke risk，and stroke-related prognostic factors of definite or probable transient ischemic attacks in China，2013［J］．Front Neurol，2017，8：309．DOI：10.3389/fneur.2017.00309.

［5］Wang WZ，Jiang B，Sun HX，et al．Prevalence，incidence，and mortality of stroke in China：Results from a nationwide population-based survey of 480 687 adults［J］．Circulation，2017，135（8）：759-771.

［6］GBD 2019 Stroke Collaborators．Global，regional，and national burden of stroke and its risk factors，1990—2019：a systematic analysis for the Global Burden of Disease Study 2019［J］．Lancet Neurol，2021，20（10）：795-820.

［7］Ban J，Wang Q，Ma RM，et al．Associations between short-term exposure to PM2.5 and stroke incidence and mortality in China：A case-crossover study and estimation of the burden［J］．Environ Pollut，2021，268（Pt A）：115743．DOI：10.1016/j.envpol.2020.115743.

［8］Che B，Shen S，Zhu Z，et al．Education level and long-term mortality，recurrent stroke，and cardiovascular events in patients with ischemic stroke［J］．J Am Heart Assoc，2020，9（16）：e016671．DOI：10.1161/JAHA.120.016671.

［9］Li J，Zheng D，Loffler KA，et al．Sleep duration and risk of cardiovascular events：The SAVE study［J］．Int J Stroke，2020，15（8）：858-865.

［10］Wang J，Li JJ，Li M，et al．Association between dynamic obesity and mortality in patients with first-ever ischemic stroke：A hospital-based prospective study［J］．Medicine（Baltimore），2020，99（38）：e22243．DOI：10.1097/

MD.0000000000022243.

［11］Duan WL，Wu JK，Liu ST，et al. Impact of prehypertension on the risk of major adverse cardiovascular events in a Chinese rural cohort［J］. Am J Hypertens，2020，33（5）：465-470.

［12］Ma C，Gurol ME，Huang Z，et al. Low-density lipoprotein cholesterol and risk of intracerebral hemorrhage：A prospective study［J］. Neurology，2019，93（5）：e445-e457.

［13］Wang MY，Wang SY，Wang XW，et al. Carotid intima-media thickness，genetic risk，and ischemic stroke：A family-based study in rural China［J］. Int J Environ Res Public Health，2020，18（1）：119. DOI：10.3390/ijerph18010119.

［14］Dong SJ，Fang JH，Li YB，et al. The population attributable risk and clustering of stroke risk factors in different economical regions of China［J］. Medicine（Baltimore），2020，99（16）：e19689. DOI：10.1097/MD.0000000000019689.

［15］Zhao J，Li X，Liu X，et al. Changing the strategy and culture of stroke awareness education in China：implementing stroke 1-2-0［J］. Stroke Vasc Neurol，2020，5（4）：374-380.

［16］Lu X，Niu X，Shen C，et al. Development and validation of a polygenic risk score for stroke in the Chinese population［J］. Neurology，2021，24. DOI：10.1212/WNL.0000000000012263.

［17］Yuan H，An J，Zhang Q，et al. Rates and anticoagulation treatment of known atrial fibrillation in patients with acute ischemic stroke：A real-world study［J］. Adv Ther，2020，37（10）：4370-4380.

［18］Wang YJ，Meng X，Wang AX，et al. Ticagrelor versus clopidogrel in CYP2C19 loss-of-function carriers with stroke or TIA［J］. N Engl J Med，2021，385（27）：2520-2530.

［19］Li S，Cui LY，Anderson C，et al. Increased recurrent risk did not improve cerebrovascular disease survivors' response to stroke in China：a cross-sectional，community-based study［J］. BMC Neurol，2020，20（1）：147. DOI：10.1186/s12883-020-01724-1.

［20］Chao BH，Yan F，Hua Y，et al. Stroke prevention and control system in China：CSPPC-Stroke Program［J］. Int J Stroke，2021，16（3）：265-272.

［21］Zheng HG，Yang Y，Chen HS，et al. Thrombolysis with alteplase 3 ～ 4.5 hours after acute ischaemic stroke：the first multicentre，phase Ⅲ trial in China［J］. Stroke Vasc Neurol，2020，5（3）：285-290.

［22］Yang PF，Zhang YW，Zhang L，et al. Endovascular thrombectomy with or without intravenous alteplase in acute stroke［J］. N Engl J Med，2020，382（21）：1981-1993.

［23］Zi WJ，Qiu ZM，Li FL，et al. Effect of endovascular treatment alone vs intravenous alteplase plus endovascular treatment on functional independence in patients with acute ischemic stroke：The DEVT randomized clinical trial［J］. JAMA，2021，325（3）：234-243.

［24］Writing Group for the BASILAR Group. Assessment of endovascular treatment for acute basilar artery occlusion via a nationwide prospective registry［J］. JAMA Neurol，2020，77（5）：561-573.

［25］Zhao J，Li H，Kung D，et al. Impact of the COVID-19 epidemic on stroke care and potential solutions［J］. Stroke，2020，51（7）：1996-2001.

［26］中华医学会神经病学分会，中华医学会神经病学分会脑血管病学组. 中国急性缺血性脑卒中诊治指南2018［J］. 中华神经科杂志，2018，51（9）：666-682.

［27］中华医学会神经病学分会，中华医学会神经病学分会脑血管病学组. 中国脑出血诊治指南（2019）［J］. 中华神经科杂志，2019，52（12）：994-1005.

［28］中华医学会老年医学分会老年神经病学组，脑小血管病认知功能障碍诊疗指南中国撰写专家组. 脑小血管病相关认知功能障碍中国诊疗指南（2019）［J］. 中华老年医学杂志，2019，38（4）：345-354.

［29］中国卒中学会. 中国脑血管病临床管理指南［M］. 北京：人民卫生出版社，2019.

［30］中华医学会神经病学分会，中华医学会神经病学分会脑血管病学组. 中国脑血管病一级预防指南2019［J］. 中华神经科杂志，2019，52（9）：684-709.

［31］中华医学会神经病学分会，中华医学会神经病学分会脑血管病学组. 中国脑血管病影像应用指南2019［J］. 中华神经科杂志，2020，53（4）：250-268.

［32］中华医学会神经病学分会，中华医学会神经病学分会脑血管病学组. 中国急性脑卒中临床研究规范共识2018［J］. 中华神经科杂志，2018，51（4）：247-255.

［33］中国老年医学学会急诊医学分会，中华医学会急诊医学分会卒中学组，中国卒中学会急救医学分会. 急性缺血性脑卒中急诊急救中国专家共识2018［J］. 中国卒中杂志，2018，13（9）：956-967.

［34］中华医学会神经病学分会，中华医学会神经病学分会脑血管病学组. 中国急性脑梗死后出血转化诊治共识2019［J］.

中华神经科杂志，2019，52（4）：252-265.
[35] 中华医学会影像技术分会. 急性脑卒中多层螺旋CT检查技术专家共识[J]. 中华放射学杂志，2020，54（9）：839-845.
[36] 中国卒中学会卒中后认知障碍研究圆桌会议专家组. 中国卒中后认知障碍防治研究专家共识[J]. 中国卒中杂志，2020，15（2）：158-166.
[37] 国家神经系统疾病临床医学研究中心，国家神经系统疾病医疗质量控制中心，中国卒中学会医疗质量管理与促进分会，等. 卒中临床诊疗和疾病管理核心数据元及定义专家共识[J]. 中国卒中杂志，2020，15（4）：416-434.

4.4 心律失常

心律失常分为缓慢性心律失常和快速性心律失常。缓慢性心律失常包括病态窦房结综合征和房室传导阻滞，严重的缓慢性心律失常需要置入起搏器治疗。心房颤动（房颤）已成为最常见的快速性心律失常，近年来房颤患者接受抗凝治疗和导管消融治疗较为普遍。恶性室性心律失常容易导致心脏性猝死的发生，临床上可接受置入型心律转复除颤器（ICD）治疗和导管消融。

4.4.1 缓慢性心律失常

4.4.1.1 起搏器置入概况

近年来中国在缓慢性心律失常的器械治疗方面有了较大进展，起搏器置入量逐年增加。根据国家卫生健康委员会网上注册系统的资料统计和省级质控中心上报数据，受COVID-19疫情影响，2020年全国心脏起搏器置入量较2019年下降4.8%（图4-4-1），其中双腔起搏器占73%；起搏器置入适应证主要有病态窦房结综合征（55.0%）、房室传导阻滞（41.5%）和其他适应证（3.5%）（图4-4-2）。

随着起搏器置入量的增加，相关并发症在临床上也日益受到关注。一项研究对2125例永久起搏器置入术后患者进行1年随访后发现，34例患者囊袋感染，BMI增高、接受抗凝药物治疗、住院时间≥4d是早中期起搏器置入术后发生囊袋感染的危险因素[1]。国内关于心脏起搏导线相关静脉阻塞的分析研究显示，在

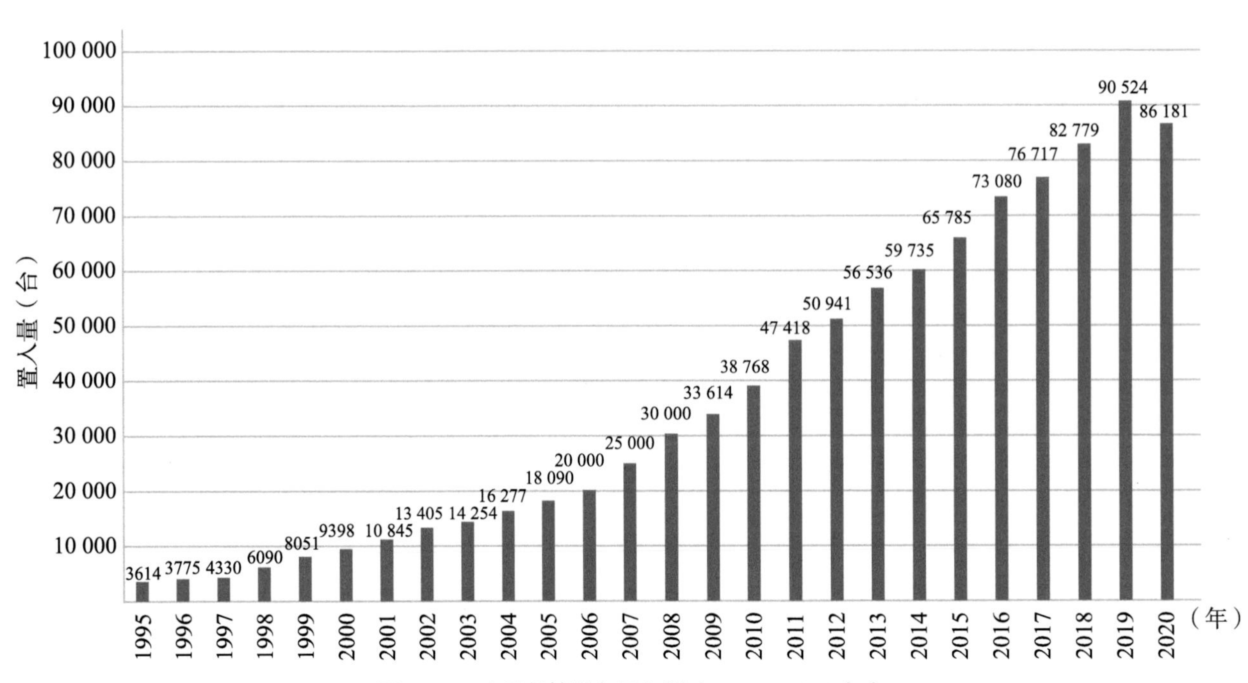

图4-4-1　中国起搏器年置入量（1995—2020年）

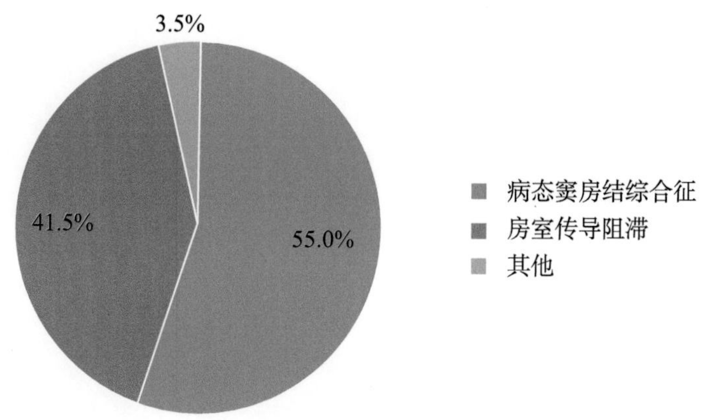

图4-4-2　2020年中国起搏器置入适应证

106例心脏起搏器置入患者中，发生锁骨下静脉、上腔静脉严重狭窄或闭塞者26例，发生率为24.5%，肾功能不全与导线相关静脉阻塞的发生有相关性[2]。对79例心血管置入电子装置感染临床特征及预后相关因素分析的研究显示，住院患者以非复杂囊袋感染为主，囊袋清创及去除发生装置、拔除导线仍是主要处理措施[3]。国内首次开展了3.0T磁共振检查在磁共振兼容起搏器患者中的应用研究[4]，结果表明在规范化流程下进行3.0T磁共振检查具有良好的可行性和安全性。

4.4.1.2　希浦系统起搏国内发展概况

希氏束-浦肯野系统（希浦系统）起搏，包括希氏束或左束支起搏，在缓慢性心律失常患者中的可行性、安全性及有效性临床研究在国内进展迅猛，目前国内已经有超声三维下或心腔内超声引导下的希氏束起搏和三尖瓣环显像技术快速定位希氏束等研究[5]。左束支起搏技术源于国内，自2019年已经在国际心血管病相关杂志上发表70多篇学术论文，对左束支起搏的适用人群、术式、可行性、安全性、有效性以及与其他起搏技术的对比结果等进行探讨。临床研究结果总体上提示，左束支起搏能够获得窄QRS间期起搏心电图，保持左心室收缩同步性[6]，用透视下简化心室九分区法可以成功完成操作[7]。左束支起搏的成功率及获得的起搏QRS间期与希氏束起搏相似，但是手术时间和射线曝光时间更短，起搏参数更满意[8]；在需要高比例心室起搏的房室阻滞患者中能有效降低心力衰竭和起搏器升级事件[9]，还可以纠正完全性左束支传导阻滞和完全性右束支传导阻滞[10]；部分患者接受双侧束支区域起搏，QRS间期缩短更明显[11]。左束支起搏大样本队列研究平均随访18.6个月，结果显示起搏参数稳定[12]。与传统右心室起搏相比，左束支起搏的起搏参数、手术相关并发症发生率和临床结局无显著差异[13]，但其长期预后还有待进一步研究。

4.4.2　快速性心律失常

4.4.2.1　心房颤动

- 患病率

2012—2015年CHS研究对中国大陆31个省、自治区、直辖市31 230名社区居民的分层多阶段随机抽样研究发现[14]，中国≥35岁居民的房颤患病率为0.7%，农村（0.75%）高于城市（0.63%），其中34%的患者为新发现的房颤，自己并不知晓。

- 类型

一项前瞻性观察性研究[15]入选了中国20个急诊中心就诊的2016例房颤患者（女性占54.8%），结果显示：30.7%为阵发性房颤，22.4%为持续性房颤，46.9%为永久性房颤。

- 伴随疾病和危险因素

中国房颤患者最常见的伴随疾病是高血压（55.5%）、冠心病（41.8%）和心力衰竭（37.4%）[15]。年龄≥75岁的房颤患者更多合并冠心病、高血压、脑卒中、认知障碍和慢性阻塞性肺疾病（COPD）[16]。

阻塞性睡眠呼吸暂停低通气综合征（OSAHS）同时合并肥胖的个体罹患持续性房颤的风险增加2.34倍，提示肥胖容易伴发持续性房颤，肥胖与OSAHS在持续性房颤发病中具有交互作用[17]。

与窦性心律患者相比，房颤增加全因死亡、心血管死亡和脑卒中死亡的风险[18]，年龄≥75岁、合并多种CVD的房颤患者一年内发生死亡和不良事件的风险增加2倍以上。控制好危险因素，例如吸烟、BMI过低、血糖升高、高血压等，可极大降低房颤患者发生缺血性脑卒中及死亡的风险。

- 并发症

（1）脑卒中

中国房颤患者脑卒中的总体患病率为24.8%，其中瓣膜性房颤患者为26.9%，非瓣膜性房颤患者为24.2%；在非瓣膜性房颤患者中，年龄＞75岁、高血压、糖尿病和左心房血栓是发生脑卒中的独立危险因素[19]。

（2）血栓

左心耳（LAA）形态被认为与缺血性脑卒中有关，非鸡翼LAA形态增加血栓栓塞事件的风险；但现有的LAA形态分类并不准确，尤其在解释LAA形态与脑卒中之间的关系时需谨慎[20]。

- 房颤的血栓预防

（1）口服抗凝药物治疗

中国心房颤动注册研究[21]对2011—2014年32家医院7977例非瓣膜性房颤患者的分析发现，中国非瓣膜性房颤患者应用口服抗凝药物的比例有很大提升。CHA_2DS_2-VASc评分≥2分和1分的患者接受口服抗凝药物的比例分别为36.5%和28.5%，0分的患者也有21.4%使用抗凝药物。不同医院抗凝治疗差异较大，三甲医院为9.6%～68.4%，非三甲医院为4.0%～28.2%。

中国脑卒中筛查项目（CNSSS）在2013—2014年对1 252 703名40岁以上成人的调查显示，中国12%的缺血性脑卒中患者合并房颤，以此推算，中国缺血性脑卒中合并房颤的患者超过215万人，而该部分患者接受抗凝治疗的比例很低，仅为2.2%，其中98.2%的药物为华法林[22]。

新型口服抗凝药物直接凝血酶抑制剂达比加群酯和直接Ⅹa因子抑制剂利伐沙班在国内的应用逐渐增多。达比加群酯在房颤消融围手术期抗凝治疗与华法林同样有效和安全，可作为华法林的替代药物[23]，术后应用达比加群可以明显降低住院天数[24]。利伐沙班在我国房颤人群的有效性及安全性（包括围手术期）也得到了验证，且在小样本研究中还证实，利伐沙班可用于非瓣膜性房颤合并左心房血栓患者，有效性及安全性不劣于华法林[25]。基于AUGUSTUS 试验发布的冠心病合并房颤患者抗栓管理中国专家共识[26]，建议阿哌沙班联合一种 P2Y12 受体拮抗剂用于冠心病合并房颤患者的抗栓治疗，但目前其临床应用时间较短，经验有限，仍需进一步探索。依度沙班在一定程度上减少了出血事件的发生率，但在ENGAGE AF-TIMI 48研究中发现，消化道出血事件的发生率较华法林更高[27]，目前在中国的临床应用有待完善。

房颤患者口服抗凝药后会增加消化道出血风险，但通过优化管理，如提高服用华法林患者的INR达标率、避免出血诱因等可以减少出血风险。出血后发现胃肠道基础疾病，尤其是恶性肿瘤的概率很高，故必须强调出血后胃肠镜检查的重要性和必要性[28]。

中国老年房颤患者优化抗栓管理注册研究发现：房颤合并CHA_2DS_2-VASc和HAS-BLED高危、HAS-BLED≥3、有跌倒风险、慢性肾脏病/肝病、年龄≥85岁的患者，抗凝治疗在降低AMI、缺血性脑卒中、脑出血和全因死亡的复合终点事件风险方面优于抗血小板治疗（均$P<0.05$）[29]。

（2）左心耳封堵

置入左心耳封堵器是新兴的预防房颤左心房血栓的方法，近年来这一技术在中国推广迅速。中国大陆于2013年开展了左心耳封堵术的初步应用，对2018年11月～2019年11月中国房颤中心数据库病例资料的分析显示，中国房颤患者行经皮左心耳封堵术的成功率高，严重并发症发生率低。左心耳封堵术联合导管消融手术未增加手术并发症，并可显著提高术终窦性心律比例[30]。

- 房颤的导管消融治疗

据全国房颤注册研究网络平台数据显示，房颤导管射频消融（RFCA）比例逐年增加，2017年、2018年、2019年和2020年房颤RFCA占总RFCA手术的比例分别为27.3%、31.9%、33%和32.2%。房颤RFCA仍以环肺静脉电隔离为主，占总体消融量的60.2%[31]，围手术期缺血性脑卒中发生率为0.4%，出血性脑卒中发生率为0.1%[32]。经验性上腔静脉＋肺静脉隔离作为治疗阵发性房颤的可选术式不会显著增加操作时间和手术并发症，且可防止房性心律失常的复发[33]。

4.4.2.2 室性心律失常

非持续性室性心动过速（NSVT）在缺血性心脏病患者中十分常见，30%～80%的患者长时程心电图监测可以发现无症状性NSVT。发生在急性冠脉事件最初48h内的NSVT并不预示患者远期预后较差；但发生在急性冠状动脉事件后48h或更长时间的NSVT，即使为无症状性NSVT，也会增加死亡率和致残率[34]。

肥厚型心肌病（HCM）患者NSVT的发生率为20%～30%，HCM合并NSVT的患者年猝死率为8%～10%，而无NSVT的患者年猝死率为1%。阻塞性睡眠呼吸暂停（OSA）与梗阻性肥厚型心肌病患者出现NSVT独立相关，NSVT是其心脏性猝死和CVD死亡的危险因素，NSVT的患病率随着OSA的严重程度而增加[35]。

扩张型心肌病（DCM）患者无症状性NSVT发生率高达40%～70%，大多数左心室功能下降的DCM患者可发生NSVT，这些人的猝死风险也较高；但在心功能代偿的DCM患者中仅有5%可监测到NSVT，并未显示有不良预后。随着左室射血分数（LVEF）进行性下降，NSVT的发生率增加，猝死的风险也升高。

频发室性期前收缩可引起左心室显著扩大和左心室功能下降，完全性右束支传导阻滞和室性期前收缩负荷＞20%是左心室扩大的危险因素，其OR值分别为143.9（$P<0.001$）和132.6（$P<0.001$），左心室扩大可在导管消融或药物治疗后逆转[36]。

4.4.3 导管射频消融术

RFCA已在中国600余家医院广泛应用。国家卫生健康委员会网上注册系统资料显示，自2010年起导管射频消融手术量持续迅猛增长（图4-4-3），年增长率13.2%～17.5%。受疫情影响，2020年射频消融手术量明显减少。

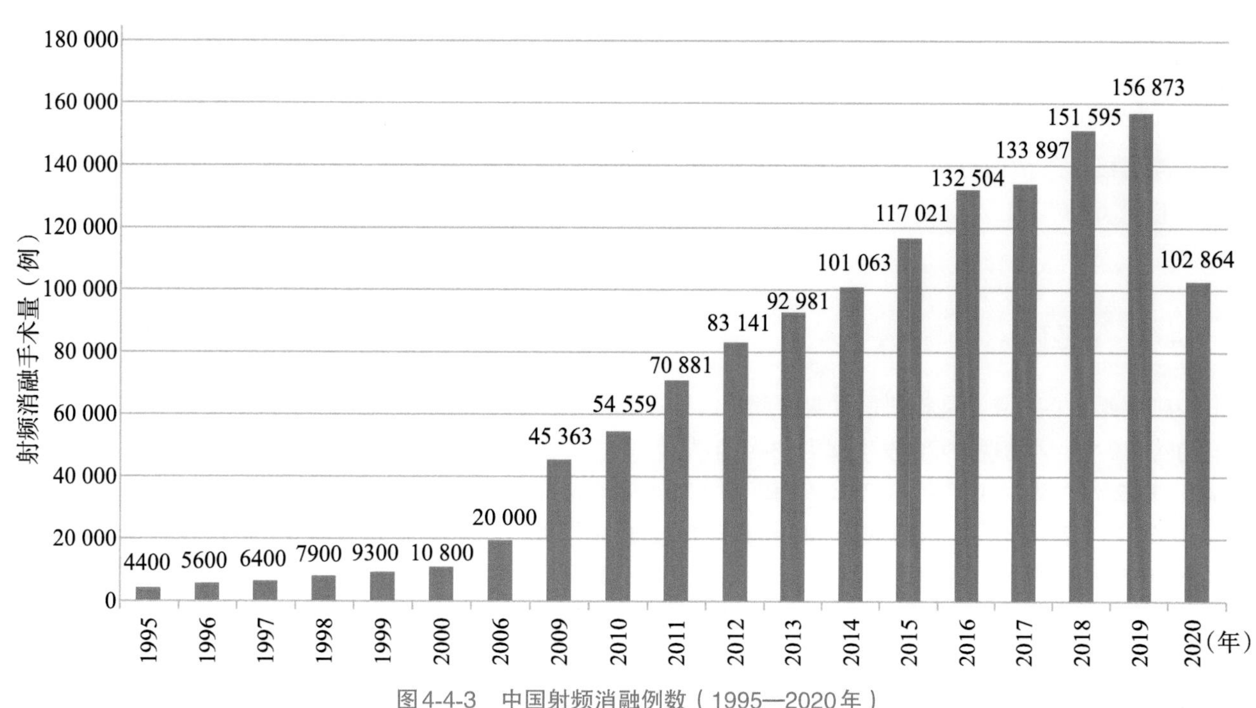

图4-4-3 中国射频消融例数（1995—2020年）

2020年阵发性室上性心动过速消融比例为40.7%，房颤射频消融比例为32.2%，与2019年基本持平（图4-4-4）。

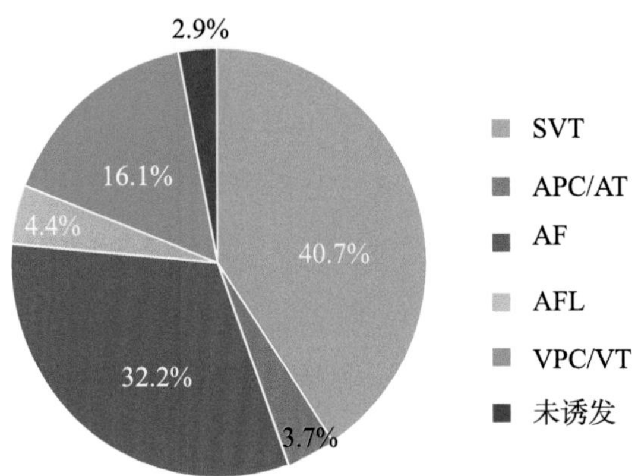

图4-4-4　2020年中国行射频消融病种分类

AF.心房颤动；SVT.阵发性室上性心动过速；AFL.心房扑动；APC/AT.房性期前收缩/房性心动过速；VPC/VT.室性期前收缩/室性心动过速

4.4.4　心脏性猝死

4.4.4.1　发生率

2005年7月～2006年6月，一项前瞻性研究对678 718人进行了随访，共发生2983例死亡，其中心脏性猝死（SCD）284例（9.5%），SCD发生率为41.8/10万，男性高于女性（44.6/10万 vs 39.0/10万），估测中国每年发生SCD约50万例[37]。

2015年对新疆11个地区不同民族（汉族、维吾尔族、哈萨克族和回族）居民医疗记录的回顾性分析显示[38]，在3 224 103名居民中有1244例SCD，SCD的总发生率为38.6 / 10万，男性发生SCD的风险更高[年龄标化相对危险度（SRR）＝1.75，95%CI：1.10～2.79]。维吾尔族（SRR＝1.59，95%CI：1.05～2.42）和哈萨克族（SRR＝1.92，95%CI：1.29～2.87）居民的SCD风险高于汉族。经济发展水平较低的地区SCD发生率明显高于经济发展水平较高的地区（SRR＝1.55，95%CI：1.02～2.38），SCD发生率随年龄增长而升高（$P<0.05$）。另一项研究发现[39]，调整年龄后，汉族居民SCD发生率（29.4/10万）显著低于哈萨克族居民（51.9/10万）。60岁及以下人群中，汉族居民与哈萨克族居民SCD发生率未见统计学差异（$P=0.43$）；60岁以上人群中，汉族居民SCD发生率显著低于哈萨克族居民（201.4/10万 vs 458.3/10万，$P<0.05$）。

4.4.4.2　危险因素

心肌梗死和心力衰竭是猝死最重要的危险因素。有前瞻性观察性研究对1018例心肌梗死合并心衰的患者平均随访2.8年后发现，SCD发生率为5%（年发生率1.8%）。SCD的独立预测因素包括年龄（HR＝1.05，95%CI：1.02～1.09）、LVEF≤25%（HR＝1.82，95%CI：1.04～3.21）和非血运重建治疗（HR＝3.97，95%CI：2.15～7.31）[40]。目前临床通常用LVEF≤35%作为SCD高危人群的界值，有研究对接受ICD远程监测的853例患者分析后发现，基线35%＜LVEF≤45%同时左室舒张末直径（LVEDD）≥60mm的患者，在平均30个月的随访期内发生室性心律失常的风险明显升高[41]（图4-4-5）。

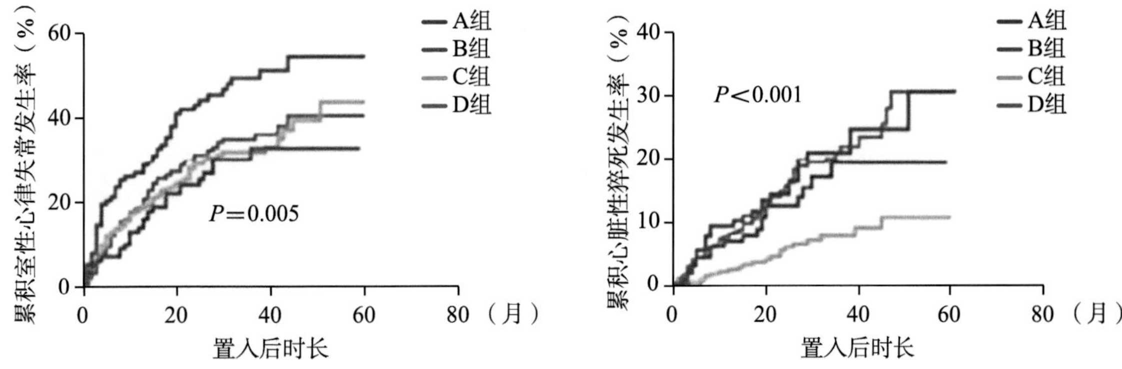

图4-4-5　K-M曲线四组随访中发生室性心律失常和心脏性猝死情况

A组. 35%＜左室射血分数（LVEF）≤45%和左室舒张末直径（LVEDD）≥60mm；B组. LVEF≤35%和LVEDD＜60mm；C组. 35%＜LVEF≤45%和LVEDD＜60mm；D组. LVEF ≤ 35%和LVEDD≥60mm

4.4.4.3　心脏性猝死的预防

2019年中华医学会急性ST段抬高型心肌梗死（STEMI）诊断和治疗指南提出，STEMI患者心肌梗死后40d（未完全血运重建）或90d（血运重建），需对心功能及猝死风险进行二次评估；对于STEMI 40d经最佳药物治疗仍存在心力衰竭（NYHA Ⅱ～Ⅲ级）、LVEF≤35%且预期寿命1年以上者，或STEMI 40d后虽经最佳药物治疗仍存在轻度心力衰竭症状（NYHA Ⅰ级）、LVEF≤30%且预期寿命1年以上者，推荐对猝死进行一级预防[42]。近年来，国内学者在国际上提出的“1.5级预防”概念得到认可。“1.5级预防”是指具有SCD一级预防指征的患者，如果存在NSVT、频发室性期前收缩（＞10次/小时）、晕厥或先兆晕厥、LVEF＜25%这四项指标中的任一因素，则SCD风险非常高，应优先考虑置入ICD进行预防。有研究结果显示，接受ICD置入的1.5级预防患者相较未置入的患者全因死亡率降低49%[43]。

4.4.4.4　ICD置入预防SCD概况

国内ICD置入明显不足，有研究显示，497例符合ICD置入Ⅰ类适应证的患者中，只有22.5%置入了ICD，随访（11±3）个月发现，ICD治疗组死亡率明显低于非手术组[44]（图4-4-6）。根据国家卫生健康委员会网上注册系统的资料统计和省级质控中心上报的数据，受COVID-19疫情影响，2020年ICD置入量较2019年略有下降（图4-4-7）。2020年置入的ICD中，单腔占比50%；一级预防占比53%，二级预防占

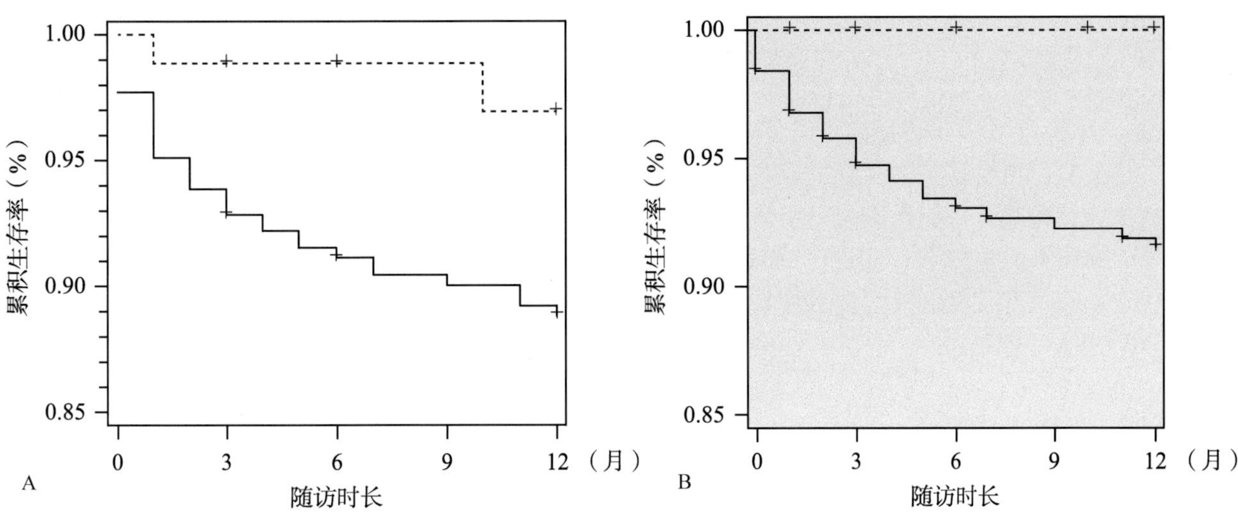

图4-4-6　K-M曲线ICD治疗组（虚线）和非手术组（实线）的全因死亡率（A）和猝死发生率（B）

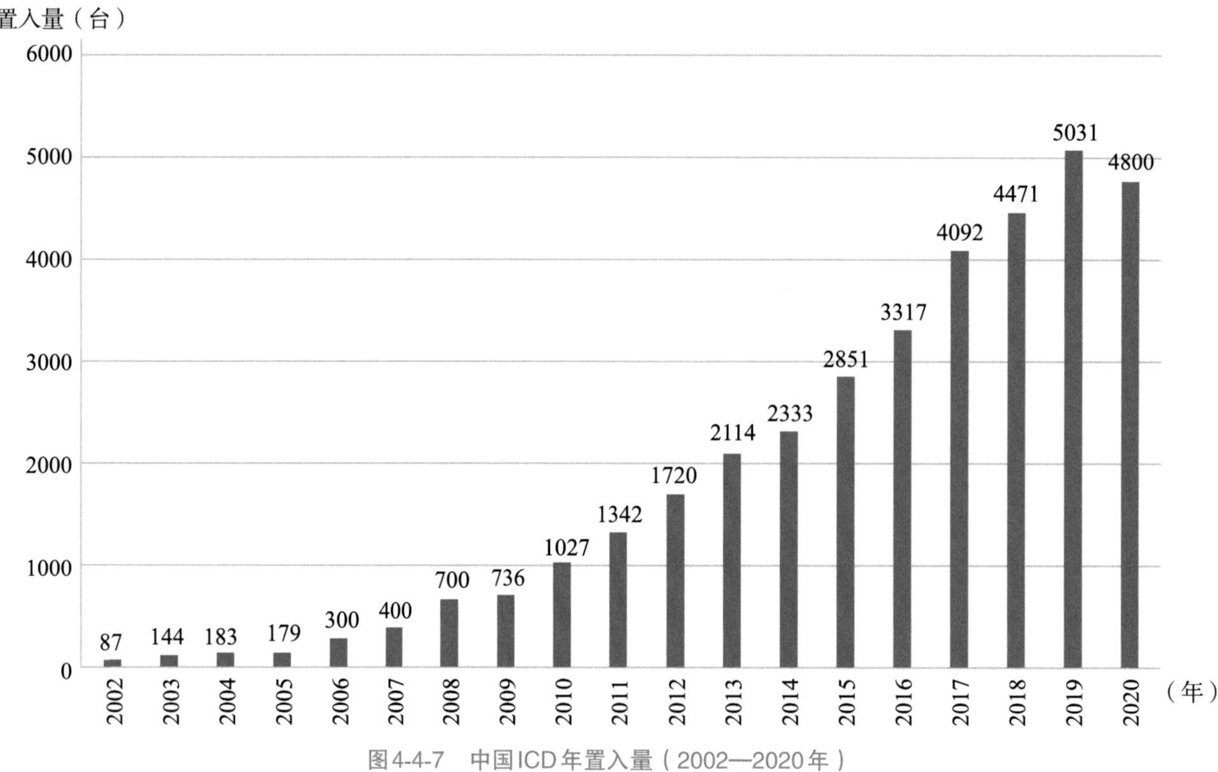

图4-4-7　中国ICD年置入量（2002—2020年）

比47%。在适应证方面，2013—2015年国内20家中心440例ICD置入患者研究结果显示，符合Ⅰ类适应证者约占75%，说明国内对于ICD适应证的把握程度较适中；在ICD置入途径方面，96.3%选择左侧锁骨下静脉途径。ICD置入存在明显的南北方差异，南方患者一级预防比例明显高于北方（58.9% vs 41.1%）[45]。置入ICD一级预防获益可能有限，国内尚需相关研究为临床ICD置入适应证的把握提供更多依据。

尽管置入ICD可预防猝死的发生，但作用有限，且置入ICD后患者仍可能出现室性心动过速反复发作，生活质量下降。国内阜外医院团队首先开展室性心律失常的消融治疗，左心室前基底部室性心动过速消融成功率达86%[46]。

4.4.5　遗传性心律失常

4.4.5.1　长QT综合征

超过15个基因突变与遗传性长QT综合征（LQTS）相关。中国10家医院230例LQTS患者的研究结果显示，LQT1型（*KCNQ1*突变，占37%）、LQT2型（*KCNH2*突变，占48%）和LQT3型（*SCN5A*突变，占2%）是其主要亚型[47]。中国离子通道病注册中心及国际项目协作小组研究显示，先证者平均发病年龄（17.3±14.2）岁，20岁以前发病者占60%，女性占76%[48]。其中儿童LQTS恶性度高，临床表型多呈现为复杂心律失常，致病或可能致病的突变基因检出率为71%[49]。中国香港地区回顾59例LQTS患者的资料发现，平均发病年龄为8.2岁，男性占56%，8.5%合并先天性心脏病，1年、5年和10年的心脏事件发生率分别为93.0%、80.7%和72.6%[50]。在中国西南地区，33.7%的不明原因猝死的患者携带LQTS相关突变基因（*KCNQ1*和*KCNH2*）[51]。

4.4.5.2　短QT综合征

短QT综合征（SQTS）是临床不常见的遗传性离子通道病，容易诱发心房颤动、室性心动过速和心脏性猝死，已报道5个相关致病基因。一项中国家系研究显示，14例家系成员中有4例确诊为SQTS，4例早发心脏性猝死[52]。

4.4.5.3 Brugada综合征

Brugada综合征是一种获得性或遗传性的离子通道病，其特征是心前导联（V_1～V_3）ST段持续抬高和右束支传导阻滞，易发生室性心律失常和心脏性猝死。Brugada综合征与至少12个离子通道相关基因的突变有关。国内有研究对1998年1月～2008年12月期刊报道的Brugada综合征患者的区域分布、临床特征与治疗进行分析，收集Brugada综合征患者376例，男性占95.74%，主要分布于沿海与经济较发达地区，近60%患者晕厥发生时心电图或心电监护记录到室性心动过速或心室颤动，近半数患者经历过心肺复苏，院外猝死占10.64%，ICD置入率较低（12.5%）[53]。另一项研究分析了1998年1月～2013年6月国内期刊发表的182例Brugada综合征患者的资料，结果显示，该病以中青年为主，男性居多，晕厥是其最主要的临床表现，药物激发试验及心电生理检查阳性率高，治疗现状不规范，ICD置入率低，猝死率高[54]。中国台湾地区55岁以上人群中3.32%有Brugada样心电图改变，4年随访发现该心电图改变并不影响全因死亡和心脏性死亡[55]。香港地区50例Brugada综合征患者中，16%曾发生心脏性猝死而获救生还，有心脏性猝死或晕厥史者预后较差[56]。

4.4.5.4 儿茶酚胺敏感性多形性室性心动过速

儿茶酚胺敏感性多形性室性心动过速（CPVT）是一种由肾上腺素诱导的室性心律失常家族性疾病，以晕厥和猝死为特征，典型表现为运动或儿茶酚胺诱发（如情绪或异丙肾上腺素等药物）的双向性室性心动过速。相关致病基因包括最为常见的*RYR2*（*CPVT1*）基因突变，较少见的*CASQ2*（*CPVT2*）基因突变，也有携带*KCNJ2*（*CPVT3*）、*TRDN*、*ANK2*和*CALM1*等基因突变。国内有研究纳入了12例CPVT患者，平均发病年龄8.4岁±3.2岁，2/3为男性，*RYR2*突变占75%，平均随访0.92年±0.80年，有1例患者死亡[57]。

4.4.5.5 早复极综合征

早复极综合征是指下壁或侧壁心电图导联记录到早复极波形，可有心搏骤停或室性心动过速/心室颤动发作为特征的综合征。国内研究对20～50岁职工健康普查发现，早复极检出率为2.73%～3.99%，多见于男性及中等以上劳动强度者[58]。在13 405名高中或大学生的心电图筛查中发现，早复极检出率为1%，男性多见，发生部位以下壁导联最常见，其次是下壁合并侧壁导联，形态主要为顿挫型和切迹型；随访12～36个月，未发生心脏性猝死等心血管事件和心律失常[59]。对1215名竞技体育类大学生运动员心电图进行分析后发现，早复极检出率为35.9%，男性居多，部位以下壁导联最常见，形态以顿挫型最多[60]。

4.4.6 心律失常领域新技术

无导线起搏器较传统经静脉心脏起搏器可减少导线和囊袋相关并发症。2015年2月10日阜外医院心律失常中心完成国内首例无导线起搏器置入，2019年12月无导线起搏器在中国上市，目前国内已有10多家中心开展此项技术。

心脏收缩力调节器（CCM）主要用于窄QRS（＜120ms）的慢性心力衰竭患者。阜外医院于2014年12月30日在中国大陆首次成功置入CCM。截至2016年5月，全国已有5个中心共置入8台CCM设备，6个月随访结果显示，CCM安全性可靠，患者NYHA心功能分级、6min步行试验以及明尼苏达生活评分等均明显改善[61]。

阜外医院于2014年12月23日在中国大陆首次成功置入皮下心律转复除颤器（S-ICD）。S-ICD主要用于有ICD置入指征但无合适静脉通路或者有高感染风险的患者，同时对于无须起搏、心脏再同步化治疗（CRT）或抗心动过速起搏（ATP）治疗的ICD适应证患者，S-ICD应被考虑作为经静脉ICD的替代治疗。

参考文献

[1] 冯天捷，翁思贤，周彬，等. 心律置入装置早中期感染发生原因分析[J]. 中国分子心脏病学杂志，2020，20（4）：36-40.

[2] 李超，陈柯萍，戴研，等. 心脏起搏导线相关静脉阻塞的危险因素分析[J]. 中华心律失常学杂志，2019，23（6）：524-529.

[3] 王青青，宿燕岗，缪青，等. 79例心血管植入电子装置感染临床特征及预后相关因素分析[J]. 中华医院感染学杂志，2020，29（13）：1993-1999.

[4] Ning XH，Li XF，Fan XH，et al. 3.0 T magnetic resonance imaging scanning on different body regions in patients with pacemakers[J]. J Interv Card Electrophysiol，2021，61（3）：545-550.

[5] Gu M，Hu Y，Hua W，et al. Visualization of tricuspid valve annulus for implantation of His bundle pacing in patients with symptomatic bradycardia[J]. J Cardiovasc Electrophysiol，2019，30（10）：2164-2169.

[6] Li X，Li H，Ma W，et al. Permanent left bundle branch area pacing for atrioventricular block：Feasibility，safety，and acute effect[J]. Heart Rhythm，2019，16（12）：1766-1773.

[7] Zhang JM，Wang Z，Zu L，et al. Simplifying physiological left bundle branch area pacing using a new nine-partition method[J]. Can J Cardiol，2020，May 16. DOI：S0828-282X（20）30457-8.

[8] Hua W，Fan X，Li X，et al. Comparison of left bundle branch and His bundle pacing in bradycardia patients[J]. JACC Clin Electrophysiol，2020，6（10）：1291-1299.

[9] Li X，Zhang J，Qiu C，et al. Clinical outcomes in patients with left bundle branch area pacing vs. right ventricular pacing for atrioventricular block[J]. Front Cardiovasc Med，2021 Jul 8. DOI：10.3389/fcvm.2021.685253.

[10] Li X，Fan X，Li H，et al. ECG patterns of successful permanent left bundle branch area pacing in bradycardia patients with typical bundle branch block[J]. Pacing Clin Electrophysiol，2020，Jun 10. DOI：10.1111/pace.13982.

[11] Lin J，Chen K，Dai Y，et al. Bilateral bundle branch area pacing to achieve physiological conduction system activation[J]. Circ Arrhythm Electrophysiol，2020，13（8）：e008267. DOI：10.1161/CIRCEP.119.008267.

[12] Su L，Wang S，Wu S，et al. Long-term safety and feasibility of left bundle branch pacing in a large single-center study[J]. Circ Arrhythm Electrophysiol，2021，14（2）：e009261. DOI：10.1161/CIRCEP.120.009261.

[13] Chen X，Jin Q，Bai J，et al. The feasibility and safety of left bundle branch pacing vs. right ventricular pacing after mid-long-term follow-up：a single-centre experience[J]. Europace，2020，22（Suppl_2）：ii36-ii44.

[14] Wang ZW，Chen Z，Wang X，et al. The disease burden of atrial fibrillation in China from a national cross-sectional survey[J]. Am J Cardiol，2018，122（5）：793-798.

[15] Zhang H，Yang Y，Zhu J，et al. Baseline characteristics and management of patients with atrial fibrillation/flutter in the emergency department：results of a prospective，multicentre registry in China[J]. Intern Med J，2014，44（8）：742-748.

[16] Shao XH，Yang YM，Zhu J，et al. Comparison of the clinical features and outcomes in two age-groups of elderly patients with atrial fibrillation[J]. Clin Interv Aging，2014，9：1335-1342.

[17] 胡龙才，蔡天晶，金陵应，等. 肥胖患者伴发持续性心房颤动的相关危险因素分析[J]. 中国心脏起搏与心电生理杂志，2019，33（6）：526.

[18] Li LH，Sheng CS，Hu BC，et al. The prevalence，incidence，management and risks of atrial fibrillation in an elderly Chinese population：a prospective study[J]. BMC Cardiovasc Disord，2015，15：31. DOI：10.1186/s12872-015-0023-3.

[19] 周自强，胡大一，陈捷，等. 中国心房颤动现状的流行病学研究[J]. 中华内科杂志，2004，43（7）：491-494.

[20] Wu L，Liang E，Fan S，et al. Relation of left atrial appendage morphology determined by compute stroke and atrial fibrillation in China[J]. Am J Cardiol，2019，123（8）：1283-1286.

[21] Chang S，Dong J，Ma C，et al. Current status and time trends of oral anticoagulation use among Chinese patients with non-valvular atrial fibrillation：the Chinese atrial fibrillation registry study[J]. Stroke，2016，47（7）：1803-1810.

[22] Guo J，Guan T，Fan S，et al. Underuse of oral anticoagulants in patients with ischemic stroke and atrial fibrillation in China[J]. Am J Cardiol，2018，122（12）：2055-2061.

[23] 潘文麒，胡文瑛，林长坚，等. 达比加群酯在心房颤动消融围手术期的应用[J]. 中华心律失常学杂志，2015，19（2）：104-107.

[24] 王璇，王祖禄，杨桂棠，等. 达比加群酯用于心房颤动射频导管消融术后抗凝治疗有效性及安全性研究[J]. 中华心律失常学杂志，2015，19（2）：99-103.

[25] 吕程，何燕，许键，等. 利伐沙班与华法林对心房颤动伴左心房血栓形成患者的疗效观察[J]. 中国循环杂志，2016，31（11）：1098-1101.

[26] 中华医学会心血管病学分会，中华心血管病杂志编辑委员会. 冠心病合并心房颤动患者抗栓管理中国专家共识[J]. 中华心血管病杂志，2020，48（7）：552-564.

[27] Ruff CT，Giugliano RP，Antman EM，et al. Evaluation of the novel factor Xa inhibitor edoxaban compared with warfarin in patients with atrial fibrillation：design and rationale for the effective a anticoagulation with factor Xa next generation in Atrial Fibrillation-Thrombolysis In Myocardial Infarction study 48（ENGAGE AF-TIMI 48）[J]. Am Heart J，2010，160（4）：635-641.

[28] 张恒莉，王子盾，张杜枭，等. 心房颤动患者服用抗凝药后消化道大出血的原因及诱因分析[J]. 中华心律失常学杂志，2020，24（4）：362-365.

[29] 郭豫涛，王玉堂，单兆亮，等. 中国老年心房颤动优化抗凝管理注册研究一年结果[J]. 中华心律失常学杂志，2020，24（4）：351-356.

[30] 石少波，刘韬，孔彬，等，中国心房颤动患者行经皮左心耳封堵术的真实世界研究[J]. 中华心律失常学杂志，2020，24（3）：265-269.

[31] 黄从新，张澍，马长生，等. 中国经导管消融治疗心房颤动注册研究-2008[J]. 中华心律失常学杂志，2011，15（4）：247-251.

[32] Liu Y，Zhan X，Xue Y，et al. Incidence and outcomes of cerebrovascular events complicating catheter ablation for atrial fibrillation[J]. Europace，2016，18（9）：1357-1365.

[33] Zhang T，Wang Y，Liang Z，et al. Effect of combined pulmonary vein and superior vena cava isolation on the outcome of second catheter ablation for paroxysmal atrial fibrillation[J]. Am J Cardiol，2020，125：1845-1850.

[34] 中华医学会心电生理和起搏分会，中国医师协会心律学专业委员会. 室性心律失常中国专家共识[J]. 中华心律失常学杂志，2016，20（4）：279-326.

[35] Wang S，Cui H，Song C，et al. Obstructive sleep apnea is associated with nonsustained ventricular tachycardia in patients with hypertrophic obstructive cardiomyopathy[J]. Heart Rhythm，2019，16（5）：694-701.

[36] Chen B，Li JY，Li SJ，et al. Risk factors for left ventricle enlargement in children with frequent ventricular premature complexes[J]. Am J Cardiol，2020，131：49-53.

[37] Hua W，Zhang LF，Wu YF，et al. Incidence of sudden cardiac death in China：analysis of 4 regional populations[J]. J Am Coll Cardiol，2009，54：1110-1118.

[38] Zhang J，Zhou X，Xing Q，et al. Epidemiological investigation of sudden cardiac death in multiethnic Xinjiang Uyghur autonomous region in Northwest China[J]. BMC Public Health，2019，19（1）. DOI：10.1186/s12889-019-6435-8.

[39] Zhang J，Zhou X，Xing Q，et al. Sudden cardiac death in the Kazakh and Han peoples of Xinjiang，China：A comparative cross-sectional study[J]. Medicine（Baltimore），2019，98（50）：e18126. DOI：10.1097/MD.0000000000018126.

[40] Fan X，Hua W，Xu Y，et al. Incidence and predictors of sudden cardiac death in patients with reduced left ventricular ejection fraction after myocardial infarction in an era of revascularization[J]. Heart，2014，100（16）：1242-1249.

[41] Zhao S，Chen K，Su Y，et al. High incidence of ventricular arrhythmias in patients with left ventricular enlargement and moderate left ventricular dysfunction[J]. Clin Cardiol，2016，39（12）：703-708.

[42] 中华医学会心血管病学分会，中华心血管病杂志编辑委员会. 急性ST段抬高型心肌梗死诊断和治疗指南（2019）[J]. 中华心血管病杂志，2019，47（10）：766-783.

[43] Zhang S，Ching CK，Huang D，et al. Utilization of implantable cardioverter-defibrillators for the prevention of sudden cardiac death in emerging countries：Improve SCA clinical trial[J]. Heart Rhythm，2020，17（3）：468-475.

[44] Hua W，Niu H，Fan X，et al. Preventive effectiveness of implantable cardioverter defibrillator in reducing sudden cardiac death in the Chinese population：a multicenter trial of ICD therapy versus non-ICD therapy[J]. J Cardiovasc Electrophysiol，2012，23（s1）：s5-s9.

[45] 戴研，陈柯萍，华伟，等. 植入型心律转复除颤器临床应用现状（20家医院注册研究）[J]. 中华心律失常学杂志，2017，21（1）：26-30.

[46] Ding L，Hou B，Wu L，et al. Delayed efficacy of radiofrequency catheter ablation on ventricular arrhythmias originating from the left ventricular anterobasal wall[J]. Heart Rhythm，2017，14（3）：341-349.

［47］Gao YF，Liu WL，Li CL，et al. Common genotypes of long QT syndrome in China and the role of ECG prediction［J］. Cardiology，2016，133（2）：73-78.
［48］李翠兰，张莉，胡大一，等. 85例中国人长QT综合征先证者的临床特征及有关基因突变研究现状［J］. 中华心律失常学杂志，2004，8（6）：328-334.
［49］戈海延，李小梅，江河，等. 儿童先天性长QT综合征58例临床特征及治疗分析［J］. 中华儿科杂志，2019，57（4）：272-276.
［50］Kwok SY，Liu AP，Chan CY，et al. Clinical and genetic profile of congenital long QT syndrome in Hong Kong：a 20-year experience in paediatrics［J］. Hong Kong Med J，2018，24（6）：561-570.
［51］Jia PL，Wang YB，Fu H，et al. Postmortem analysis of 4 mutation hotspots of KCNQ1，KCNH2，and SCN5A genes in sudden unexplained death in southwest of China［J］. Am J Forensic Med Pathol，2018，39（3）：218-222.
［52］刘刚，郭继鸿，张萍，等. 短QT综合征一家系的临床研究［J］. 中华心血管病杂志，2009，37（3）：248-252.
［53］张凤祥，陈明龙，杨兵，等. Brugada综合征在中国大陆发病与临床特征的文献统计分析［J］. 中国心脏起搏与心电生理杂志，2010，24（2）：122-124.
［54］孟娟，雷娟，方昶，等. 国人Brugada综合征的临床分析［J］. 中国心脏起搏与心电生理杂志，2015，29（2）：121-127.
［55］Juang JM，Chen CY，Chen YH，et al. Prevalence and prognosis of Brugada electrocardiogram patterns in an elderly Han Chinese population：a nation-wide community-based study（HALST cohort）［J］. Europace，2015，17（Suppl 2）：i54-i62.
［56］Mok NS，Priori SG，Napolitano C，et al. Clinical profile and genetic basis of Brugada syndrome in the Chinese population［J］. Hong Kong Med J，2004，10（1）：32-37.
［57］Jiang H，Li XM，Ge HY，et al. Investigation of catecholaminergic polymorphic ventricular tachycardia children in China：clinical characteristics，delay to diagnosis，and misdiagnosis［J］. Chin Med J（Engl），2018，131（23）：2864-2865.
［58］王小嘉，路宏，刘艳芳，等. 早期复极综合征流行病学普查研究［J］. 中华心血管病杂志，2007，35（8）：765-767.
［59］刘文玲，周玉安，周广华，等. 中国部分区域青少年早复极的检出率及随访［J］. 中国心脏起搏与心电生理杂志，2012，26（6）：498-500.
［60］曹晓娜，李瑜，王艳，等. 中国部分大学生运动员早复极发生率及相关导联和形态分析［J］. 中国心脏起搏与心电生理杂，2015，29（2）：102-105.
［61］Hua W，Fan XH，Su YG，et al. The efficacy and safety of cardiac contractility modulation in patients with nonischemic cardiomyopathy：Chinese experience［J］. Int J Heart Rhythm，2017，2（1）：29-33.

4.5 瓣膜性心脏病

4.5.1 患病率

2012年10月～2015年12月，一项研究采用分层多阶段随机抽样的方法，通过超声心动图检测瓣膜性心脏病，在被调查的31 499名年龄在35岁及以上的人群中，发现1309人患有瓣膜性心脏病，瓣膜性心脏病的加权患病率为3.8%，据此推测中国约有2500万例瓣膜性心脏病患者[1]。瓣膜性心脏病的患病率随年龄增长而增加，高血压或CKD患者瓣膜性心脏病的患病率高于同龄人群。风湿性瓣膜病仍是我国瓣膜性心脏病的主要病因，而退行性瓣膜病的患病人数近几年明显增加。我国瓣膜性心脏病患者中，55.1%为风湿性瓣膜病变，21.3%为退行性瓣膜病变（图4-5-1）。

在瓣膜性心脏病的病因中，风湿性瓣膜病的占比随年龄增长呈下降趋势，而退行性瓣膜病则呈上升趋势（图4-5-1），但风湿性瓣膜病在老年人群中的患病率仍然高于青年人群（图4-5-2）。

2015年7月～2017年8月，研究人员在广州开展了一项基于社区老年人群的退行性心脏瓣膜病调查[2]，采用分层多阶段随机抽样的方法招募了年龄≥65岁的研究对象3538名，其中1307例被诊断患有退行性心脏瓣膜病，患病率为36.9%。退行性心脏瓣膜病是该组人群中瓣膜性心脏病最常见的病因，其患病

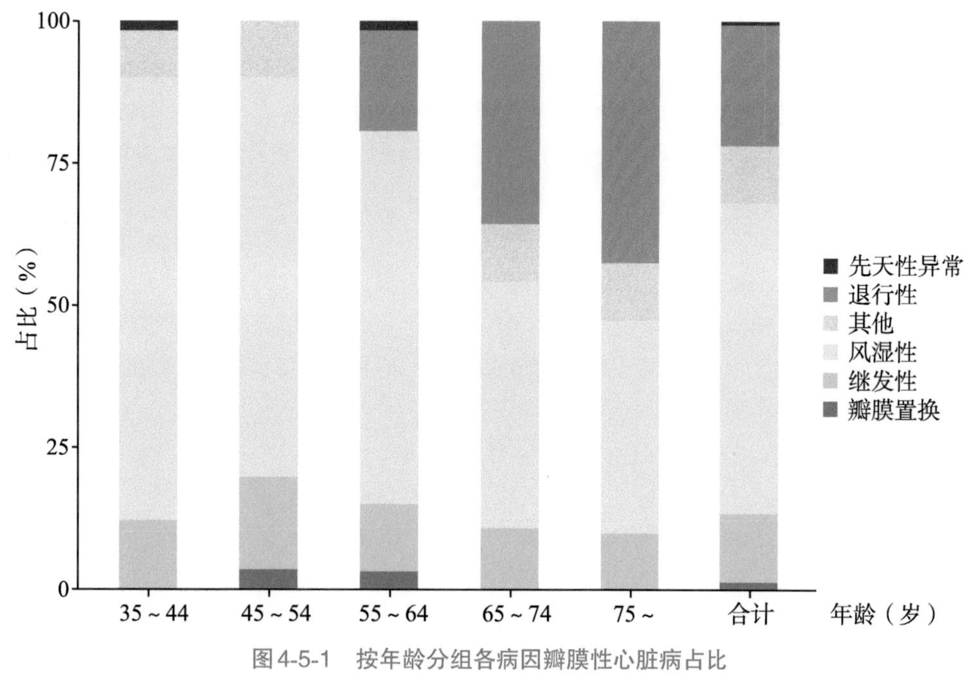

图4-5-1　按年龄分组各病因瓣膜性心脏病占比

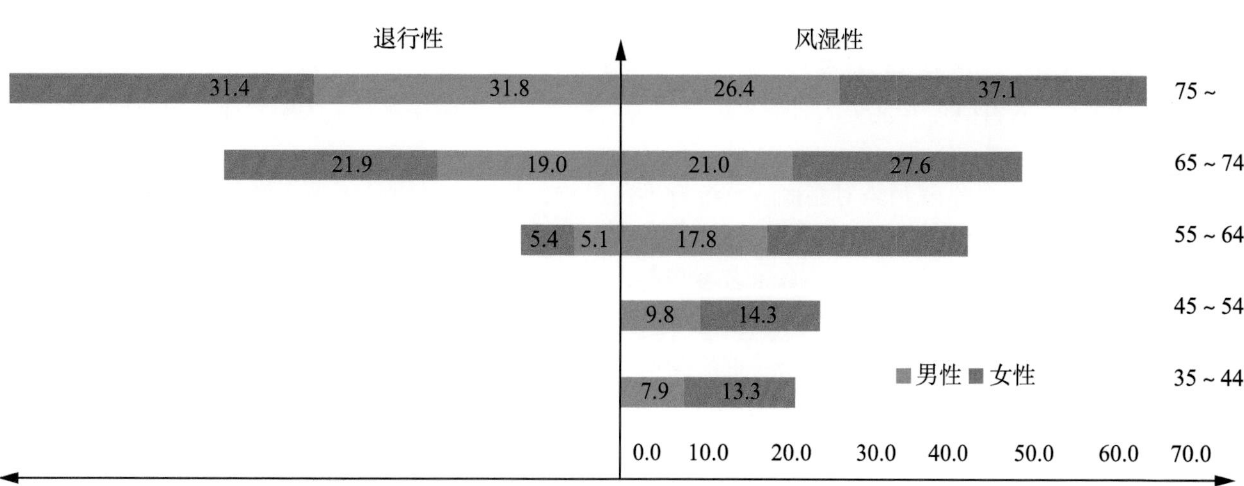

图4-5-2　两大类瓣膜性心脏病患病率的年龄、性别分布情况（1/1000）

率随年龄增长而增加，这在≥75岁的人群中尤为明显。

研究者发现，农村地区退行性心脏瓣膜病的患病率高于城市地区（$P<0.001$）；受教育程度越高的人群，退行性心脏瓣膜病患病率越高（$P<0.001$）；此外，重度体力劳动者退行性心脏瓣膜病患病率最高（$P<0.001$）。

研究显示，年龄每增加10岁，退行性心脏瓣膜病的患病风险增加2倍。C反应蛋白和LDL-C水平升高、冠心病、高血压及吸烟都是退行性心脏瓣膜病相关危险因素；其他重要的危险因素还包括红细胞增多或减少、血小板增多、尿酸水平升高及脑卒中。

该研究小组还在3年的时间内对最初随机抽取的65岁以上的3538名受试者进行了重复调查[3]，结果发现：年龄越大，退行性瓣膜性心脏病的患病率越高，65～74岁、75～84岁和≥85岁的平均患病率分别为30.6%、49.2%和62.9%；发病率为1.7%/年。主动脉瓣狭窄是退行性瓣膜性心脏病的结果，跨主动脉瓣平均压力阶差增加幅度为每年5.6mmHg；轻度主动脉瓣狭窄患者的增加幅度低于较重的患者，呈非线性梯度发展，但个体差异较大。退行性瓣膜性心脏病可导致死亡率显著增高（HR＝2.49），年龄（$P<0.05$）、肾功能不全（$P<0.01$）、房颤（$P<0.01$）、二尖瓣反流（$P<0.05$）和三尖瓣反流（$P<0.05$）均是退行性瓣膜性心脏病患者死亡率增高的危险因素。

主动脉瓣二瓣化是发病率较高的一类先天性畸形，该畸形容易导致主动脉瓣功能障碍和血管并发症，然而它在中国人群中的患病率和临床特征尚不明确。上海中山医院的研究人员对2011年1月～2015年12月在该院接受经胸超声心动图检查的325 910例患者资料进行分析后发现，其中诊断为主动脉瓣二瓣化的患者有3673例，男性占69.1%，明显主动脉瓣功能不全者58.4%，升主动脉扩张者52.5%，主动脉根部扩张者19.2%[4]。

主动脉瓣二瓣化患者中，单纯主动脉瓣狭窄和混合型主动脉瓣功能障碍的发生率随年龄增长显著增加（均P＜0.000 1），而单纯主动脉瓣反流的发生率显著降低（P＜0.000 1）。主动脉瓣二瓣化的男性患者单纯主动脉瓣反流（OR＝3.16，95%CI：2.55～3.91，P＜0.000 1）和混合型主动脉瓣功能障碍的发生率高于女性（OR＝1.63，95%CI：1.23～2.17，P＝0.000 8），但单纯主动脉瓣狭窄的发生率低于女性患者（OR＝0.51，95%CI：0.43～0.60，P＜0.000 1）。

主动脉瓣二瓣化患者中，主动脉根部扩张与男性（OR＝5.02，95%CI：3.74～6.74，P＜0.000 1）、单纯主动脉瓣反流（OR＝2.61，95%CI：2.15～3.17，P＜0.000 1）及左-右冠瓣（RL型）融合型二瓣化（OR＝1.98，95%CI：1.64～2.40，P＜0.000 1）相关；而升主动脉扩张则与年龄增大（OR＝1.04，95%CI：1.04～1.05，P＜0.000 1）、单纯主动脉瓣狭窄（OR＝1.37，95%CI：1.16～1.61，P＝0.000 2）及混合型主动脉瓣功能障碍（OR＝2.51，95%CI：1.89～3.33，P＜0.000 1）相关。

4.5.2 预测风险

联合瓣膜病死亡预测因素包括高龄、慢性阻塞性肺疾病、糖尿病、肾功能不全、透析、充血性心力衰竭、心源性休克、NYHA心功能分级Ⅲ～Ⅳ级、二尖瓣狭窄、三尖瓣反流、二尖瓣置换、同期行冠状动脉旁路移植术[5]。

由于与交通相关的空气污染对心血管系统有不良影响，研究人员设计了一项横断面研究，以探索主要道路附近的住宅、交通密度与瓣膜性心脏病患病率之间的关系[6]。研究者从2013—2018年农村卫生项目收集的34 040名受试者中纳入了4158名参与者，计算他们与主要道路的距离，并收集主要道路上的交通密度；根据现行的美国心脏协会和美国心脏病学会（AHA/ACC）指南，采用经胸超声心动图诊断瓣膜性心脏病。结果发现：离主要道路较近的受试者发生三尖瓣反流的风险较高（OR＝1.519，95%CI：1.058～2.181），尤其是女性。瓣膜性心脏病的发生风险与主要道路上的交通密度呈正相关（高交通密度vs 低交通密度，OR＝1.799，95%CI：1.221～2.651），尤其是在女性群体中；此外，高交通密度还与二尖瓣反流发生风险相关（OR＝1.758，95%CI：1.085～2.848）。限制性立方样条分析显示，与主要道路的距离阈值约300m时，瓣膜性心脏病、主动脉瓣反流、二尖瓣反流、三尖瓣反流的风险最低。

4.5.3 治疗现状

近年来，我国学者在传统瓣膜外科手术和微创瓣膜外科手术领域进行了有益的尝试，总结如下。

4.5.3.1 传统手术

近年来，学术界开展了关于心外科手术同期结扎左心耳是否能够降低术后缺血性脑卒中发生率的探讨。一项研究对2008—2013年共860例二尖瓣置换手术患者进行了回顾性分析，其中左心耳结扎521例，结扎心耳组和未结扎心耳组患者术后早期院内死亡、术后再次出血、其他重大并发症发生率均无显著差异，但左心耳结扎组患者早期缺血性脑卒中发生率显著低于未结扎组（0.6% vs 2.7%，P＝0.011）[7]。

风湿性二尖瓣病变的修复手术疗效是瓣膜领域的另一热点问题。一项纳入1644例患者的研究对风湿性二尖瓣病变修复手术和人工瓣置换手术进行了比较，结果发现，在为期4.12年的随访中，二尖瓣修复组患者的死亡率（HR＝0.19，95%CI：0.05～0.64）和相关并发症发生率（HR＝0.44，95%CI：0.21～0.90）均显著低于置换组[8]。

4.5.3.2　微创手术

经导管主动脉瓣置换术（TAVI）：关于TAVI技术对主动脉瓣反流治疗效果的问题仍然缺乏循证医学证据。但是中国自主知识产权的J-Valve介入瓣膜具有独特定位键系统，已被批准可以用于主动脉瓣反流适应证，达到国际领先水平。

在我国的一项研究中，134例主动脉瓣反流患者通过J-Valve系统接受了TAVI手术，其中有5例患者后来转为外科主动脉瓣置换术。TAVI术后严重出血发生率为0.7%，严重血管并发症发生率为0.7%，瓣周漏发生率为0.7%，急性肾病发生率为6%，三度房室传导阻滞发生率为9%；术后30d死亡率为3%，6个月死亡率为3.7%。术后6个月，EF值从术前基线的52.1%提高至58.7%，平均肺动脉压从基线的29.3mmHg降至21.5mmHg。该研究表明，TAVI治疗主动脉瓣反流的疗效较满意[9]。

慢性阻塞性肺疾病（COPD）能够增加心外科手术术后死亡率及并发症发生率，这类患者接受TAVI手术疗效如何并不明确。一项研究回顾了我国8466例TAVI手术患者的资料，其中29.87%术前合并COPD。分析表明，COPD与TAVI术后呼吸系统并发症显著相关（OR＝1.43，95%CI：1.24～1.64，$P<0.001$），但与院内死亡、住院时长、非呼吸系统并发症没有显著相关性。该研究提示，TAVI可能是主动脉瓣疾病合并COPD患者一个较为安全的治疗策略[10]。

近年来国内学者研发的介入三尖瓣临床试验获得良好结果，可以在心脏跳动下置入压缩输送器内的介入三尖瓣，达到国际先进水平[11]。此外，外科生物瓣毁损后的介入瓣中瓣技术例如二尖瓣毁损微创治疗技术也得到创新性发展，临床结果显示良好，已陆续在国内大型中心开始尝试[12]。

其他微创瓣膜外科手术：三尖瓣二次手术风险大、死亡率高，一直是心外科领域的一个难题。一项研究报道了32例患者接受侧开胸、心脏跳动下三尖瓣手术，术后30d死亡率3.1%，带机时间延长发生率18.8%，急性肾衰竭发生率9.4%，神经系统并发症发生率3.1%，伤口愈合不良发生率3.1%，三度房室传导阻滞发生率3.1%。该研究提示微创、心脏跳动下三尖瓣二次手术安全可行，早中期手术疗效理想[13]。

尽管对于法洛四联症术后远期肺动脉瓣反流患者来讲，经皮肺动脉瓣置换术是外科手术之外一个较理想的治疗策略，但在右心室流出道扩大（右心室流出道直径≥25mm）患者中的疗效尚不明确。一项多中心研究回顾并比较了传统手术（$n=30$例）和经皮肺动脉瓣置换术治疗（$n=35$例）的疗效，结果表明，经皮肺动脉瓣置换术在住院时长、ICU时长、带机时间、医疗费用等方面均优于传统手术；术后36个月随访提示，经皮肺动脉瓣置换术与传统手术相比，肺动脉瓣反流程度、跨肺动脉瓣压、右室舒张末容积指数均显著降低，右心室EF值明显提高[14]。

参考文献

[1] Yang Y，Wang ZW，Chen Z，et al. Current status and etiology of valvular heart disease in China：a population-based survey [J]. BMC Cardiovasc Disord，2021，21（1）：339. DOI：10.1186/s12872-021-02154-8.

[2] He SF，Jiang JR，Liu FZ，et al. Prevalence and modifiable risk factors of degenerative valvular heart disease among elderly population in southern China [J]. J Geriatr Cardiol，2021，18（7）：523-533.

[3] He SF，Deng H，Jiang JR，et al. The evolving epidemiology of elderly with degenerative valvular heart disease：The Guangzhou（China）Heart Study [J]. Biomed Res Int，2021，2021：9982569. DOI：10.1155/2021/9982569.

[4] Wang YS，Wu BT，Li J，et al. Distribution patterns of valvular and vascular complications in bicuspid aortic valve [J]. Int Heart J，2020，61（2）：273-280.

[5] Jin L，Zhang GX，Han L，et al. Baseline and outcome characteristics of multiple valve surgery compared with single valve procedures in mainland China：a multicenter experience [J]. Heart Surg Forum，2019，22（6）：E486-E493.

[6] Pang YX，Liu SP，Yan LN，et al. Associations of long-term exposure to traffic-related air pollution with risk of valvular heart disease based on a cross-sectional study [J]. Ecotoxicol Environ Saf，2021，209：111753. DOI：10.1016/j.ecoenv.2020.111753.

[7] Jiang SL，Zhang HJ，Wei SX，et al. Left atrial appendage exclusion is effective in reducing postoperative stroke after mitral valve replacement [J]. J Card Surg，2020，35（12）：3395-3402.

[8] Fu JT, Li Y, Zhang HB, et al. Outcomes of mitral valve repair compared with replacement for patients with rheumatic heart disease [J]. J Thorac Cardiovasc Surg, 2021, 162 (1): 72-82, e7.
[9] Liu LL, Chen S, Shi J, et al. Transcatheter aortic valve replacement in aortic regurgitation [J]. Ann Thorac Surg, 2020, 110 (6): 1959-1966.
[10] Xiao F, Yang J, Fan R. Effects of COPD on in-hospital outcomes of transcatheter aortic valve implantation: results form the national inpatient sample database [J]. Clin Cardiol, 2020, 43 (12): 1524-1533.
[11] Lu FL, An Z, Ma Y, et al. Transcatheter tricuspid valve replacement in patients with severe tricuspid reguritation [J]. Heart, 2021, 107 (20): 1664-1670.
[12] 张海波，孟旭，王胜洵，等. 经导管二尖瓣生物瓣毁损的瓣中瓣治疗技术 [J]. 中华胸心血管外科杂志,2019,35(6): 331-333.
[13] Lu S, Song K, Yao W, et al. Simplified, minimally invasive, beating-heart technique for redo isolated tricuspid valve surgery [J]. J Cardiothorac Surg, 2020, 15 (1): 146.
[14] Ou-Yang WB, Qureshi S, Ge JB, et al. Multicenter comparison of percutaneous and surgical pulmonary valve replacement in large RVOT [J]. Ann Thorac Surg, 2020, 110 (3): 980-987.

4.6 先天性心脏病

4.6.1 流行病学调查

4.6.1.1 检出率

先天性心脏病（简称先心病）是中国大陆主要的先天性畸形，在全国多地均位居新生儿出生缺陷的首位。先心病检出率存在地区差异，多为2.9‰～16‰。

一项中国新生儿先心病检出率及空间分布特征的Meta分析[1]纳入1980—2019年617项研究中76 961 354名新生儿的资料，结果显示新生儿先心病检出率持续上升，从1980—1984年的0.201‰上升到2015—2019年的4.905‰。先心病检出率从西部到东部地区逐渐上升，从南部到北部地区逐渐下降。

2011年8月～2012年11月对中国东部12家医院、西部6家医院的122 765名新生儿的调查显示[2]，中国新生儿先心病检出率为8.98‰，女孩（11.11‰）高于男孩（7.15‰）。

浙江省出生缺陷监测系统于2014—2018年进行的一项多中心研究[3]覆盖省内30个地区共90家医院的534 002名新生儿，结果发现先心病的平均检出率为16.0/1000；危重型先心病的平均检出率基本稳定在1.6/1000；先心病的3种主要类型分别为房间隔缺损（67.9%）、动脉导管未闭（34.7%）和室间隔缺损（6.4%）。

2016年6月～2017年8月，一项在西藏那曲地区进行的横断面研究[4]共纳入不同海拔地区的84 302名学生（男性占比52.12%，平均年龄10.6岁），结果显示该地区先心病检出率为5.21‰，其中最常见的类型是动脉导管未闭（66.3%），其次是房间隔缺损（20.3%）和室间隔缺损（9.1%）。女生先心病检出率高于男生。

不同数据来源的先心病检出率见表4-6-1。

表4-6-1　不同数据来源的先天性心脏病检出率

调查地区	年龄	调查人数	调查时间	检出率（‰）	
全国[1]	新生儿	76 961 354	1980—2019	1980—1984 2015—2019	0.201 4.905

续表

调查地区	年龄	调查人数	调查时间	检出率（‰）
东部12家医院 西部6家医院[2]	新生儿	122 765	2011—2012	8.9（女孩11.11，男孩7.15）
浙江省[3]	新生儿	534 002	2014—2018	16.0
西藏[4]	学生（平均10.6岁）	84 302	2016—2017	5.21

4.6.1.2 死亡率

根据《中国卫生健康统计年鉴2020》[5]，2019年中国城市居民先心病死亡率为0.76/10万，农村为0.91/10万，农村高于城市。无论是农村还是城市，男性先心病死亡率均高于女性（图4-6-1）。

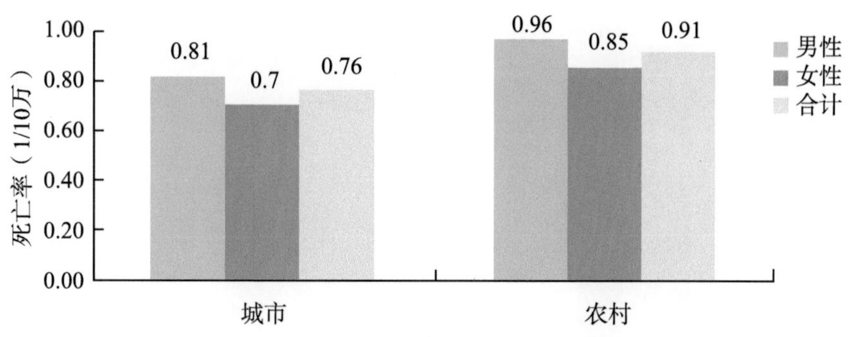

图4-6-1 2019年中国城乡不同性别先天性心脏病死亡率

4.6.2 治疗

外科开放手术为目前治疗先心病的主要手段；近年来，先心病介入治疗手术例数逐年增加。

4.6.2.1 先心病开放手术治疗

2020年，根据中国生物医学工程学会体外循环分会收集的全国714家开展心脏外科手术医院的数据（包括中国香港特别行政区）[6]，共开展先心病手术62 704例，占所有心脏及主动脉外科手术量的28.2%，占比呈下降趋势，首次退居心血管外科治疗病种中的第2位（图4-6-2），这可能与我国每年出生人口数量及出生率的下降、产前诊断和产前筛查的普及相关。＜18岁未成年患者的心脏手术量为37 665例，占2020年先心病总数量的60.1%，较2019年下降了6.5%，提示成人先心病矫治手术呈逐年增长的趋势，且在我国占较高比例。

2020年，各省份先心病手术量前10名依次为上海、广东、北京、河南、陕西、湖北、山东、江苏、湖南、云南（图4-6-3）。绝大多数省市的先心病手术量均有所减少，上海因降幅相对较少跃居全国首位，浙江、重庆及四川分别以1942、1895和1893例分列第11～13位。

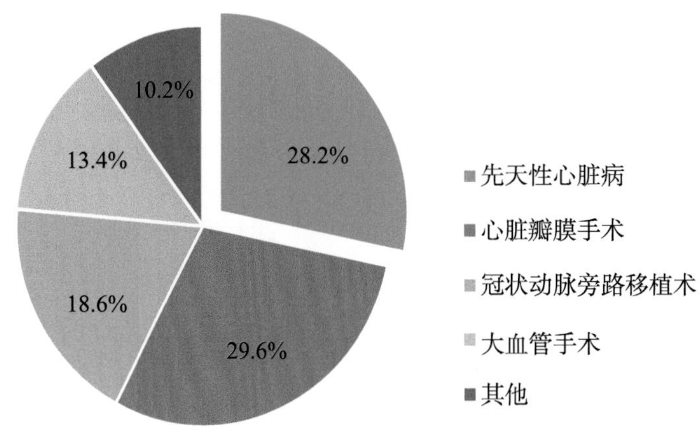

图4-6-2　2020年中国714家医院心脏大血管手术占比

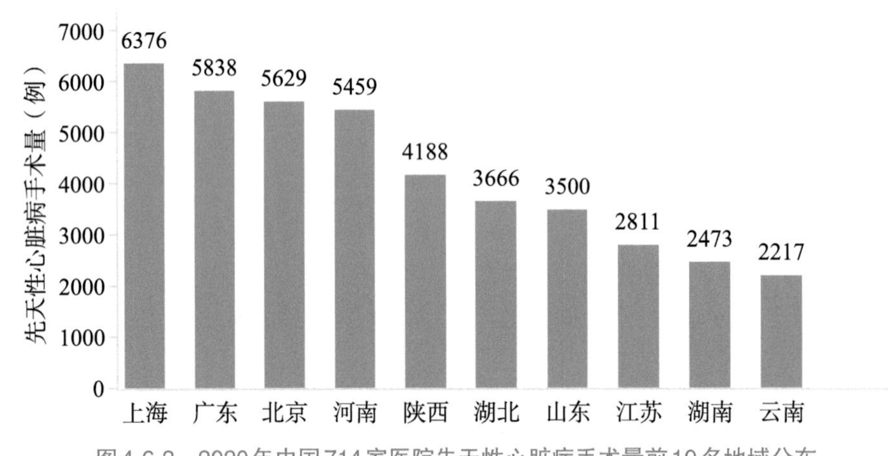

图4-6-3　2020年中国714家医院先天性心脏病手术量前10名地域分布

4.6.2.2　先心病介入治疗

综合国家卫生健康委员会先心病介入治疗网络直报系统和军队先心病介入治疗网络直报系统的资料，2019年中国大陆先心病介入治疗总量为39 027例（图4-6-4）。

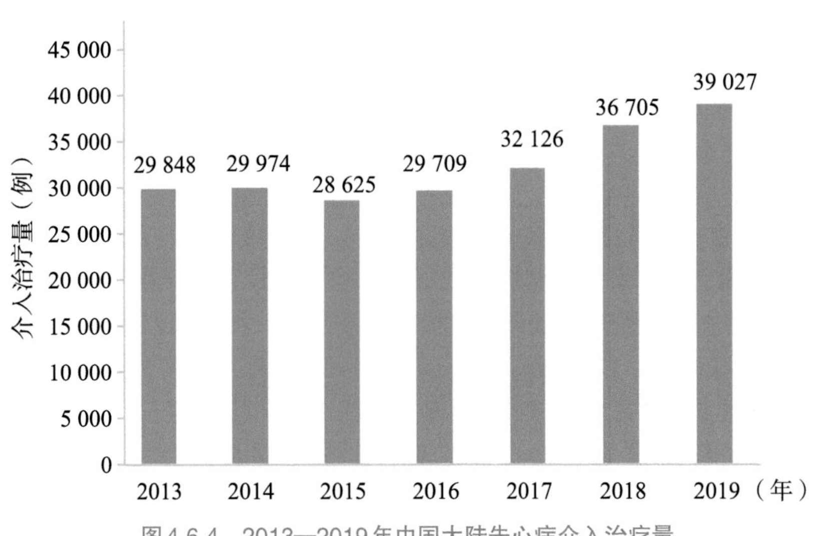

图4-6-4　2013—2019年中国大陆先心病介入治疗量

其中，中国大陆地方医院2019年先心病介入治疗量为34 758例，较2018年增加5.45%；治疗成功率为98.41%，严重并发症发生率为0.12%，死亡率为0.01%。2019年中国大陆地方医院先心病介入治疗例数排名前5位的省市依次为广东、云南、北京、上海、湖北。2019年大陆各主要先心病介入治疗例数中，排名前5位的病种分别是房间隔缺损、动脉导管未闭、卵圆孔未闭、室间隔缺损和肺动脉狭窄；其中卵圆孔未闭例数较2018年增加73.77%。具体病种分类情况见图4-6-5。整体上，中国地方医院先心病介入治疗例数呈缓慢上升趋势。2019年中国大陆开展先心病介入治疗的地方医院达313家，医师数量达483人。

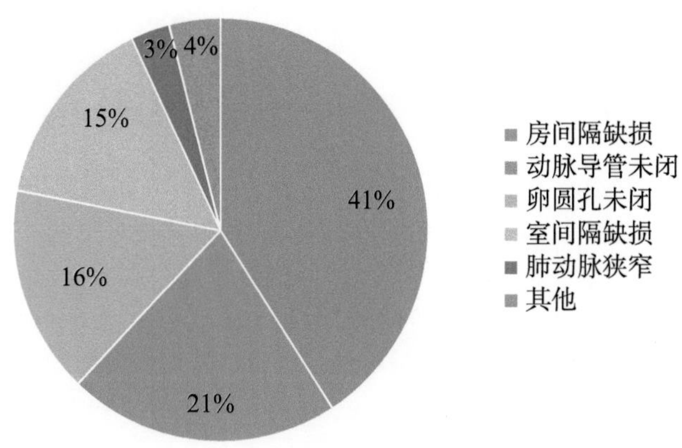

图4-6-5　2019年中国大陆先心病介入治疗病种分类

4.6.3　新型冠状病毒肺炎对中国先心病外科治疗的影响

2021年5月，全国儿童心脏病学会心脏外科工作组在胸心血管外科杂志（The Journal of Thoracic and Cardiovascular Surgery）上发表的多中心研究[7]，对全国13家儿童医院先心病外科2018、2019及2020年的手术总量（图4-6-6）及主要随访方式等数据进行统计分析，结果表明COVID-19流行导致我国先心病外科治疗和服务模式发生了变化，主要体现在新型冠状病毒肺炎早期流行期间，手术总量减少，无症状择期手术减少，急诊手术增加，互联网在线随诊逐渐普及。

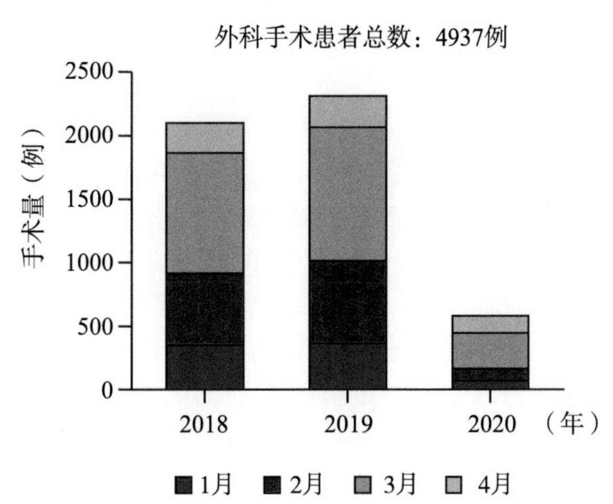

图4-6-6　早期新型冠状病毒肺炎流行对我国13家儿童医院先心病外科治疗的影响

参考文献

[1] Zhao L, Chen L, Yang T, et al. Birth prevalence of congenital heart disease in China, 1980—2019: a systematic review and meta-analysis of 617 studies [J]. Eur J Epidemiol, 2020, 35 (7): 631-642.

[2] Zhao QM, Liu F, Wu L, et al. Prevalence of congenital heart disease at live birth in China [J]. J Pediatr, 2019, 204: 53-58.

[3] Zhang X, Sun Y, Zhu J, et al. Epidemiology, prenatal diagnosis, and neonatal outcomes of congenital heart defects in eastern China: a hospital-based multicenter study [J]. BMC Pediatr, 2020, 20 (1): 416. DOI: 10.1186/s12887-020-02313-4.

[4] Chun H, Yue Y, Wang YB, et al. High prevalence of congenital heart disease at high altitudes in Tibet [J]. Eur J Prev Cardiol, 2019, 26 (7): 756-759.

[5] 国家卫生健康委员会. 中国卫生健康统计年鉴2020 [M]. 北京：中国协和医科大学出版社，2020.

[6] 中国生物医学工程学会体外循环分会. 2020年中国心外科手术和体外循环数据白皮书 [J]. 中国体外循环杂志，2021，19 (5): 257-260.

[7] Shi GC, Huang JH, Pi M, et al. Impact of early coronavirus disease 2019 pandemic on pediatric cardiac surgery in China [J]. J Thorac Cardiovasc Surg, 2021, 161 (5): 1605-1614.

4.7 心肌病

心肌病的定义和分类是一个长期争议的问题，目前主要有1995年WHO、2006年美国心脏协会（AHA）、2008年欧洲心脏病学会（ESC）和2013年世界心脏联盟（WHF）等推荐的标准。本节以2008年ESC分类为依据，将心肌病定义为一组存在心肌结构和（或）功能异常，而用高血压、冠状动脉粥样硬化、心脏瓣膜病和先天性心脏病不足以解释其病因的心肌疾病，包括肥厚型心肌病（HCM）、扩张型心肌病（DCM）、致心律失常型心肌病［ACM，又称为致心律失常性右室心肌病（ARVC）］、限制型心肌病（RCM）和未分类心肌病五大类。

4.7.1 流行病学

4.7.1.1 心肌病门诊和住院情况

据中国医学科学院阜外医院2014—2019年门诊及住院进行治疗的心肌病患者数据显示[1]，心肌病患者门诊总人次及住院总人次均呈逐年增长趋势。2019年心肌病门诊就诊1.8万人次，是2014年的2.6倍，其中HCM是2014年的3.1倍，DCM是2014年的2.2倍；HCM及DCM占全部门诊就诊心肌病的89%。2019年住院的心肌病患者2724人次，是2014年的1.7倍，其中HCM住院人次是2014年的2.1倍，DCM是1.5倍。从2016年开始，HCM门诊和住院人次超过DCM，成为最常见的心肌病类型（图4-7-1，图4-7-2）。

中华医学会儿科学分会心血管学组的调查显示[2]，2006年7月～2018年12月国内33家医院共收住心肌病患儿4981例，占同期儿科住院患儿的0.079%（4981/6 319 678），其中以DCM最多［1641例（32.95%）］，其次为心内膜弹力纤维增生症（EFE）［1283例（25.76%）］和左室心肌致密化不全（LVNC）［635例（12.75%）］；住院人数整体呈逐年增多趋势（图4-7-3）。

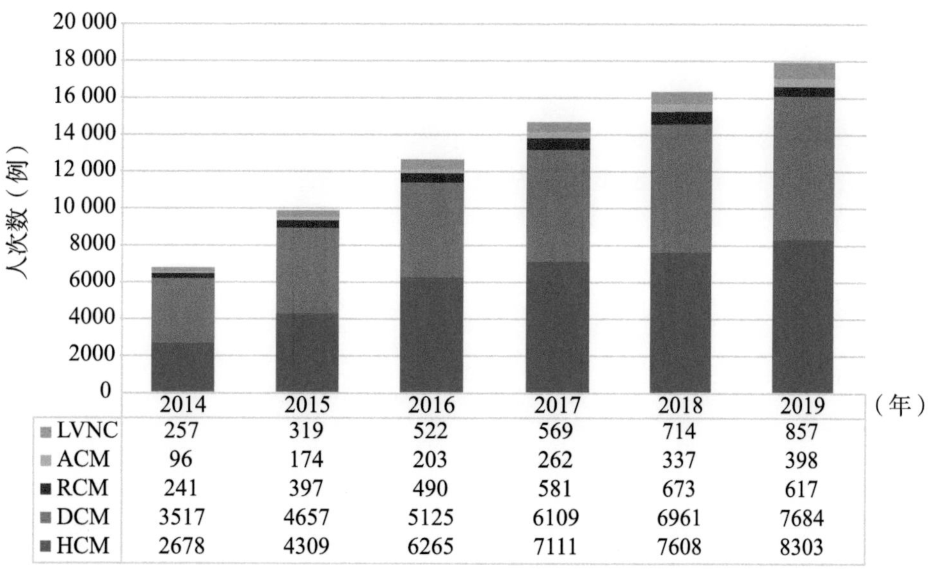

	2014	2015	2016	2017	2018	2019
LVNC	257	319	522	569	714	857
ACM	96	174	203	262	337	398
RCM	241	397	490	581	673	617
DCM	3517	4657	5125	6109	6961	7684
HCM	2678	4309	6265	7111	7608	8303

图 4-7-1　阜外医院 2014—2019 年心肌病门诊人次数（年度多次门诊就诊患者按一人计算）

HCM. 肥厚型心肌病；DCM. 扩张型心肌病；ACM. 致心律失常型心肌病；RCM. 限制型心肌病；LVNC. 左室心肌致密化不全

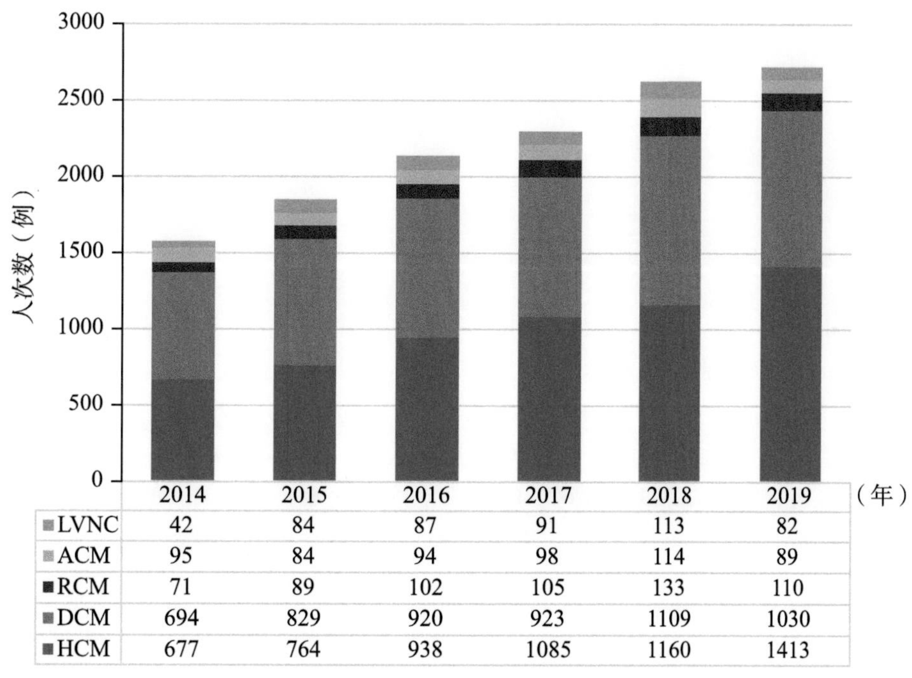

	2014	2015	2016	2017	2018	2019
LVNC	42	84	87	91	113	82
ACM	95	84	94	98	114	89
RCM	71	89	102	105	133	110
DCM	694	829	920	923	1109	1030
HCM	677	764	938	1085	1160	1413

图 4-7-2　阜外医院 2014—2019 年心肌病住院人次数

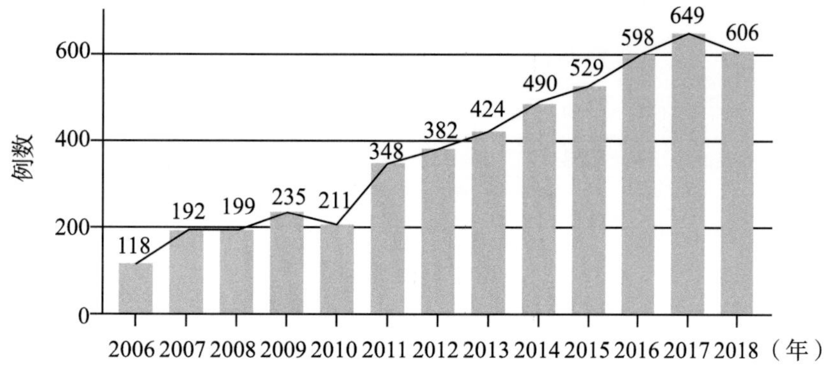

图 4-7-3　2006—2018 年国内 33 家医院心肌病患儿的年度住院人数

4.7.1.2 HCM患病率

2001年10月～2002年2月，中国9个省市（区）针对8080名居民（男性4064名，女性4016名）的分层整群抽样调查显示，人群HCM粗患病率为0.16%（表4-7-1），男性患病率（0.22%）高于女性（0.10%），经年龄、性别校正后的患病率为80/10万，据此估计中国成人HCM患者超过100万[3]。

HCM是35岁以下患者SCD最常见的原因。一项入选1999—2010年阜外医院529例HCM患者随访4.7年±3.2年的研究显示，HCM患者心血管年死亡率约为1.7%[4]。

表4-7-1 HCM患者不同年龄和性别的分布情况

年龄组（岁）	调查人数	HCM患者（例）	
		男性	女性
18～29	1369	0	0
30～39	1746	1	0
40～49	1751	4	1
50～59	1590	3	1
60～74	1624	1	2
合计	8080	9	4

4.7.1.3 DCM患病率

根据上述9个省市（区）调查，中国DCM患病率为19/10万[5]。2011年7月～2011年12月，中国北方非克山病地区DCM患病率调查研究实际调查7个省120个村共49 751人，平均年龄42.7岁±19.8岁，其中男性22 815人，占45.86%，共检出DCM患者6例，估计患病率为1.2/万（表4-7-2）[6]。DCM是心力衰竭的重要病因，中华医学会心血管病学分会对国内42家医院1980年、1990年、2000年3个全年段10 714例心力衰竭患者进行分析，结果发现3个时间段DCM比例分别为6.4%、7.4%和7.6%[7]。

表4-7-2 中国北方7个省非克山病地区DCM病例分布

省份	调查人数	DCM患者（例）	患病率（1/万）
甘肃	13 169	1	0.8
河北	3841	1	2.6
黑龙江	12 482	1	0.8
吉林	8376	1	1.2
辽宁	1863	0	0
内蒙古	5752	1	1.7
山西	4268	1	2.3
合计	49 751	6	1.2

4.7.2　遗传学基础

遗传因素是心肌病的主要病因。国内一项研究对529例HCM患者进行基因检测发现[4]，43.9%的患者有明确致病突变，其中占比最多的是*MYH7*和*MYBPC3*基因（图4-7-4）。2020年，中国医学科学院阜外医院研究发现常见基因变异也是导致HCM发病的重要原因，提示存在非孟德尔遗传模式，且具有种族特异性[8]。

ACM主要由编码桥粒蛋白基因突变导致，国内研究数据显示63.3%的患者可检测到致病基因突变，其中占比最多的为*PKP2*基因（图4-7-5）[9]。纯合的*DSG2*基因founder变异*p.Phe531Cys*是中国ACM的患病因素，占比高达8.47%，且外显率高[10]。*PNPLA2*基因的纯合变异c.245G＞A/p.G82D与ACM的表型外显相关[11]。

DCM的遗传检出率相对较低，国内早期研究显示家族性DCM发生率为8.8%[12]，但目前国内尚无DCM患者基因突变检出率的相关数据报道。

一项研究回顾性分析了2010年10月～2019年12月产前诊断的所有心肌致密化不全（NCCM）胎儿，在49 898例胎儿中鉴定出37例NCCM，NCCM在胎儿中的检出率为0.07%。其中47%发现基因检测阳性，

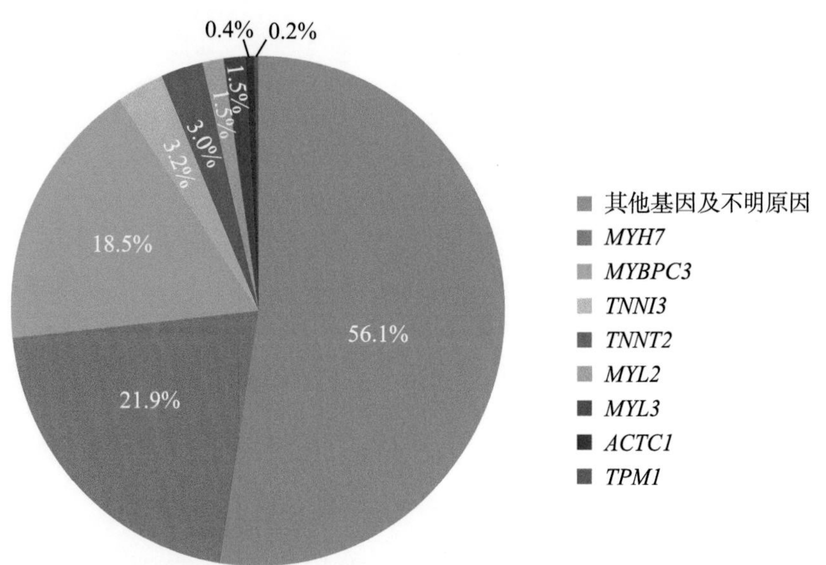

图4-7-4　HCM患者明确致病基因构成占比

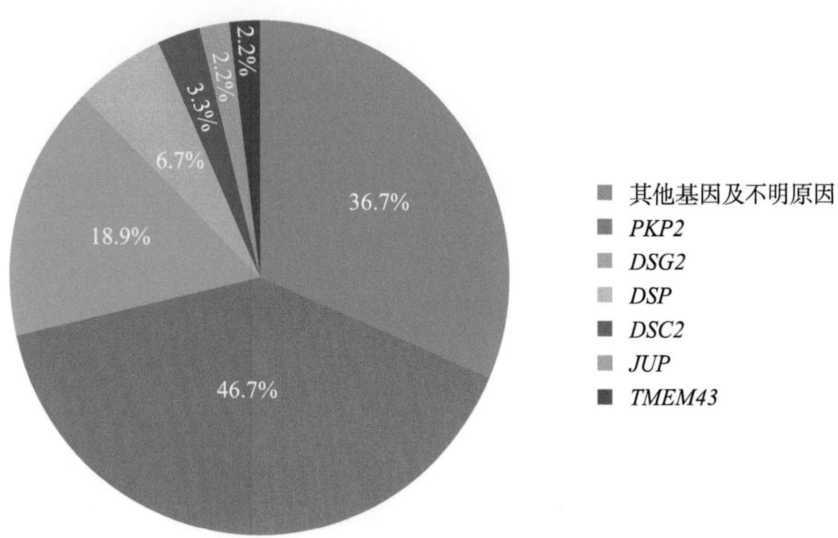

图4-7-5　ACM患者明确致病基因构成占比

非肌小节基因突变占绝大多数，儿童和成人最常见的3个肌小节基因（*MYH7*、*TTN*和*MYBPC3*）均未发现突变。与儿童和成人心肌致密化不全相比，胎儿NCCM更易累及双心室，更常合并先天性心脏病，且具有独特的遗传谱[13]。

4.7.3 诊断进展

影像学检查和传统的心电学仍是心肌病常用的诊断方法，随着对心肌病机制的深入认识和测序技术的发展，遗传检测成为近年来心肌病早期诊断和鉴别诊断的新手段。指南推荐所有临床诊断为HCM、DCM、ACM的患者进行基因检测（Ⅰ类推荐，A级证据），先证者发现致病基因突变时，推荐直系亲属进行同一基因突变检测（Ⅰ类推荐，A级证据）[14-16]。对于携带特定致病变异的家系成员，建议基于家系信息，结合各成员的遗传和临床结果，对其心脏功能和心律失常情况进行定期监测和密切随访[17]。

目前至少有26种疾病累及心脏的临床表现与HCM相似，包括Fabry病、Danon病、糖原贮积病、系统性淀粉样变等。它们被统称为HCM拟表型疾病，常规临床方法与HCM很难鉴别，但可通过基因检测协助诊断并指导治疗。

4.7.4 危险分层和危险因素

4.7.4.1 危险分层

2011 年美国心脏病学会基金会/美国心脏协会（ACCF/AHA）指南、2014年ESC指南、2019年强化的ACC/AHA策略分别推荐了不同的危险分层模型，用于评估HCM患者发生SCD的风险以及是否需要置入埋藏式ICD。就中国人群而言，3种危险分层模型预测的事件率均低于实际发生率，经比较2019年强化的ACC/AHA策略在中国人群中敏感性相对最高[18]。对于非缺血性DCM且EF ≤ 35%的中年患者，采用基于心脏磁共振成像钆对比剂延迟强化（LGE）预测SCD风险评估方法，有助于识别适于安装ICD的患者[19]。

4.7.4.2 危险因素

除早发猝死家族史、NSVT、左心室重度肥厚、不明原因的晕厥、运动血压反应异常、发病年龄轻、左心室流出道梗阻严重、左心房内径增大等传统的危险因素外，HCM患者发生不良预后的危险因素还包括：女性，血浆大内皮素1、尿酸、高敏C反应蛋白（hsCRP）水平升高，右心室肥厚，LGE，TTN截短突变，多个肌小节基因突变等。新近研究发现细胞外容积分数是HCM 预后不良的重要影响指标，比LGE具有更强的预测价值[20]。

中国DCM患者的不良预后相关因素包括右束支传导阻滞、eGFR降低、游离三碘甲状腺原氨酸（FT_3）＜2.79pg/ml[21-23]。近期研究发现左心室重构指数是特发性DCM患者全因死亡、心脏移植、心力衰竭再住院的独立预测因子[24]。

ACM患者行心脏磁共振成像检查可早期发现左心室功能不全[25]。*PKP2*基因的隐性突变可能导致ACM患者早发的严重心力衰竭[26]。血浆β-羟丁酸升高预示ACM患者不良预后和疾病进展[27]。

血浆大内皮素1可预测LVNC患者的不良预后[28]。

4.7.5 精准分型

2019年欧洲心脏杂志发表了阜外医院的一项研究，通过分析心脏移植的ACM患者心肌组织病理、遗传、影像学以及其他临床特征，在国际上首次对ACM进行了精准分型（表4-7-3）[29]，被当期杂志社论命名为“阜外分型”[30]。

表4-7-3 ACM精准分型

	类型1	类型2	类型3	类型4
临床特征	早期发病、常见室性心律失常，通常为进行性右心室扩大和晚期左心室扩大，超声心动图可见右室舒张末期容积大，心前区碎裂电位和低电压，MACE事件多发	室性心律失常常见，常为进行性发展，中-重度左心室功能障碍，心前区碎裂电位和低电压	室性心律失常常见，常为进行性发展，严重左心功能障碍，超声心动图可见左室舒张末径增大，常进展至终末期心力衰竭	室性心律失常常见，常为进行性发展，严重左心室功能障碍，超声心动图可见左室舒张末径和左心房增大，常进展至终末期心力衰竭
组织病理学	右心室心外膜下纤维脂肪浸润（早期）、透壁性（晚期）、累及左心室后壁	右心室前壁纤维脂肪浸润。左心室全层厚度间质纤维化，脂肪少	双心室受累伴有明显纤维脂肪浸润，左心室下壁常受累	左心室下壁常受累，有明显纤维脂肪浸润
基因突变	桥粒突变（*PKP2*、*DSG2*、*DSC2*）	非桥粒突变（*LMNA*、*PLN*、*TMEM43*、*DES*、*CTNNA3*）	桥粒突变（*DSP*）或非桥粒突变（*PLN*、*CTNNA3*）	无基因变异

4.7.6 治疗

4.7.6.1 室间隔心肌切除术

室间隔心肌切除术是梗阻性肥厚型心肌病（HOCM）合并流出道梗阻时的一种外科治疗方法。一项研究连续入选了在1984年10月～2014年12月行室间隔心肌切除术的HOCM患者655 例，手术死亡率为1.4%。随访3～213（平均30.8±30.9）个月，96.7%的患者NYHA Ⅰ级或Ⅱ级，1 年、5 年、8 年生存率分别为98.3%、90.5%、88.3%[31]。

4.7.6.2 酒精室间隔心肌消融术

酒精室间隔心肌消融术是HOCM的介入治疗手段之一。一项研究连续收录2005年9月～2013年12月经皮无水酒精室间隔心肌消融术（PTSMA）治疗的HOCM患者227例，平均年龄（47.8±11.7）岁，中位随访时间为4.42年，术后NYHA Ⅲ级和Ⅳ级的患者比例显著减少，黑矇和晕厥发生率也明显下降，1年、5年和9年无全因死亡生存率分别为100%、96%和96%，无死亡、无NYHA心功能Ⅲ级和Ⅳ级的生存率分别为100%、86%和70%[32]。一项回顾性研究连续入选2001年4月～2019年2月接受PTSMA 的HOCM患者104例，术后5年、10年、15年无全因死亡生存率分别为90.1%、78.3%、56.9%[33]。

4.7.6.3 经皮心肌内室间隔射频消融术

短期随访证实了经皮心肌内室间隔射频消融术治疗HOCM患者的安全性及有效性，但远期疗效尚待确认[34]。

4.7.6.4 经皮心内膜室间隔射频消融术

对于合并晕厥的HOCM患者，可在心内超声指导下行经皮心内膜室间隔射频消融术，但是鉴于目前例数较少，观察时间尚短，长期疗效还有待确认[35]。

4.7.6.5 ICD

ICD是预防各种心肌病患者发生SCD最为可靠的方法。根据国家心血管病中心在全国建立的心律失常介入治疗临床多中心研究信息平台数据显示，2013年5月～2015年11月，全国20家大型三甲医院共有440例患者置入ICD，在患者基础心脏病的病因构成中，HCM、DCM、ACM的占比分别为7.0%、16.6%和3.9%[36]。

4.7.6.6 心脏移植

心脏移植是各种心肌病进展至终末期最为有效和公认的治疗方式。原发性心肌病在中国成人接受心脏移植患者的病因中占比为73.9%，在儿童心脏移植受者的病因中占比高达83.7%[37]。

4.7.7 指南及共识

近年来国内专家总结了已有的心肌病相关研究成果，制定并发布了一系列心肌病诊治的临床指南和专家共识（表4-7-4），旨在规范心肌病的诊治流程，使更多的患者受益。

表4-7-4 心肌病指南及专家共识

发布时间	指南或共识名称
2012年	肥厚型梗阻性心肌病室间隔心肌消融术中国专家共识[38]
2013年	儿童心肌病基因检测建议[39]
2015年	心肌病磁共振成像临床应用中国专家共识[40]
2017年	中国成人肥厚型心肌病诊断与治疗指南[16]
2017年	中国肥厚型心肌病管理指南[41]
2018年	中国扩张型心肌病诊断和治疗指南[42]
2019年	单基因遗传性心血管疾病基因诊断指南[14]
2019年	中国儿童肥厚型心肌病诊断的专家共识[15]
2020年	遗传性心肌病的临床实践指南[17]
2020年	肥厚型心肌病超声心动图检查规范专家共识[43]

参考文献

[1] 孙筱璐，王东，刘婕，等. 心肌病疾病谱变化趋势研究——阜外医院门诊及住院患者数据分析[J]. 中国分子心脏病学杂志，2020，20（4）：3479-3483.

[2] 李自普，韩玲. 中华医学会儿科学分会心血管学组儿童心肌病精准诊治协作组. 2006年至2018年国内33家医院4981例住院儿童心肌病调查分析[J]. 中华实用儿科临床杂志，2021，36（13）：983-989.

[3] Zou YB，Song L，Wang ZM，et al. Prevalence of idiopathic hypertrophic cardiomyopathy in China：a population-based

echocardiographic analysis of 8080 adults [J]. Am J Med，2004，116（1）：14-18.

[4] Wang JZ，Wang YL，Zou YB，et al. Malignant effects of multiple rare variants in sarcomere genes on the prognosis of patients with hypertrophic cardiomyopathy [J]. Eur J Heart Fail，2014，16（9）：950-957.

[5] 王志民，邹玉宝，宋雷，等. 超声心动图检查调查8080例成人肥厚型心肌病患病率 [J]. 中华心血管病杂志，2004，32（12）：1090-1094.

[6] 李世娥，侯杰，王铜，等. 中国北方非克山病病区扩张型心肌病患病率 [J]. 中国地方病防治杂志，2013，28（03）：184-187.

[7] 中华医学会心血管病学分会. 中国部分地区1980、1990、2000年慢性心力衰竭住院病例回顾性调查 [J]. 中华心血管病杂志，2002，30（8）：450-454.

[8] Wu GX，Liu LW，Zhou ZY，et al. East Asian-specific common variant in TNNI3 predisposes to hypertrophic cardiomyopathy [J]. Circulation，2020，142（21）：2086-2089.

[9] Bao JR，Wang JZ，Yao Y，et al. Correlation of ventricular arrhythmias with genotype in arrhythmogenic right ventricular cardiomyopathy [J]. Circ Cardiovasc Genet，2013，6（6）：552-556.

[10] Chen L，Rao M，Chen X，et al. A founder homozygous DSG2 variant in East Asia results in ARVC with full penetrance and heart failure phenotype [J]. Int J Cardiol，2019，274：263-270.

[11] Rao M，Guo GR，Li MM，et al. The homozygous variant c.245G > A/p. G82D in PNPLA2 is associated with arrhythmogenic cardiomyopathy phenotypic manifestations [J]. Clin Genet，2019，96（6）：532-540.

[12] 徐军，马文珠，王敬良，等. 家族性扩张型心肌病调查及其遗传特点分析 [J]. 中华心血管病杂志，1994，22（4）：263-264.

[13] Sun HR，Hao XY，Wang X，et al. Genetics and clinical features of noncompaction cardiomyopathy in the fetal population[J]. Front Cardiovasc Med，2021，7：617561. DOI：10.3389/fcvm.2020.617561.

[14] 中华医学会心血管病学分会精准心血管病学学组，中国医疗保健国际交流促进会精准心血管病分会，中华心血管病杂志编辑委员会. 单基因遗传性心血管疾病基因诊断指南 [J]. 中华心血管病杂志，2019，47（3）：175-196.

[15] 中华医学会儿科学分会心血管学组，儿童心肌病精准诊治协作组，中国实用儿科杂志编辑委员会. 中国儿童肥厚型心肌病诊断的专家共识 [J]. 中国实用儿科杂志，2019，34（5）：329-334.

[16] 中华医学会心血管病学分会中国成人肥厚型心肌病诊断与治疗指南编写组，中华心血管病杂志编辑委员会. 中国成人肥厚型心肌病诊断与治疗指南 [J]. 中华心血管病杂志，2017，45（12）：1015-1032.

[17] 孙君慧，韩帅，胡金柱，等. 遗传性心肌病的临床实践指南 [J]. 中华医学遗传学杂志，2020，03：300-307.

[18] Liu J，Wu G，Zhang C，et al. Improvement in sudden cardiac death risk prediction by the enhanced American College of Cardiology/American Heart Association strategy in Chinese patients with hypertrophic cardiomyopathy [J]. Heart Rhythm，2020，17（10）：1658-1663.

[19] Li X，Fan X，Li S，et al. A novel risk stratification score for sudden cardiac death prediction in middle-aged，nonischemic dilated cardiomyopathy patients：The ESTIMATED score [J]. Can J Cardiol，2020，36（7）：1121-1129.

[20] Li YC，Liu XM，Yang FY，et al. Prognostic value of myocardial extracellular volume fraction evaluation based on cardiac magnetic resonance T1 mapping with T1 long and short in hypertrophic cardiomyopathy [J]. Eur Radiol，2021，31（7）：4557-4567.

[21] Deng YQ，Chen ZQ，Hu LL，et al. Decreased eGFR is associated with ischemic stroke in patients with dilated cardiomyopathy [J]. Clin Appl Thromb Hemost，2019，25. DOI：10.1177/1076029619866909.

[22] Lai L，Jiang R，Fang W，et al. Prognostic impact of right bundle branch block in hospitalized patients with idiopathic dilated cardiomyopathy：a single-center cohort study [J]. J Int Med Res，2018，48. DOI：10.1177/0300060518801478.

[23] Zhang K，Wang W，Zhao S，et al. Long-term prognostic value of combined free triiodothyronine and late gadolinium enhancement in nonischemic dilated cardiomyopathy [J]. Clin Cardiol，2018，41（1）：96-103.

[24] Xu YW，Lin JY，Liang YD，et al. Prognostic value of left ventricular remodelling index in idiopathic dilated cardiomyopathy [J]. Eur Heart J Cardiovasc Imaging，2021，22（10）：1197-1207.

[25] Chen XY，Li L，Cheng HB，et al. Early left ventricular involvement detected by cardiovascular magnetic resonance feature tracking in arrhythmogenic right ventricular cardiomyopathy：The effects of left ventricular late gadolinium rnhancement and right ventricular dysfunction [J]. J Am Heart Assoc，2019，8（17）：e12989. DOI：10.1161/JAHA.119.012989.

[26] Chen K，Rao M，Guo G，et al. Recessive variants in plakophilin-2 contributes to early-onset arrhythmogenic cardiomyopathy with severe heart failure [J]. Europace，2019，21（6）：970-977.

[27] Song JP, Chen L, Chen X, et al. Elevated plasma β-hydroxybutyrate predicts adverse outcomes and disease progression in patients with arrhythmogenic cardiomyopathy [J]. Sci Transl Med, 2020, 12 (530): eaay8329. DOI: 10.1126/scitranslmed. aay8329.

[28] Fan P, Zhang Y, Lu YT, et al. Prognostic value of plasma big endothelin-1 in left ventricular non-compaction cardiomyopathy [J]. Heart (British Cardiac Society), 2021, 107 (10): 836-841.

[29] Chen L, Song J, Chen X, et al. A novel genotype-based clinicopathology classification of arrhythmogenic cardiomyopathy provides novel insights into disease progression [J]. Eur Heart J, 2019, 40 (21): 1690-1703.

[30] Duru F, Hauer R. Multiple facets of arrhythmogenic cardiomyopathy: the Fuwai classification of a unique disease based on clinical features, histopathology, and genotype [J]. Eur Heart J, 2019, 40 (21): 1704-1706.

[31] 李浩杰，宋云虎，朱晓东，等. 单中心室间隔心肌切除术治疗肥厚型梗阻性心肌病中远期结果分析 [J]. 中国循环杂志，2016，31 (6): 573-577.

[32] 刘蓉，乔树宾，胡奉环，等. 经皮室间隔心肌消融术治疗肥厚型心肌病的长期预后及其影响因素 [J]. 中华心血管病杂志，2016，44 (9): 771-776.

[33] 郑顺文，施鸿毓，戴锦杰，等. 梗阻性肥厚型心肌病患者经皮室间隔化学消融术后的长期生存情况 [J]. 中华心血管病杂志，2020，48 (04): 294-301.

[34] 常康，王静，杨帆，等. 经皮心肌内室间隔射频消融术治疗梗阻性肥厚型心肌病患者心脏功能的全面评估：六个月的随访研究 [J]. 中华医学超声杂志（电子版），2020，17 (05): 409-415.

[35] 贾玉和，林瑶，刘俊，等. 心内超声指导下经皮心内膜室间隔射频消融术治疗肥厚型梗阻性心肌病合并晕厥的临床应用研究 [J]. 中国循环杂志，2020，35 (7): 638-644.

[36] 戴研，陈柯萍，华伟，等. 植入型心律转复除颤器临床应用现状（20家医院注册研究）[J]. 中华心律失常学杂志，2017，21 (1): 26-30.

[37] 胡盛寿. 中国心脏移植现状 [J]. 中华器官移植杂志，2017，38 (8): 449-454.

[38] 肥厚型梗阻性心肌病室间隔心肌消融术中国专家共识组. 肥厚型梗阻性心肌病室间隔心肌消融术中国专家共识 [J]. 中国心血管病研究，2012，10 (1): 1-7.

[39] 中华医学会儿科学分会心血管学组，编辑委员会中华儿科杂志. 儿童心肌病基因检测建议 [J]. 中华儿科杂志，2013，51 (8): 595-597.

[40] 中华医学会心血管病学分会，中国医师协会心血管内科医师分会，中华心血管病杂志编辑委员会. 心肌病磁共振成像临床应用中国专家共识 [J]. 中华心血管病杂志，2015，43 (8): 673-681.

[41] 中国医师协会心力衰竭专业委员会，中华心力衰竭和心肌病杂志编辑委员会. 中国肥厚型心肌病管理指南2017 [J]. 中华心力衰竭和心肌病杂志（中英文），2017，1 (2): 65-86.

[42] 中华医学会心血管病学分会，中国心肌炎心肌病协作组. 中国扩张型心肌病诊断和治疗指南 [J]. 临床心血管病杂志，2018，34 (5): 421-434.

[43] 中华医学会超声医学分会超声心动图分组，中国超声医学工程会超声心动图专业委员会. 肥厚型心肌病超声心动图检查规范专家共识 [J]. 中华医学超声杂志（电子版），2020，17 (5): 394-408.

4.8 心力衰竭

4.8.1 患病率

一项包括中国10个省市20个城市和农村15 518人的调查显示[1]，2000年中国35～74岁人群慢性心力衰竭（简称心衰）的患病率为0.9%，据此保守估计中国约有400万例慢性心衰患者。随着年龄增长，心衰患病率呈上升变化。

CHS分析22 158名受试者的数据信息显示[2]：在≥35岁的中国人群中，心衰患病率为1.3%，城市和农村居民（1.6% vs 1.1%，P＝0.266）患病率相似。左心室收缩功能障碍患病率（LVEF＜50%）为1.4%，中/重度舒张功能障碍患病率为2.7%。中国不同研究心衰患病率见表4-8-1。

表 4-8-1 中国不同研究中的心衰患病率

研究名称	调查时间	年龄（岁）	调查人数（例）	男性患病率（%）	女性患病率（%）	合计（%）
全国10省市调查[1]	2000	35～74	15 518	0.7	1.0	0.9
中国高血压调查[2]	2012—2015	≥35	22 158	1.4	1.2	1.3
六省人群[3]	2017	≥25岁	5000万	—	—	1.1

4.8.2 病死率

4.8.2.1 住院心衰患者病死率

随着中国医疗水平的发展，心衰患者住院病死率明显降低。国内42家医院对10 714例心衰患者病例的回顾性研究[4]及北京解放军总医院对该院15年慢性心衰住院患者的回顾性研究[5]均显示，心衰患者的住院病死率呈明显下降趋势。中国心力衰竭注册登记研究（China-HF）[6]对2012年1月～2015年9月全国132家医院13 687例心衰患者的分析显示，住院心衰患者的病死率为4.1%。2020中国心力衰竭医疗质量控制报告（简称心衰质控报告）[7]对2017年1月～2020年10月全国113家医院33 413例记录院内转归的心衰患者分析显示，住院心衰患者的病死率为2.8%（表4-8-2）。

表 4-8-2 中国不同研究心衰患者住院病死率

研究来源	调查年份	病例数（例）	年龄（岁）	男性（%）	住院病死率（%）
国内42家医院[4]	1980	1756	68±17	55.6	15.4
	1990	2181	64±22	59.6	12.3
	2000	6777	63±16	55.1	6.2
北京解放军总医院[5]	1993—1997	1623	56±18	62.6	7.0
	1998—2002	2444	58±18	60.4	4.5
	2003—2007	3252	63±16	63.1	5.1
China-HF[6]	2012—2015	13 687	65±15	59.1	4.1
心衰质控报告[7]	2017—2020	33 413	67±14	60.8	2.8

4.8.2.2 急诊心衰患者病死率

对2005—2011年因急性心衰在急诊室抢救的1198例患者的临床资料回顾性分析发现[8]，急性心衰患者急诊病死率为9.6%（115例），其中63.5%（73例）在24h内死亡，80.9%（93例）在48h内死亡。2011—2013年在急诊抢救室收治的1190例心衰患者，以老年性瓣膜病、心肌病和先心病为主要病因的心衰患者病死率较高，均在10%以上，而以高血压、心包积液及肺心病为主要病因的心衰患者病死率在5%左右[9]。

对2011年1月～2012年9月北京地区14家医院因急性心衰而急诊就诊的3335例患者进行长达5年的随访发现[10]，5年全因病死率为55.4%，心血管病死率为49.6%，中位生存时间为34个月。

4.8.3 心衰的人口学特点

多项研究均显示中国心衰患者的平均年龄呈上升趋势。2020年心衰质控报告[7]中的心衰患者平均年龄为67岁±14岁，男性占60.8%，心衰的主要病因构成发生变化，瓣膜病所占比例逐年下降，高血压（56.3%）、冠心病（48.3%）成为目前中国心衰患者的主要病因（表4-8-3）。

表4-8-3 中国不同研究心衰患者的人口学特点

研究来源	调查时间	人数（例）	研究对象	年龄（岁）	男性（%）	冠心病（%）	高血压（%）	糖尿病（%）	瓣膜病（%）	心房颤动（%）
国内42家医院[4]	1980	1756	慢性心衰	68±17	55.6	36.8	8.0	—	34.4[a]	—
	1990	2181		64±22	59.6	33.8	10.4	—	34.3[a]	—
	2000	6777		63±16	55.1	45.6	12.9	—	18.6[a]	—
北京解放军总医院[5]	1993—1997	1623	慢性心衰	56±18	62.6	37.2	23.3	12.3	35.2[a]	22.0
	1998—2002	2444		58±18	60.4	40.9	32.3	15.9	32.7[a]	23.2
	2003—2007	3252		63±16	63.1	46.8	46.7	21.1	16.6[a]	23.0
10家医院[11]	2005—2009	2154	射血分数降低的心衰	64±13	78.6	64.4	56.7	17.2	—	15.8
湖北地区[12]	2000—2010	16 681	慢性心衰	63±11	59.3	—	47.6	16.2	—	40.81
新疆地区[13]	2011—2012	5357	慢性心衰	65±13	65.3	50.8	31.8	21.7	2.3[a]	—
China-HF[6]	2012—2015	13 687	心衰	65±15	59.1	49.6	50.9	21.0	15.5	24.4
心衰质控报告[7]	2017—2020	33 413	心衰	67±14	60.8	48.3	56.3	31.5	18.7	17.6
六省人群[3]	2017	5000万	≥25岁的基本医疗保险人员	45.7	53.6%	52.5%	43.8%	17.3	—	—

注：a.风湿性瓣膜病

2020年心衰质控报告数据显示[7]，射血分数降低心力衰竭（HFrEF）、射血分数中间值心力衰竭（HFmrEF）和射血分数保留心力衰竭（HFpEF）分别占40.2%、21.8%和38.0%。不同类型心力衰竭的病因及合并症比较见图4-8-1。

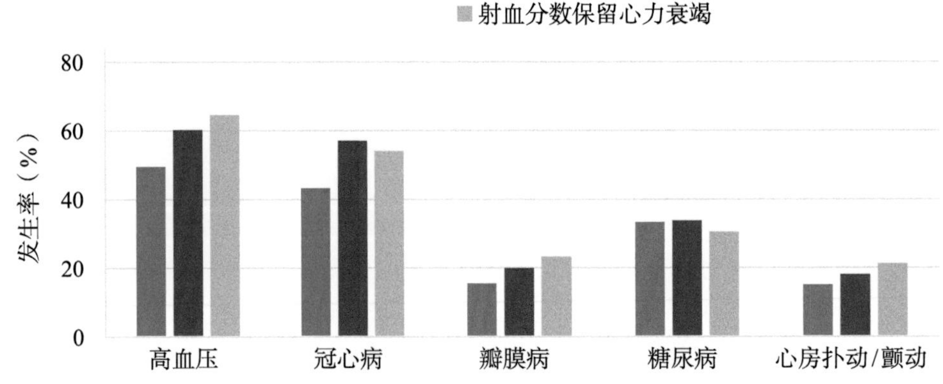

图4-8-1 不同类型心力衰竭的病因及合并症比较

4.8.4　心衰发作的诱因

China-HF[6]结果显示，感染是心衰发作的首要原因，其次为心肌缺血和劳累（图4-8-2）。

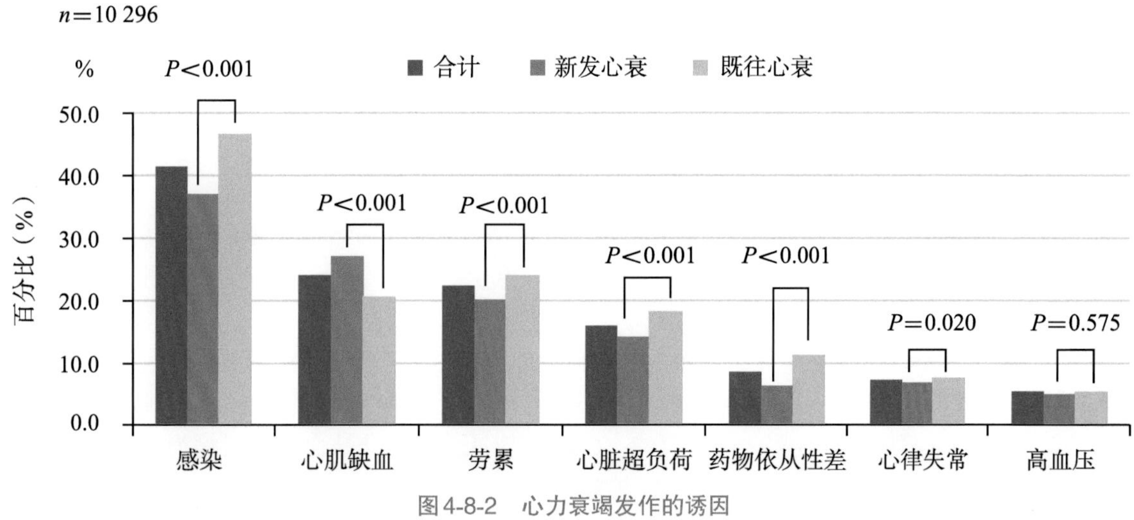

图4-8-2　心力衰竭发作的诱因

4.8.5　心力衰竭治疗

4.8.5.1　药物治疗

2020年心衰质控报告[7]等研究显示，中国住院心衰患者整体利尿剂的使用率变化不明显，地高辛的使用率受国际临床研究的影响呈下降趋势，醛固酮受体拮抗剂及β受体阻滞剂的使用率上升。RAS阻滞剂的整体使用率呈上升趋势，但因血管紧张素受体脑啡肽酶抑制剂（ARNI）的问世，ACEI和ARB的使用率降低（表4-8-4）。

表4-8-4　心力衰竭患者的药物应用情况

研究来源	调查年份	例数	治疗用药（%）								
			硝酸酯类	利尿剂	洋地黄类	ARB	ACEI	ARNI	MRA	BB	钙拮抗剂
国内42家医院[4]	1980	1756	44.7	63.7	51.7	0.4	14.0	—	10.0	8.5	6.1
	1990	2181	36.0	70.2	45.5	1.4	26.4	—	8.4	9.5	16.4
	2000	6777	53.0	48.6	40.3	4.5	40.4	—	20.0	19.0	10.5
湖北地区[12]	2000—2010	16 681	—	69.1	46.2	18.7	51.6	—	—	46.6	—
10家医院[11]	2005—2009	2154	53.2	74.4	57.6	合计66.0		—	74.6	68.3	46.1
昆明[14]	2008—2012	2106	—	84.8	28.2	合计82.8		—	76.6	72.2	—
新疆[13]	2011—2012	5357	—	45.5	26.8	合计72.8		—	46.6	66.8	—
China-HF[6]	2012—2015	13 687	41.4[a]	72.2[b]	—	28.8[b]	71.7[b]	—	74.1[b]	70.0[b]	—
				46.9[c]		51.3[c]	49.4[c]	—	48.7[c]	52.2[c]	
心衰质控报告[7]	2017—2020	33 413	—	75	29.3	合计44		36.9	87.8	82.2	—

注：a.住院期间静脉药物；b.射血分数降低心力衰竭（HFrEF）患者出院口服药物；c.射血分数保留心力衰竭（HFpEF）患者出院口服药物；ACEI.血管紧张素转化酶抑制剂；ARB.血管紧张素Ⅱ受体拮抗剂；BB.β受体阻滞剂；MRA.醛固酮受体拮抗剂；ARNI.血管紧张素受体脑啡肽酶抑制剂

4.8.5.2　器械治疗

1999年中国开始使用双心室起搏治疗心力衰竭，2002—2007年CRT置入量每年平均增长30%以上。根据国家卫生健康委员会网上注册资料统计和省级质控中心上报数据，2020年较2019年下降13.9%（图4-8-3）。因符合CRT-P适应证的患者同时符合CRT-D适应证，CRT-D的置入比例在逐年增长。2013—2015年22家中心纳入454例CRT-P/D的研究结果显示，52.2%患者选择CRT-D[15]。2019年接受CRT治疗的病例中CRT-D的比例进一步增长（占64%）。年置入40例以上的医院CRT-D置入比例更高，而GDP水平较低地区CRT-D的置入比例更低。

家庭远程监测功能在置入CRT的心衰患者中发现异常事件的时间早于3个月和6个月门诊随访时发现相应事件的时间，且6个月时发生的疾病相关事件数明显低于3个月，提示远程家庭监测安全可靠，可为CRT患者带来临床长远益处[16]。

目前对于宽QRS波心衰患者，多个国际指南均推荐双心室起搏CRT治疗，因为双心室起搏CRT有较多的临床研究循证医学证据。但是在临床实践中左心室电极的置入仍然面临各种困难和挑战，导致部分宽QRS波心衰患者双心室起搏失败或置入后无反应。CRT适应证仍然以非缺血性心肌病为主，完全性左束支阻滞的心衰患者占76.3%，高BMI患者能从CRT治疗中获益更多[17]。

2017年，国内有学者报道了一例左束支阻滞心衰患者接受传统双心室起搏CRT和希氏束起搏失败后电极下移穿过室间隔发现起搏左束支区域可以纠正左束支阻滞，随访1年左心功能显著改善，开启了左束支起搏治疗心衰的可能[18]。随后国内小样本研究在房室传导阻滞患者中，利用二维应力超声影像测量左心室的机械同步性（PSD）发现左束支区域起搏可较好维持窄QRS波患者的PSD、显著改善左束支阻滞患者的PSD和心功能[19]。一项国内多中心、前瞻性观察性研究对比双心室起搏CRT，左束支区域起搏电极置入起搏阈值更低，起搏的QRSd更窄，X线辐射时间更短；6个月随访结果显示左束支区域起搏CRT组患者超声超反应率（44.4% vs 16.7%）以及临床反应率（96.3% vs 75.9%）均明显优于双心室起搏[20]。国内另一项单中心、前瞻性研究比较希氏束起搏、左束支区域起搏、双心室起搏在LVEF≤40%合并左束支传导阻滞的心衰人群的应用疗效[21]。相较于左束支区域起搏和双心室起搏，希氏束起搏的阈值无论在术中还是术后1年随访均显著较高；QRS波缩窄方面，左束支区域起搏和希氏束起搏无显著差异，均显著优于双心室起搏；LVEF改善方面，左束支区域起搏与希氏束起搏无明显差异（24.0% vs 23.9%），均明显优于双心室起搏（15.7%），提示左束支起搏更适合临床治疗左束支阻滞心衰患者。

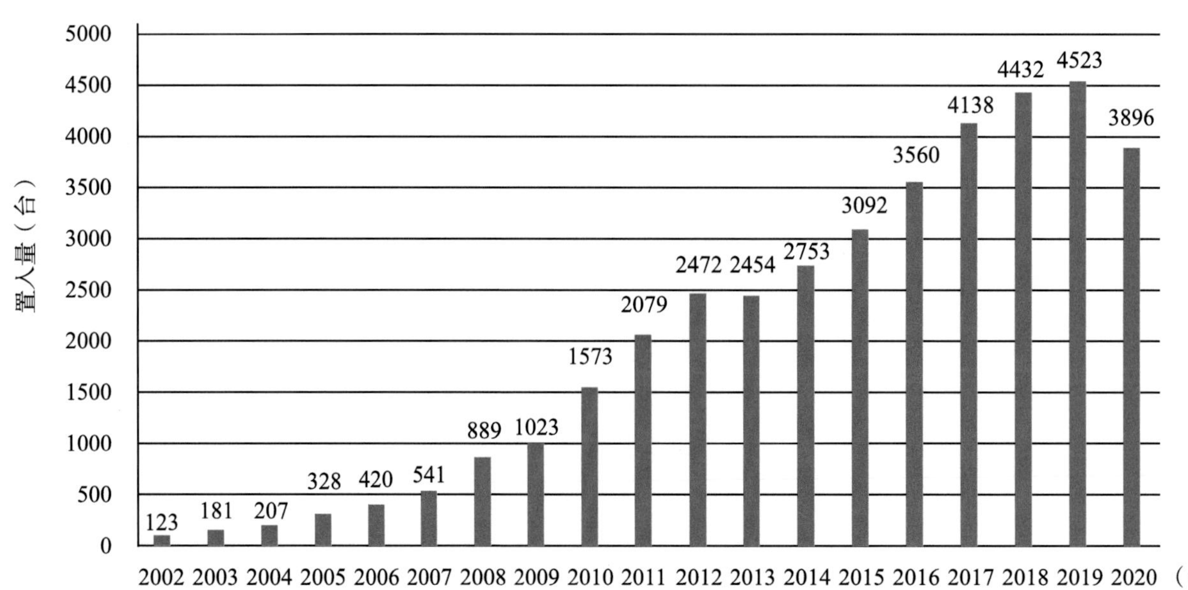

图4-8-3　中国CRT年置入量（2002—2020年）

4.8.5.3　外科治疗

（1）人工心脏

人工心脏根据工作原理分为全人工心脏和心室辅助装置，截至目前在中国境内共有16家医院开展了近100例左心室辅助装置置入术。其中国家药品监督管理局共批准了3项置入式左心室辅助装置治疗终末期心脏衰竭安全性和有效性评价的临床试验研究。

第1项是中国医学科学院阜外医院牵头，由重庆永仁心生产的EVAHEART Ⅰ临床安全性和有效性研究。2018年1月～2021年1月，共入组完成17例EVAHEART Ⅰ置入术，均为男性，平均43岁，病因包括扩张型心肌病14例，缺血性心肌病2例，瓣膜性心脏病1例。所有17例患者术前NYHA Ⅳ级，INTERMACS 1～3级，置入EVAHEART Ⅰ术后1个月心功能均恢复至NYHA Ⅰ～Ⅱ级，围手术期死亡0例。长期随访，除2例分别于术后156d和1035d接受心脏移植外，余15例患者长期携带人工心脏生存350～1100 d。

第2项是中国医学科学院阜外医院牵头，由苏州同心生产的CH-VAD安全性和有效性的临床试验研究。2019年1月～2020年12月，5家中心共完成33例CH-VAD置入术，男性28例，平均45岁，病因包括扩张型心肌病18例，缺血性心肌病9例，瓣膜性心脏病4例，化疗药物心肌病1例，围生期心肌病1例。所有33例患者心功能为NYHA Ⅳ级，INTERMACS 1～2级，围手术期死亡3例，余30例术后1个月心功能恢复至NYHA Ⅰ～Ⅱ级。长期随访显示，1例患者心脏功能恢复术后166 d撤除装置，1例患者术后190 d撤除装置接受心脏移植，其余28例长期随访携带装置生存360～1600 d。

第3项是由航天泰心生产的“火箭心”治疗终末期心脏衰竭安全性和有效性的临床试验研究，已完成50例入组，具体数据有待进一步公布。

（2）心脏移植

心脏移植是各种心肌病进展至终末期阶段最为有效和公认的治疗方式。根据中国心脏移植注册系统数据，截至2020年，中国共有56所医疗机构具备心脏移植资质，2015—2020年，中国各移植中心实施并上报心脏移植年手术量依次为279例、368例、446例、490例、679例和557例，6年共完成并上报2819例（不包含香港、澳门和台湾地区的数据）。2020年，中国接受心脏移植患者中，非缺血性心肌病占比为74.4%；在儿童心脏移植受者中，非缺血性心肌病占比为84.9%。2020年，中国心脏移植受者院内存活率为88.5%，多器官衰竭和移植心力衰竭占早期死亡原因的60%以上。2015—2020年，全国心脏移植术后1年生存率为85.3%，术后3年生存率为80.4%。其中，成人心脏移植术后1年生存率和3年生存率分别为85.3%和80.4%；儿童心脏移植术后1年和3年生存率分别为91.0%和84.0%。

阜外医院2004—2020年累计完成心脏移植1007例，心脏移植患者术后1年、3年、5年和10年成人和儿童总生存率分别为94%、91%、88%和77%，优于国际心肺移植协会报道的心脏移植1年84%，3年78%和5年72%的远期生存率。受新型冠状病毒肺炎疫情影响，2020年全国心脏移植例数比2019年下降了18%，但仍比2018年增加了14%。中国医学科学院阜外医院，华中科技大学附属协和医院和广东省人民医院三家心脏移植中心2020年移植例数大于50例，郑州市第七人民医院和复旦大学附属中山医院全年移植例数也超过40例，这些移植中心在全国抗击疫情的背景下保持了较高的医疗服务能力，为我国心脏移植等待者们提供了较为稳定的医疗可及性。

4.8.6　心衰患者长期预后

阜外医院心力衰竭诊治中心对2009—2013年1440例住院心衰患者中位随访时间近2年后发现，283例患者死亡（19.7%），其中因心衰加重死亡者169例，猝死者43例[22]。该中心还对465例复查超声心动图的DCM患者随访33个月发现，128名患者（28.8%）超声心动图指标恢复正常，其LVEF从基线时（30.8±6.0）%明显提高至恢复时的（55.7±4.3）%，左室舒张末期内径从基线时（64.5±5.6）mm明显缩小至恢复时的（51.0±3.1）mm[23]。

不同临床分型的慢性心衰患者其预后也不相同[24]。HFrEF的心衰、HFpEF的心衰及HFmrEF的心衰患者的1年全因死亡率分别为12.3%、5.5%和4.7%。HFmrEF患者包含三个不同的亚群，每个亚群具有不同的临床结局。对2015年9月1日～2019年12月30日就诊的1168例HFmrEF患者经过40个月的中位随访后，发现其病死率为17.81%。根据≥3个月射血分数的变化水平，将入组患者分为改善组（既往LVEF＜40%）、稳定组（既往LVEF在40%～50%）和恶化组（既往LVEF≥50%），其全因死亡率分别为11.29%、16.47%、22.52%[25]。

2014年1月～2015年12月，对北京地区5家三级医院1250例和4家二级医院1413例心衰患者的长期随访发现[26]，二级医院的心衰患者90d病死率均高于三级医院（10.8% vs 5.0%）。二级医院心衰患者1年病死率也高于三级医院（21.0% vs 12.1%），其统计分析均有显著性差异。分析发现二级医院较差的医疗质量可能与其较高的病死率相关。

4.8.7　专家共识及指南发布

近年来，中国专家总结已有的最新研究进展，制定了多个心力衰竭方面的指南和共识，这些指南和共识在心力衰竭的规范化诊断、治疗、二级预防、康复等方面给出了明确建议，指导临床医师工作（表4-8-5）。

表4-8-5　2018—2021年发布的心衰方面的指南和共识

发布时间	指南或共识名称
指南	
2018年	中国心力衰竭诊断和治疗指南[27]
2019年	慢性心力衰竭基层诊疗指南（2019年）[28]
2019年	急性心力衰竭基层诊疗指南（2019年）[29]
2019年	心力衰竭合理用药指南（第2版）[30]
2021年	慢性心力衰竭基层合理用药指南[31]
2021年	急性心力衰竭基层合理用药指南[32]
共识	
2018年	心力衰竭容量管理中国专家共识[33]
2019年	心原性休克诊断和治疗的中国专家共识[34]
2019年	洋地黄类药物临床应用中国专家共识[35]
2019年	中国成人心力衰竭超声心动图规范化检查专家共识[36]
2020年	经皮机械循环辅助临床应用及管理中国专家共识[37]
2020年	Management of heart failure patients with COVID-19：a joint position paper of the Chinese Heart Failure Association & National Heart Failure Committee and the Heart Failure Association of the European Society of Cardiology[38]
2020年	舒张性心力衰竭诊断和治疗专家共识[39]
2020年	中国心力衰竭患者离子管理专家共识[40]
2020年	房间隔分流器治疗射血分数保留心力衰竭：中国专家认识和建议[41]
2020年	慢性心力衰竭心脏康复中国专家共识[42]
2021年	老年人慢性心力衰竭诊治中国专家共识（2021）[43]

参考文献

[1] 顾东风，黄广勇，何江，等．中国心力衰竭流行病学调查及其患病率［J］．中华心血管病杂志，2003，31（1）：3-6.

[2] Hao G，Wang X，Chen Z，et al．Prevalence of heart failure and left ventricular dysfunction in China：The China Hypertension Survey，2012—2015［J］．Eur J Heart Fail，2019，21（11）：1329-1337.

[3] Wang H，Chai K，Du MH，et al．Prevalence and incidence of heart failure among urban patients in China：A national population-based analysis［J］．Circ Heart Fail，2021，28．DOI：10.1161/CIRCHEARTFAILURE.121.008406.

[4] 中华医学会心血管病学分会．中国部分地区1980、1990、2000年慢性心力衰竭住院病例回顾性调查［J］．中华心血管病杂志，2002，30（8）：450-454.

[5] 裴志勇，赵玉生，李佳月，等．慢性心力衰竭住院患者病因学及近期预后的15年变迁［J］．中华心血管病杂志，2011，39（5）：434-439.

[6] Zhang Y，Zhang J，Butler J，et al．Contemporary epidemiology，management，and outcomes of patients hospitalized for heart failure in China：Results from the China Heart Failure（China-HF）Registry［J］．J Card Fail，2017，23（12）：868-875.

[7] 国家心血管病医疗质量控制中心专家委员会心力衰竭专家工作组．2020中国心力衰竭医疗质量控制报告［J］．中华心力衰竭和心肌病杂志，2020，04（04）：237-249.

[8] 李小宇，秦俭，梁潇，等．1198例急性心力衰竭患者急诊抢救的回顾性分析［J］．中华老年心血管病杂志，2012，14（10）：1045-1047.

[9] 李春雨，姜婷，王魏魏，等．急诊抢救室心力衰竭患者病因分析及治疗现状［J］．临床心血管病杂志，2016，32（10）：1009-1012.

[10] Li Y，Sun XL，Qiu H，et al．Long-term outcomes and independent predictors of mortality in patients presenting to emergency departments with acute heart failure in Beijing：a multicenter cohort study with a 5-year follow-up［J］．Chin Med J（Engl），2021，134（15）：1803-1811.

[11] Liu X，Yu H，Pei J，et al．Clinical characteristics and long-term prognosis in patients with chronic heart failure and reduced ejection fraction in China［J］．Heart Lung Circ，2014，23（9）：818-826.

[12] 于胜波，赵庆彦，崔红营，等．慢性收缩性心力衰竭患者药物治疗情况调查及相关因素分析［J］．中华流行病学杂志，2012，33（2）：229-233.

[13] 蒋华，张红威，周贤惠，等．新疆地区不同级别医院慢性心力衰竭患者临床特征及治疗现状分析［J］．中国循环杂志，2015，30（12）：1186-1190.

[14] 袁华苑，韩明华．慢性心力衰竭2106例药物治疗分析［J］．昆明医科大学学报，2015，36（8）：61-64.

[15] 樊晓寒，陈柯萍，严激，等．选择心脏再同步治疗起搏器或除颤器的影响因素分析［J］．中华心律失常学杂志，2017，21（1）：31-36.

[16] 陈柯萍，华伟，戴研，等．家庭监测系统在心脏再同步治疗患者中的多中心注册研究［J］．中华心律失常学杂志，2013，17（1）：46-49.

[17] Cai C，Hua W，Ding LG，et al．Association of body mass index with cardiac reverse remodeling and long-term outcome in advanced heart failure patients with cardiac resynchronization therapy［J］．Circ J，2014，78（12）：2899-2907.

[18] Huang W，Su L，Wu S，et al．A novel pacing strategy with low and stable output：pacing the left bundle branch immediately beyond the conduction block［J］．Can J Cardiol，2017，33（12）：1736．DOI：10.1016/j.cjca.2017.09.013.

[19] Li XF，Li H，Ma WT，et al．Permanent left bundle branch area pacing for atrioventricular block：feasibility，safety，and acute effect［J］．Heart Rhythm，2019，16（2）：1766-1773.

[20] Li XF，Qiu CG，Xie RQ，et al．Left bundle branch area pacing delivery of cardiac resynchronization therapy and comparison with biventricular pacing［J］．ESC Heart Fail，2020，7（4）：1711-1722.

[21] Wu S，Su L，Vijayaraman P，et al．Left bundle branch pacing for cardiac resynchronization therapy：nonrandomized on-treatment comparison with His bundle pacing and biventricular pacing［J］．Can J Cardiol，2021，37（2）：319-328.

[22] Zhang Y，Zhang R，An T，et al．The utility of galectin-3 for predicting cause-specific death in hospitalized patients with heart failure［J］．J Card Fail，2015，21（1）：51-59.

[23] 邹长虹，黄燕，张健，等．住院扩张型心肌病患者长期随访超声心动图预后分析［J］．中华心力衰竭和心肌病杂志，2018，2（2）：1-7.

[24] Lyu SQ，Yu LT，Tan HQ，et al．Clinical characteristics and prognosis of heart failure with mid-range ejection fraction：

insights from a multi-centre registry study in China［J］. BMC Cardiovasc Disord，2019，19（1）：209. DOI：10.1186/s12872-019-1177-1.
［25］Zhang XX，Sun YX，Zhang YL，et al. Heart failure with midrange ejection fraction：prior left ventricular ejection fraction and prognosis［J］. Front Cardiovasc Med，2021 Aug 2. DOI：10.3389/fcvm.2021.697221.
［26］He L，Dong ZJ，Du X，et al. Healthcare quality and mortality among patients hospitalized for heart failure by hospital level in Beijing，China［J］. ESC Heart Fail，2021，8（2）：1186-1194.
［27］中华医学会心血管病学分会心力衰竭学组，中国医师协会心力衰竭专业委员会，中华心血管病杂志编辑委员会. 中国心力衰竭诊断和治疗指南2018［J］. 中华心力衰竭和心肌病杂志，2018，2（4）：196-225.
［28］中华医学会，中华医学会杂志社，中华医学会全科医学分会，等. 慢性心力衰竭基层诊疗指南（2019年）［J］. 中华全科医师杂志，2019，18（10）：936-947.
［29］张宇辉，黄峻. 急性心力衰竭基层诊疗指南（2019年）［J］. 中华全科医师杂志，2019，18（10）：925-930.
［30］国家卫生计生委合理用药专家委员会，中国药师协会. 心力衰竭合理用药指南（第2版）［J］. 中国医学前沿杂志（电子版），2019，11（7）：1-78.
［31］张幸国，赵杰. 慢性心力衰竭基层合理用药指南［J］. 中华全科医师杂志，2021，20（01）：42-49.
［32］中华医学会，中华医学会临床药学分会，中华医学杂志社，等. 急性心力衰竭基层合理用药指南［J］. 中华全科医师杂志，2021，20（01）：34-41.
［33］中国医师协会心力衰竭专业委员会，中华心力衰竭和心肌病杂志编辑委员会. 心力衰竭容量管理中国专家共识［J］. 中华心力衰竭和心肌病杂志，2018，2（1）：8-16.
［34］中华医学会心血管病学分会心血管急重症学组，中华心血管病杂志编辑委员会. 心原性休克诊断和治疗中国专家共识（2018）［J］. 中华心血管病杂志，2019，47（4）：265-277.
［35］中华医学会心血管病学分会，中华心血管病杂志编辑委员会. 洋地黄类药物临床应用中国专家共识［J］. 中华心血管病杂志，2019，47（11）：857-864.
［36］国家老年医学中心国家老年疾病临床医学研究中心，中国老年医学学会心血管病分会，北京医学会心血管病学会影像学组. 中国成人心力衰竭超声心动图规范化检查专家共识［J］. 中国循环杂志，2019，34（05）：11-25.
［37］中国医师协会心力衰竭专业委员会，国家心血管病专家委员会心力衰竭专业委员会，中华心力衰竭和心肌病杂志编辑委员会. 经皮机械循环辅助临床应用及管理中国专家共识［J］. 中华心力衰竭和心肌病杂志，2020，04（03）：145-158.
［38］Zhang YH，Andrew JS Coats，Zheng Z，et al. Management of heart failure patients with COVID-19：a joint position paper of the Chinese Heart Failure Association & National Heart Failure Committee and the Heart Failure Association of the European Society of Cardiology［J］. Eur J Heart Fail，2020，22（6）：941-956.
［39］廖玉华，杨杰孚，张健，等. 舒张性心力衰竭诊断和治疗专家共识［J］. 临床心血管病杂志，2020，36（1）：1-10.
［40］中国医师协会心力衰竭专业委员会，国家心血管专家委员会心力衰竭专业委员会，中华心力衰竭和心肌病杂志编辑委员会. 中国心力衰竭患者离子管理专家共识［J］. 中华心力衰竭和心肌病杂志，2020，04（01）：16-31.
［41］中国医师协会心血管内科医师分会结构性心脏病专业委员会. 房间隔分流器治疗射血分数保留心力衰竭：中国专家认识和建议［J］. 中国介入心脏病学杂志，2020，28（12）：661-666.
［42］中国康复医学会心血管病预防与康复专业委员会. 慢性心力衰竭心脏康复中国专家共识［J］. 中华内科杂志，2020，59（12）：942-952.
［43］中华医学会老年医学分会心血管疾病组，老年慢性心力衰竭诊治中国专家共识编写组. 老年人慢性心力衰竭诊治中国专家共识（2021）［J］. 中华老年医学杂志，2021，40（5）：550-561.

4.9 肺血管病和静脉血栓栓塞性疾病

4.9.1 肺动脉高压

4.9.1.1 患病率

肺动脉高压（PH）血流动力学诊断标准是海平面静息状态下，右心导管测定的肺动脉平均压≥25mmHg[1]。

目前，中国尚缺乏全人群肺动脉高压的患病率资料，来源于文献中的数据只能提供中国肺动脉高压患者中各种亚类肺动脉高压的比例和人口学特征。

2007年5月～2010年10月，全国多中心研究纳入确诊的成人PH患者551例，包括动脉性肺动脉高压（PAH）487例（88.4%）和慢性血栓栓塞性肺动脉高压（CTEPH）64例（11.6%），男女比为1∶2.34，平均年龄35岁±12岁（18～75岁）。特发性肺动脉高压（IPAH）、先天性心脏病相关性PAH（PAH-CHD）、结缔组织病相关性PAH（PAH-CTD）和CTEPH亚组患者平均年龄分别是36岁±13岁、30岁±10岁、42岁±11岁和50岁±10岁，男女比例分别为1∶2、1∶2.46、1∶20.33和1∶0.94；PAH中各亚型所占比例分别是PAH-CHD 273例（56.1%）、PAH-CTD 64例（13.1%）和IPAH 150例（30.8%）[2]。

2014年全国系统性红斑狼疮（SLE）多中心协作组（CSTAR）的数据表明，若将PH定义为经超声心动图测得的静息状态下肺动脉收缩压≥40mmHg，SLE患者中PAH的患病率为3.8%（74/1934）[3]。中国台湾地区卫生健康研究数据库（NHRID）2000年1月1日～2013年12月31日的数据显示，在15 783例SLE患者中，336例（2.13%）被诊断为PAH[4]。

中国台湾地区健康保险数据库中的研究数据显示[5]，在1999—2011年新诊断的1092例PH患者中，慢性阻塞性肺疾病（COPD）相关PH 550例（50.37%），IPAH 189例（17.31%），PAH-CTD 183例（16.76%），PAH-CHD 129例（11.81%），CTEPH 41例（3.75%）。

门静脉高压相关性肺动脉高压（PoPH）患病率单中心研究[6]入选了2012年1月～2015年6月接受原位肝移植术的223例门静脉高压患者，采用超声心动图评估肺动脉压力，将三尖瓣反流速度＞3.4m/s或2.9～3.4m/s合并存在肺动脉高压的其他证据者定义为PH，发现PoPH 14例（6.3%），所有患者肝移植后随访（26±13.5）个月，14例PoPH患者中8例（57%）死亡，PoPH患者肝移植术后平均生存时间为11.4个月，非PoPH患者肝移植术后生存率（82%）明显高于PoPH患者（43%）。

4.9.1.2　干预措施

一项关于CTEPH患者预后的前瞻性多中心研究于2009年8月～2018年7月共入选了593例CTEPH患者，其中81例患者行肺动脉血栓内膜剥脱术（PEA），61例行肺动脉球囊扩张成形术（BPA），451例采用药物保守治疗，中位随访时间为53个月。这些患者1年、3年、5年和8年的总生存率及行PEA、BPA和药物治疗的生存率见表4-9-1[7]。

表4-9-1　CTEPH患者的生存率（%，95%CI）

时间	合计	PEA	BPA	药物治疗
1年	95.2（94.3～96.1）	92.6（89.7～95.5）	96.7（94.4～99.0）	95.4（94.4～96.4）
3年	84.6（82.9～86.3）	89.6（86.1～93.1）	88.1（82.9～93.3）	83.3（81.3～85.3）
5年	73.4（71.0～75.8）	87.5（83.5～91.5）	70.0（68.8～71.2）	71.0（68.2～73.8）
8年	66.6（63.5～69.7）	80.2（72.3～88.1）	70.0†（68.8～71.2）	64.1（60.6～67.6）

注：PEA.肺动脉血栓内膜剥脱术；BPA.肺动脉球囊扩张成形术。†.随访第7年

一项病例-对照研究纳入了中国2家肺动脉高压中心230位不携带*BMPR2*基因突变的IPAH患者[8]，结果显示，14位患者（6.1%）编码前列环素合酶（*PTGIS*）的基因发生了变异，远高于参考人群的突变率（0.8%）（OR＝7.8，95%CI：3.2～18.8，$P=5\times10^{-6}$）。与没有*PTGIS*突变的患者相比，携带*PTGIS*基因突变患者吸入伊洛前列素后肺血管阻力降低更明显（−21.7%，95%CI：−31.4%～−12.0%，$P<0.001$），心脏指数增加更显著（18.3%，95%CI：8.8%～27.8%，$P<0.001$）。基因功能学研究表明，*R252Q*和*A447T*这两种错义突变可导致前列环素生成减少，加速肺血管内皮细胞凋亡。该研究表明基因突变可能影响IPAH患者的药物疗效，靶向药物的选择或许需要根据不同遗传背景制订更为个体化的治疗方案。

4.9.1.3 预后

2006年以前中国没有治疗PAH的靶向药物，IPAH及家族性PAH的1年、3年和5年生存率分别为68.0%、38.9%和20.8%[9]，进入靶向药物时代后IPAH的生存状况明显改善，1年和3年生存率分别为92.1%和75.1%[10]。

2006年5月～2014年12月在北京协和医院就诊的190例PAH-CTD患者中，包括SLE（111例）、系统性硬化症（SSc）（50例）和原发性干燥综合征（PSS）（29例），其1年、3年和5年生存率分别为87.1%、79.1%和62.9%。三类患者中PAH-SSc的预后最差（图4-9-1）[11]。

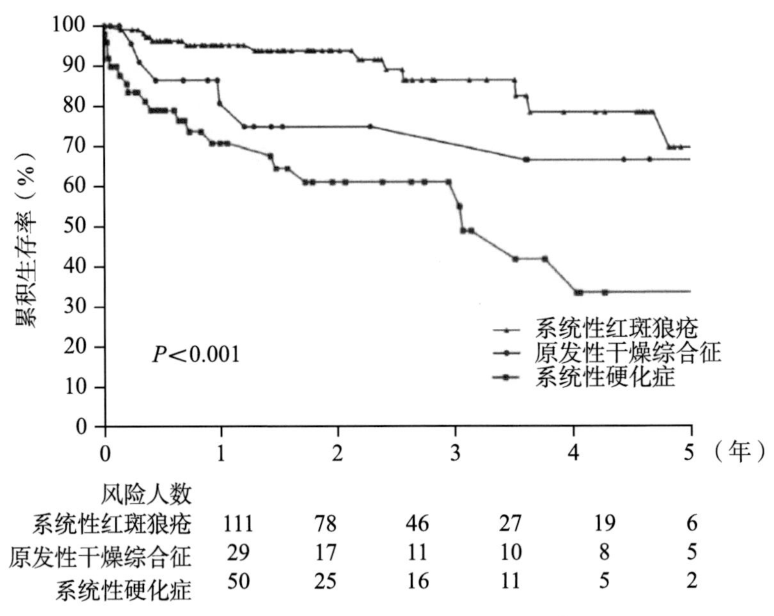

风险人数						
系统性红斑狼疮	111	78	46	27	19	6
原发性干燥综合征	29	17	11	10	8	5
系统性硬化症	50	25	16	11	5	2

图4-9-1 SLE、PSS、SSc三类患者的生存曲线

中国台湾地区NHRID 2000年1月1日～2013年12月31日15 783例SLE患者的数据显示[4]，SLE患者诊断PAH后的1年、3年和5年生存率分别为87.7%、76.8%和70.1%。中国大陆的一项多中心前瞻性队列研究在2006年11月～2016年5月共纳入310例PAH-SLE患者，其1年、3年和5年生存率分别为92.1%、84.8%和72.9%[12]。

中国台湾地区健康保险数据库1999—2011年的数据显示[5]，PH患者1年、5年和10年的生存率分别为87.9%、72.5%和62.6%（图4-9-2）。在不同PH病因中，PH-COPD（调整后HR＝3.2，95%CI：2.76～3.71）和肺栓塞（PE）（调整后HR＝4.64，95%CI：2.74～7.87）患者的死亡风险最高。

一项全国前瞻性多中心队列研究对经右心导管确诊的原发性干燥综合征合并肺动脉高压（PSS-PAH）患者进行了生存分析和PAH危险分层评估，共纳入9家PAH-CTD规范诊治中心的PSS-PAH患者103例，未合并PAH的PSS患者526例[13]。PSS-PAH患者中，98.0%为女性，平均年龄为43.2岁±12.7岁，1年、3年和5年生存率分别为94.0%、88.8%和79.0%（图4-9-3），心指数（HR＝0.161，P＝0.010）、肺血管阻力（HR＝1.105，P＝0.016）和PSS疾病损伤指数（HR＝1.570，P＝0.006）是PSS-PAH患者预后不良的预测因素；入组时（P＝0.002）或随访过程中（P＜0.000 1）PAH低危险分层的患者，其长期预后明显优于中、高危险分层的患者（图4-9-4）。

一项单中心观察性队列研究对某医院妇产科27 949例妊娠者进行筛查，探讨妊娠合并PAH患者的特征和预后[14]。研究者经超声心动图确诊156例妊娠期新发PAH，其中第一胎妊娠和第二胎妊娠分别为108例（26.9岁±3.5岁）和48例（30.8岁±4.8岁），PAH发生率分别为5.7‰和6.6‰（P＝0.448）。一胎妊娠组的肺动脉收缩压（sPAP）[（55±19）mmHg vs（71±27）mmHg，P＝0.001]、NYHA Ⅲ～Ⅳ级患者比

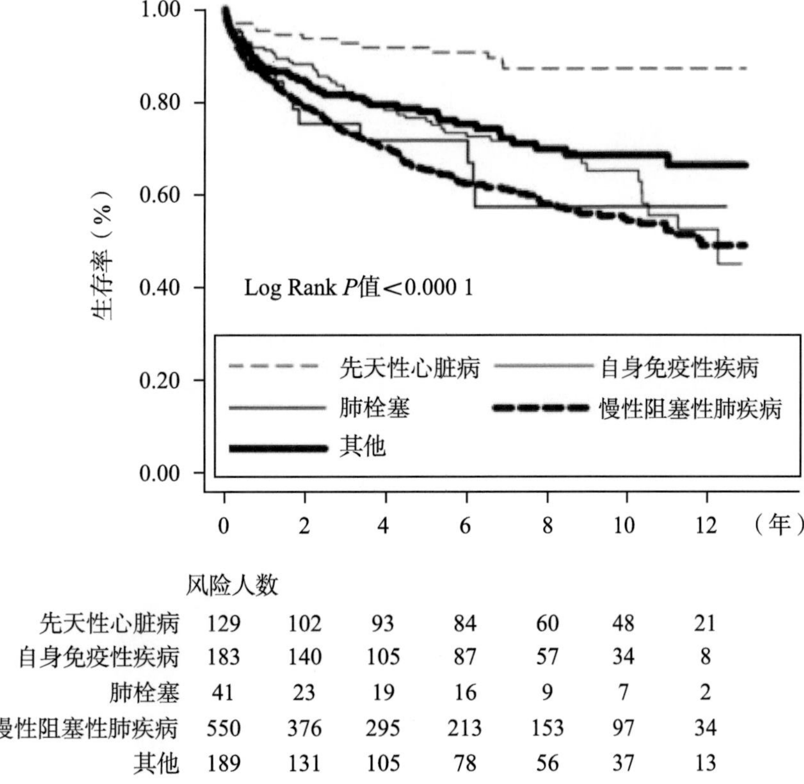

图4-9-2　不同病因引起的PH患者12年随访生存曲线

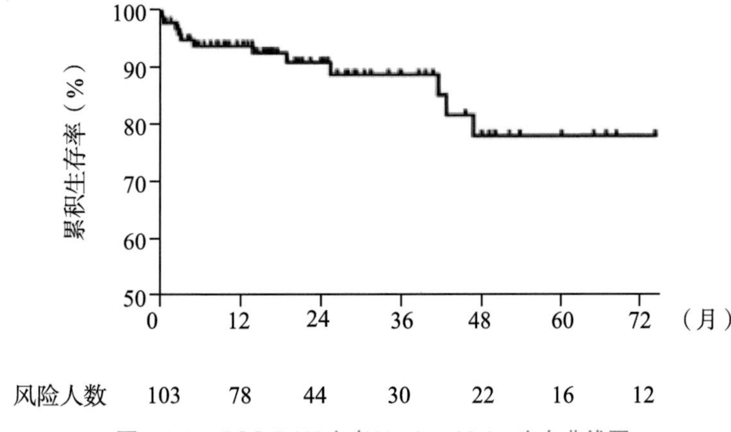

图4-9-3　PSS-PAH患者Kaplan-Meier生存曲线图

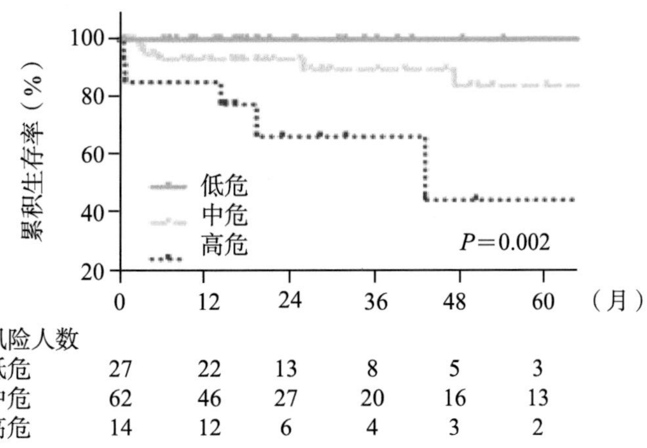

图4-9-4　不同PAH危险分层患者预后比较

例（10.2% vs 35.4%，$P<0.001$）和心力衰竭的发生率（5.6% vs 18.8%，$P=0.01$）显著低于二胎妊娠组。分析显示，妊娠期间胎龄和症状发作时间是sPAP的独立因素（$P<0.001$）；sPAP（OR＝1.045，95%CI：1.021～1.069）是围生期心力衰竭的危险因素。随访48个月（IQR：29～71个月），一胎妊娠和二胎妊娠合并PAH的累积死亡率分别为2.8%和10.4%（$P=0.033$）。

4.9.1.4 指南

中华医学会心血管病学分会肺血管病学组和中华医学会呼吸病学分会肺栓塞与肺血管病学组分别发表了《中国肺高血压诊断和治疗指南2018》[15]和《中国肺动脉高压诊断和治疗指南（2021版）》[16]，这两部指南的编写既参考了国外指南的内容，也增加了我国的循证医学研究结果，对于进一步提高肺动脉高压的认识、规范肺动脉高压的诊断与治疗具有重要意义。

4.9.2 肺血栓栓塞症与深静脉血栓形成

4.9.2.1 流行病学

1997—2008年，中国60多家三甲医院的16 972 182例住院患者中共有18 206例确诊为肺栓塞（PE），PE在住院患者中的占比为0.11%，男性（0.18%，95%CI：0.10%～0.28%）高于女性（0.07%，95%CI：0.02%～0.13%）。1997—2008年中国PE病死率显著降低，从1997年的25.1%（95%CI：16.2%～36.9%）降至2008年的8.7%（95%CI：3.5%～15.8%）[17]。

中国香港的一项登记注册研究[18]纳入了2004年1月～2016年12月新诊断的静脉血栓栓塞症（VTE）住院患者2214例，其中深静脉血栓（DVT）患者1444例（65.2%），PE患者770（34.8%）。在此13年内，VTE的发病率呈明显上升趋势，从2004年的28.1/10万人年增长到2016年的48.3/10万人年。活动性恶性肿瘤为VTE患者主要病因，比例从2005年的34.8%增长到2014年的60.9%。

中国VTE住院率和病死率研究于2007年1月～2016年12月共纳入中国大陆90家医院105 723例VTE患者，其中43 589例（41.2%）为PE合并DVT，62 134例（58.8%）为单纯DVT患者，年龄及性别校正后的住院率由2007年的3.2/10万增至2016年的17.5/10万，住院病死率由2007年的4.7%降至2016年的2.1%，住院时间从14d降至11d[19]。这项研究显示，10年间中国VTE的住院率呈增长趋势，但住院病死率逐年下降，住院时间不断缩短，表明中国VTE的发病率升高，而诊断意识和治疗水平也明显提高（图4-9-5）。

中国肺栓塞注册登记研究（CURES）[20]探讨了中国肺栓塞的流行病学特点、病因和自然病程。2009—2015年共纳入全国31个省、自治区、直辖市医疗机构的7438例成人急性症状性肺栓塞住院患者，结果显示，高危（血流动力学不稳定）、中危［sPESI（简化的肺栓塞严重指数）≥1］和低危（sPESI＝0）患者分别占4.2%、67.1%和28.7%。CT肺动脉造影是最常用的诊断方法（87.6%），抗凝治疗是最常用的初始治疗方法（83.7%）；初始全身溶栓治疗的使用比例从14.8%减少到5.0%，急性肺栓塞病死率从3.1%降至1.3%。

一项回顾性研究共纳入2008年1月～2017年12月VTE住院患者3875例，观察不同季节VTE的发病情况[21]。结果显示，VTE发生率最高在春季（1232/3875），最低在夏季（645/3875），VTE发病存在着明显的季节变化差异（图4-9-6）。

4.9.2.2 VTE危险因素

VTE危险因素多种多样，主要分为遗传性和获得性危险因素，后者包括肾透析［透析患者PE总发病率为0.92/1000人年，约为未透析患者（0.33/1000人年）的3倍，血液透析患者PE发生风险明显高于腹膜透析患者[22]］、COPD急性加重（VTE患病率6.8%[23]，PE患病率10.3%[24]）、非创伤性股骨头坏死（DVT

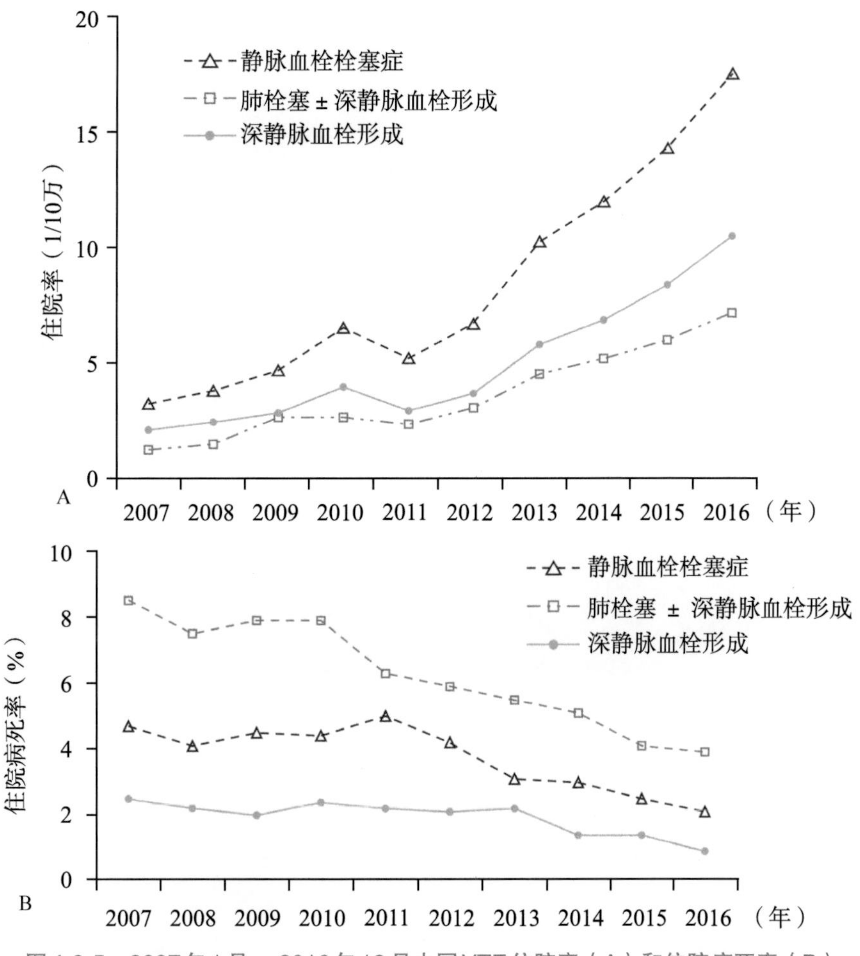

图4-9-5　2007年1月～2016年12月中国VTE住院率（A）和住院病死率（B）

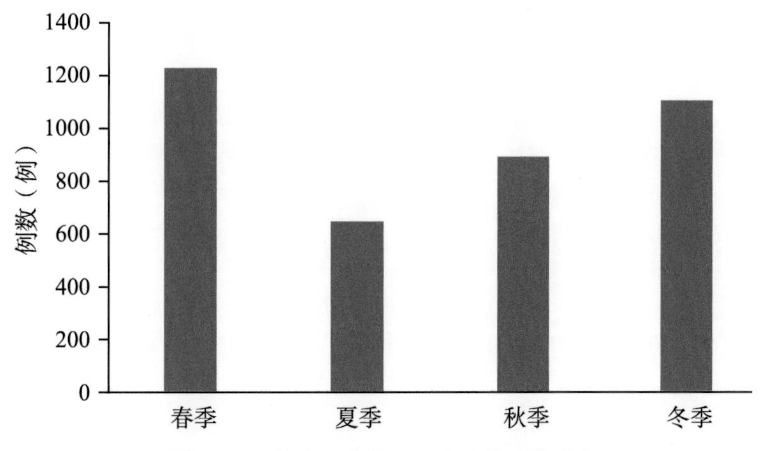

图4-9-6　静脉血栓栓塞症发病的季节分布

风险是对照组的2.3倍[25]）、口服避孕药和因不孕症接受药物治疗（女性VTE的发生风险增加，HR分别为1.14和1.996[26]）、阑尾切除术后（症状性VTE的发病率显著高于未行阑尾切除术者，5.90/1万人年 vs 3.29/1万人年[27]）、肺癌术后（所有患者术后30d内PE的发病率为0.53%，其中未接受抗凝治疗者为0.57%[28]）、肿瘤术后（PE发病率为1.5%，DVT发病率为2.4%，症状性VTE发病率为3.1%[29]），以及单纯下肢骨折（术前超声DVT检出率为30%，症状性PE发病率为1.6%[30]）。

4.9.2.3 VTE预防

DissolVE-2研究[31]于2016年3～9月在中国60家三甲医院入选因内科或外科急症住院时间≥72h的患者共13 609例（内科6623例，外科6986例），根据第9版CHEST指南将内科住院患者发生VTE的风险分为低危（63.4%）和高危（36.6%），外科住院患者分为低危（13.9%）、中危（32.7%）和高危（53.4%）。外科住院患者发生VTE的主要危险因素是开放手术（52.6%），内科住院患者是急性感染（42.2%）。所有患者接受任何VTE预防措施的比例为14.3%（其中外科19.0%，内科9.3%），接受第9版CHEST指南推荐的VTE预防措施的比例为10.3%（其中外科11.8%，内科6.0%）（图4-9-7）。说明目前在国内对于住院患者VTE的风险管理仍十分不足，还有很大的改进空间。

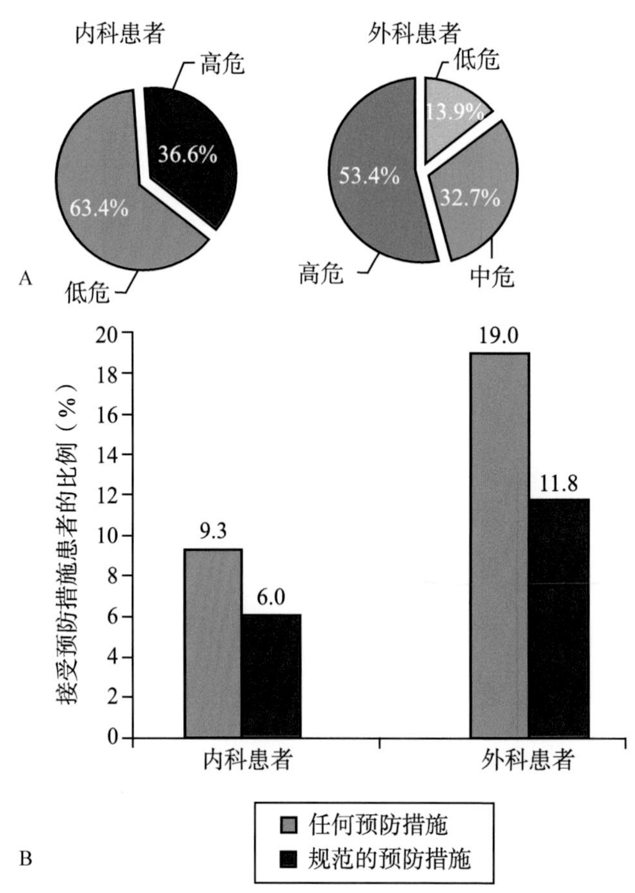

图4-9-7 内、外科患者的危险分层及接受预防措施的情况

A. 内、外科患者发生VTE的危险分层；B. 内、外科患者接受任何预防措施或规范的预防措施的比例

4.9.2.4 干预措施及意义

一项针对永久性腔静脉滤器的多中心前瞻性研究于2002年1月～2013年1月共纳入1200例因DVT置入滤器的患者，其中62例患者的滤器置于上腔静脉，1138例置于下腔静脉，所有滤器均成功置入。平均随访6年（3个月～10年），5年通畅率为90%，滤器置入后30d内死亡率为0.5%，30d之后的死亡率为2.4%，无PE和其他不良事件发生[32]。

4.9.2.5 指南

近年来不同的学科针对肺栓塞和深静脉血栓形成发表或更新了多部指南。2016年中华医学会骨科分会以2009年指南为基础，更新了《中国骨科大手术静脉血栓栓塞症预防指南》，补充了新型抗凝药等循证医学证据，参考国外指南，为我国骨科大手术静脉栓塞防治提供了临床指导[33]。

中华医学会呼吸病学分会肺栓塞与肺血管病学组2018年发表了《肺血栓栓塞症诊治与预防指南》[34]及《医院内静脉血栓栓塞症防治与管理建议》[35]。2020年，中国健康促进基金会血栓与血管专项基金专家委员会发表了《静脉血栓栓塞症机械预防中国专家共识》[36]；中国临床中肿瘤学会指南工作委员会更新了《中国临床肿瘤学会（CSCO）肿瘤患者静脉血栓防治指南2020》[37]。

这些指南和共识的发表对于提高PE和DVT的认识，加强内科住院、骨科手术、肿瘤等不同疾病患者VTE的防治和规范临床实践，具有重要作用。

参考文献

[1] Simonneau G，Montani D，Celermajer DS，et al. Haemodynamic definitions and updated clinical classification of pulmonary hypertension [J]. Eur Respir J，2019，53（1）：1801913. DOI：10.1183/13993003.01913-2018.

[2] 董琳，何建国，柳志红，等. 成人肺动脉高压疾病特征的多中心临床研究 [J]. 中华医学杂志，2012，92（16）：1087-1090.

[3] Li M，Wang Q，Zhao J，et al. Chinese SLE Treatment and Research group（CSTAR）registry：Ⅱ. Prevalence and risk factors of pulmonary arterial hypertension in Chinese patients with systemic lupus erythematosus [J]. Lupus，2014，23（10）：1085-1091.

[4] Chen HA，Hsu TC，Yang SC，et al. Incidence and survival impact of pulmonary arterial hypertension among patients with systemic lupus erythematosus：a nationwide cohort study [J]. Arthr Res Ther，2019，21（1）：82. DOI：10.1186/s13075-019-1868-0.

[5] Chang WT，Weng SF，Hsu CH，et al. Prognostic factors in patients with pulmonary hypertension-A nationwide cohort study[J]. JAHA，2016，5（9）：e003579. DOI：10.1161/JAHA.116.003579.

[6] Li J，Zhuang Q，Zhang X，et al. Prevalence and prognosis of portopulmonary hypertension in 223 liver transplant recipients [J]. Canadian Respir J，2018. DOI：10.1155/2018/9629570.

[7] Deng L，Quan R，Yang Y，et al. Characteristcs and long-term survival of patients with chronic thromboembolic pulmonary hypertension in China [J]. Respirology，2020. DOI：10.1111/resp.13947.

[8] Wang XJ，Xu XQ，Sun K，et al. Association of rare PTGIS variants with susceptibility and pulmonary vascular response in patients with idiopathic pulmonary arterial hypertension [J]. JAMA Cardiol，2020，5（6）：677-684.

[9] Jing ZC，Xu XQ，Han ZY，et al. Registry and survival study in Chinese patients with idiopathic and familial pulmonary arterial hypertension [J]. Chest，2007，132（2）：373-379.

[10] Zhang R，Dai LZ，Xie WP，et al. Survival of Chinese patients with pulmonary arterial hypertension in the modern treatment era [J]. Chest，2011，140（2）：301-309.

[11] Zhao J，Wang Q，Liu Y，et al. Clinical characteristics and survival of pulmonary arterial hypertension associated with three major connective tissue diseases：A cohort study in China [J]. Int J Cardiol，2017，236：432-437.

[12] Qian J，Li M，Zhang X，et al. Long-term prognosis of patients with systemic lupus erythematosus-associated pulmonary arterial hypertension：CSTAR-PAH cohort study [J]. Eur Respir J，2019，53（2）：1800081. DOI：10.1183/13993003.00081-2018.

[13] Wang JY，Li MT，Wang Q，et al. Pulmonary arterial hypertension associated with primary Sjogren's syndrome：a multicentre cohort study from China [J]. Eur Respir J，2020，56（5）：1902157. DOI：10.1183/13993003.02157-2019.

[14] Yang M，Wang J，Zhang X，et al. Incidence and long-term outcomes of pregnant women complicated with pulmonary arterial hypertension during different pregnancies：A prospective cohort study from China [J]. Int J Cardiol，2021，326：178-183.

[15] 中华医学会心血管病学分会肺血管病组学. 中国肺高血压诊断和治疗指南2018 [J]. 中华心血管病杂志，2018，

46（12）：933-964.
[16] 翟振国，王辰，等. 中国肺动脉高压诊断与治疗指南（2021版）[J]. 中华心血管病杂志，2021，101（1）：11-51.
[17] Yang YH，Liang LR，Zhai ZG，et al. Pulmonary embolism incidence and fatality trends in Chinese hospitals from 1997 to 2008：a multicenter registration study [J]. PloS One，2011，6（11）：e26861. DOI：10.1371/journal.pone.0026861.
[18] Huang D，Chan PH，She HL，et al. Secular trends and etiologies of venous thromboembolism in Chinese from 2004 to 2016[J]. Thromb Res，2018，166：80-85.
[19] Zhang Z，Lei JP，Shao X，et al；China Venous Thromboembolism Study Group. Trends in hospitalization and in-hospital mortality from VTE，2007 to 2016，in China. Chest. 2019，155（2）：342-353.
[20] Zhai ZZ，Wang DY，Lei JP，et al. Trends in risk stratification，in-hospital management and mortality of patients with acute pulmonary embolism：an analysis from China pulmonary thromboembolism registry Study（CURES）[J]. Eur Respir J，2021，13；2002963. DOI：10.1183/13993003.02963-2020.
[21] 美霞，闫沛，程乔，等. 静脉血栓栓塞症发生季节分析 [J]. 护理研究，2020，34（4）：700-703.
[22] Wang IK，Shen TC，Muo CH，et al. Risk of pulmonary embolism in patients with end-stage renal disease receiving long-term dialysis [J]. Nephrol Dial Transplant，2017，32（8）：1386-1393.
[23] Pang H，Wang L，Liu J，et al. The prevalence and risk factors of venous thromboembolism in hospitalized patients with acute exacerbation of chronic obstructive pulmonary disease [J]. Clin Respir J，2018，12（11）：2573-2580.
[24] 李有霞，郑则广，刘妮，等. 慢性阻塞性肺疾病急性加重伴肺动脉栓塞的危险因素分析 [J]. 中华结核和呼吸杂志，2016，39（4）：298-303.
[25] Sung PH，Chiang HJ，Yang YH，et al. Nationwide study on the risk of unprovoked venous thromboembolism in non-traumatic osteonecrosis of femoral head [J]. Int Orthop，2018，42（7）：1469-1478.
[26] Ge SQ，Tao X，Cai LS，et al. Associations of hormonal contraceptives and infertility medications on the risk of venous thromboembolism，ischemic stroke，and cardiovascular disease in women [J]. J Investig Med，2019，67（4）：729-735.
[27] Chung WS，Chen Y，Chen W，et al. Incidence and risk of venous thromboembolism in patients following appendectomy：a nationwide cohort study [J]. J Thromb Thrombolysis，2019，48（3）：483-490.
[28] Li YP，Shen L，Huang W，et al. Prevalence and risk factors of acute pulmonary embolism in patients with lung cancer surgery [J]. Semin Thromb Hemost，2018，44（4）：334-340.
[29] Xu JX，Dong J，Ren H，et al. Incidence and risk assessment of venous thromboembolism in cancer patients admitted to intensive care unit for postoperative care [J]. J BUON，2018，23（1）：500-506.
[30] Wang H，Kandemir U，Liu P，et al. Perioperative incidence and locations of deep vein thrombosis following specific isolated lower extremity fractures [J]. Injury，2018，49（7）：1353-1357.
[31] Zhai ZG，Kan QC，Li WM，et al. VTE risk profiles and prophylaxis in medical and surgical inpatients：The identification of Chinese hospitalized patients' risk profile for venous thromboembolism（DissolVE-2）-A cross-sectional study [J]. Chest，2019，155（1）：114-122.
[32] Zhang F，Li D，Liu J，et al. The vena tech LP permanent caval filter：Effectiveness and safety in the clinical setting in three Chinese medical centers [J]. Thromb Res，2015，136（1）：40-44.
[33] 中华医学会骨科分会. 中国骨科大手术静脉血栓栓塞症预防指南 [J]. 中华骨科杂志，2016，36（2）：65-71.
[34] 中华医学会呼吸病学分会肺栓塞与肺血管病学组，中国医师协会呼吸医师分会肺栓塞与肺血管病工作委员会，全国肺栓塞与肺血管病防治协作组. 肺血栓栓塞症诊治与预防指南 [J]. 中华医学杂志，2018，98（14）：1060-1087.
[35] 中国健康促进基金会血栓与血管专项基金专家委员会，中华医学会呼吸病学分会肺栓塞与肺血管病学组，等. 医院内静脉血栓栓塞症防治与管理建议 [J]. 中华医学杂志，2018，98（18）：1383-1388.
[36] 中国健康促进基金会血栓与血管专项基金专家委员会. 静脉血栓栓塞症机械预防中国专家共识 [J]. 中华医学杂志，2020，100（7）：484-492.
[37] 中国临床肿瘤学会指南工作委员会. 中国临床肿瘤学会（CSCO）肿瘤患者静脉血栓防治指南2020 [M]. 北京：人民卫生出版社，2020.

4.10　主动脉和外周动脉疾病

4.10.1　主动脉疾病

4.10.1.1　主动脉夹层

（1）流行病学

根据2011年中国健康保险数据进行估测，中国大陆急性主动脉夹层年发病率约为2.8/10万，男性明显高于女性（3.7/10万 vs 1.5/10万，$P<0.001$）[1]。主动脉夹层注册登记研究（Sino-RAD）结果显示，中国主动脉夹层患者平均年龄为51.8岁，患病年龄较欧美国家年轻10岁左右[2, 3]。

一项单中心研究共纳入2002—2018年5352例主动脉夹层住院患者，患者发病年龄从12岁至92岁不等，平均年龄为49.56岁±11.58岁，其中41～50岁患者人数最多，占所有入组患者人数的30.7%（图4-10-1）；并且在此16年间，就诊患者人数逐年增多，各年龄段男性患者均多于女性患者（图4-10-2）[4]。另有研究分析了2011—2018年2048例主动脉夹层患者，平均年龄为53.4岁±10.9岁，其中，55岁以下患者1161例（56.7%），男性1657例（80.9%），Stanford A型夹层935例，占45.7%[5]。

此外，主动脉夹层发病具有季节特征，在冬季出现高峰，RR＝1.519（$P<0.01$），且发生率与每月平均温度呈负相关（$r=-0.650$，$P=0.022$）；同时呈现出昼夜节律变化，夜间2：00～3：00出现低谷，上午9：00～10：00及下午16：00～17：00出现峰值[5]。

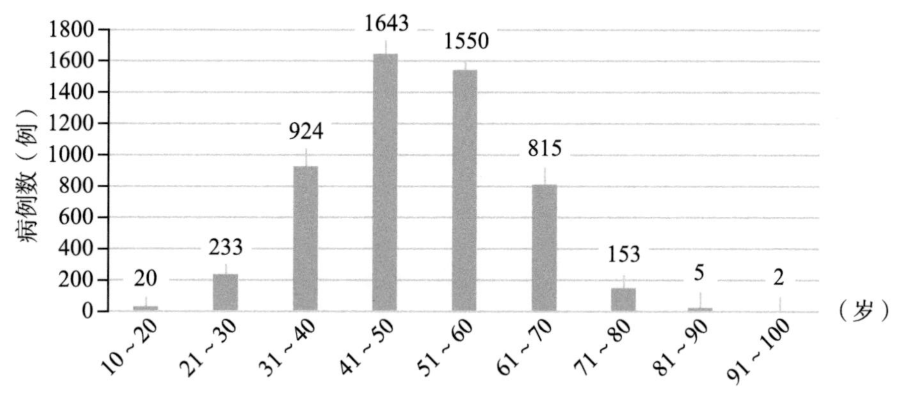

图4-10-1　不同年龄段主动脉夹层病例数分布情况

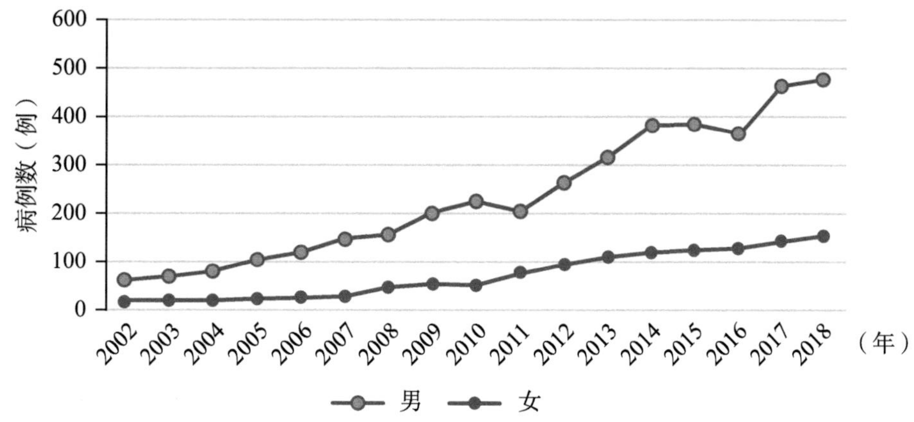

图4-10-2　2002—2018年不同性别主动脉夹层患者就诊病例数

（2）危险因素

高血压：国人主动脉夹层患者高血压患病率为78.6%[6]，中国巨大的高血压人口基数和较低的控制率被认为是主动脉夹层最为重要的病因和危险因素。

基因突变：基因突变导致的主动脉壁先天发育缺陷也是国人罹患主动脉夹层的重要原因，以原纤维蛋白（FBN）-1基因突变导致的马凡氏综合征（也称为马方综合征）为典型代表。随着国内分子诊断技术的发展成熟，针对该类疾病患者，检测基因突变、家系筛查、早期干预、预防夹层和破裂已经成为本领域共识[7]。

空气污染：国内一项研究显示，空气污染可能与急性主动脉夹层相关，当$PM_{2.5}$高于WHO空气质量准则规定的上限水平（日均37.5μg/m^3）时，$PM_{2.5}$每增加10μg/m^3，急性主动脉夹层就诊数量增加4.84%，尤其在老龄、男性患者以及寒冷季节中表现更明显[8]。

（3）临床表现及生物标志物

中国一项注册研究表明，疼痛为主动脉夹层最普遍的主诉，88.1%的患者发病时有疼痛症状，70.3%为突发疼痛。Stanford A型夹层患者有疼痛表现者占89.4%，其中前胸痛76.3%，背痛56.5%，迁移痛12.3%；Stanford B型夹层中背痛占73.8%，腹痛占14.2%[9]。

D-二聚体被认为是有助于主动脉夹层诊断的生化指标[10]，而近期研究显示，可溶性ST2在预测急性主动脉夹层方面优于D-二聚体，二者ROC曲线下面积分别为0.97和0.91，当以34.6ng/ml为临界值时，可溶性ST2对急性主动脉夹层的阳性预测值为68.7%，阴性预测值为99.7%，提示该指标可用于急性主动脉夹层的早期（症状发生24h内）排除[11]。

（4）死亡率

未经手术治疗的急性Stanford A型主动脉夹层发病24h内病死率每小时增加1%～2%，发病1周病死率超过70%。急性Stanford B型主动脉夹层死亡率相对较低，经最佳药物治疗，5年生存率约为60%[3]。

由于近年来主动脉夹层诊疗技术的进步，其院内死亡率下降。有单中心研究表明，主动脉夹层的院内死亡率在2000—2008年为18.37%，其中A型为43.75%，B型为6.06%；2009—2017年院内死亡率下降为12.23%，其中A型为27.17%，B型为5.48%[12]。

（5）治疗

国内一项注册登记研究（Sino-RAD）显示，对于A型主动脉夹层，开放手术治疗率为89.6%，药物治疗率为7.8%，腔内治疗率为1.6%，杂交治疗率为1.3%，住院死亡率为5.5%[13]。而对于B型主动脉夹层，单纯药物治疗率为21.3%，死亡率为9.8%；外科手术治疗率为4.4%，死亡率为8.0%；腔内治疗率为69.6%，死亡率为2.5%[3]。

主动脉弓置换及支架象鼻置入术为国内主动脉A型夹层外科矫治的常用术式[14]，这一术式在经验丰富的中心手术死亡率可降至5%以下。

此外，由于腔内修复技术水平的提高和器械的改进，对于经过严格选择的累及弓部主动脉B型夹层，胸主动脉腔内修复术（TEVAR）联合烟囱技术、原位开窗技术、体外开窗技术、分支支架技术均是可行的选择，在适应证选择得当的情况下，近中期结果满意，但远期结果尚需进一步观察[15, 16]。目前，弓部重建相关技术在不断进步（如裙边支架设计用于减少烟囱技术产生的内漏[17]），针对弓部单分支重建，国内学者自主研制的外分支支架已取得满意的长期效果[18]；针对多分支重建，国内学者自主研制的支架系统处于临床试验阶段[19]。未来将有更多模块化的弓部支架系统出现，但目前全腔内技术还不适合全面推广应用于主动脉弓部病变治疗，尚需更多循证医学证据的积累，因此外科开放手术与微创腔内修复技术相融合的概念应运而生，即杂交技术（Hybrid 技术）：一方面通过外科手段获得确切安全的锚定区，另一方面借助腔内修复技术大幅度减小手术创伤或缩短手术时间。根据主动脉弓部杂交技术治疗术式的不同，国内学者将其分为4型[20]，见图4-10-3。

（6）住院费用及时间

不同类型的胸主动脉手术患者，其住院天数与住院费用各不相同。HQMS数据显示，2020年中国TEVAR手术平均住院日为15.9d，平均住院费用为15.75万元；单纯带主动脉瓣人工血管升主动脉替换术（Bentall手术）平均住院日为23.4d，平均住院费用为21.16万元；全主动脉弓人工血管置换术平均住院日为23.2d，平均住院费用为27.41万元（图4-10-4）。

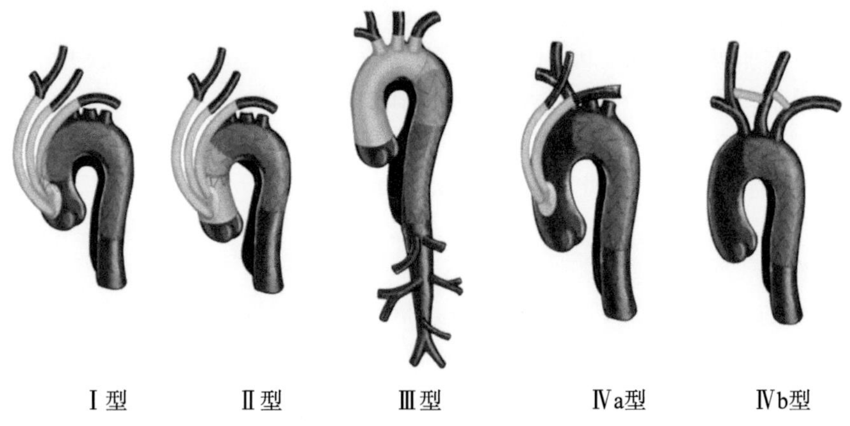

图4-10-3　主动脉弓部杂交技术术式分型

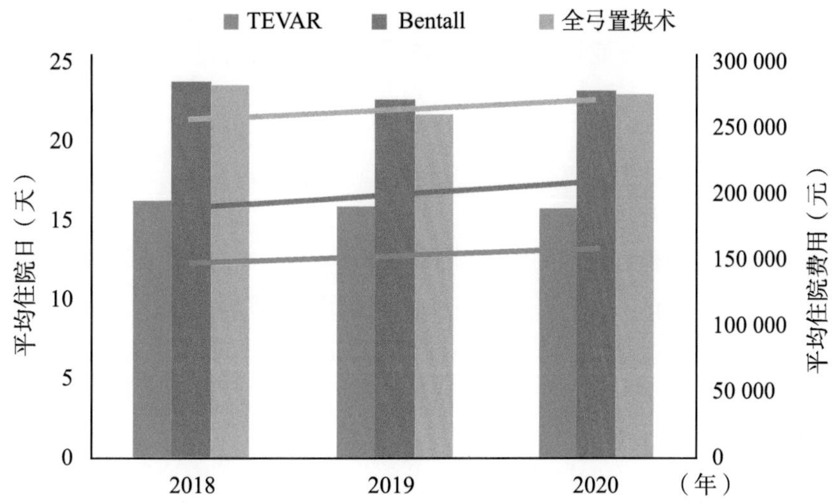

图4-10-4　2018—2020年胸主动脉不同手术方式患者住院天数（柱状图）及平均住院费用（折线图）

（7）新型冠状病毒肺炎疫情与主动脉急症

新型冠状病毒肺炎（COVID-19）疫情暴发，对主动脉急症的诊疗带来巨大挑战。所有主动脉急症患者均被视为潜在的COVID-19患者，予以迅速初筛，并区分感染风险度，实施不同的隔离防护级别[21]。

湖北省多个心脏大血管中心40余天共完成37例急性主动脉夹层手术，包括Stanford A型主动脉夹层开放手术18例，Stanford B型主动脉夹层介入手术19例。急性Stanford A型主动脉夹层手术方式包括Stanford升主动脉置换10例，Bentall手术7例，全弓置换＋支架象鼻手术14例。19例急性Stanford B型主动脉夹层行胸主动脉覆膜支架腔内隔绝术，其中2例同时采用烟囱技术重建左锁骨下动脉。术后30d内无死亡病例，亦无医护人员感染及患者交叉感染病例[22]。

4.10.1.2　腹主动脉瘤

（1）患病率

对中国中部地区3个城市以及2个农村社区共5402位≥40岁具有相关危险因素的人群筛查发现，腹主动脉瘤患病率为0.33%，男性高于女性（0.55% vs 0.14%）；年龄在55～75岁的人群腹主动脉瘤患病率高于其他年龄段（0.51% vs 0.11%，$P=0.016$）[23]。一项横断面调查对辽宁省4个城市共计3560名年龄＞60

岁的人群进行腹主动脉超声筛查，结果显示腹主动脉瘤的阳性检出率为0.9%，男性多于女性[24]。

（2）危险因素

国内一项研究表明，吸烟（OR＝5.23，95%CI：2.44～11.23）、高血压（OR＝1.88，95%CI：1.12～3.18）、血脂异常（OR＝2.61，95%CI：1.45～4.70）、血清超敏C反应蛋白（OR＝2.43，95%CI：1.37～4.31）和同型半胱氨酸（OR＝2.73，95%CI：1.61～4.65）与腹主动脉瘤显著相关（$P<0.05$）[25]。此外，血浆D-二聚体升高（$r=0.642$，$P<0.05$）和瘤体内附壁血栓（增长速度0.54mm/年，$P=0.02$）可以预测腹主动脉瘤的快速生长[26，27]。此外，miR-145和miR-30c-2*下调腹主动脉瘤中的microRNA，可能抑制腹主动脉瘤的进展[28]。

（3）并发症

一项关于国人腹主动脉瘤增长速度的Meta分析表明，中国人群腹主动脉瘤的年生长速度为0.18～0.75cm，瘤体直径越大，生长速度越快。动脉瘤直径为3.0～3.9cm、4.0～5.9cm和≥6.0cm的个体，瘤体平均年生长速度分别为0.21cm、0.38cm和0.71cm。进一步分析发现，小瘤体（直径3.0～4.9cm）平均年生长速度为0.28cm，大瘤体（直径≥5.0cm）为0.75cm[29]。

（4）就诊时间

大多数腹主动脉瘤无症状，患者无意中或在查体时发现腹部搏动性包块，从而进一步就医。破裂性腹主动脉瘤由于具有腹痛症状，就医一般较为迅速，部分患者由于先到普外科等相关科室排查腹痛原因，或由于基层向上级医院转诊等因素，发病数日或更长时间方到专科就诊。

（5）预防及监测

针对病因，预防腹主动脉瘤最为主要的措施包括控制高血压和动脉粥样硬化的危险因素，戒烟，生活方式干预，定期体检，监测等。

无症状性腹主动脉瘤通常为体检发现，如果瘤体直径＜4cm，建议每2～3年进行一次彩色多普勒超声检查；如果瘤体直径为4～5cm，建议每年至少行一次超声或CTA检查；一旦发现瘤体＞5cm（男性）或＞4.5cm（女性），或瘤体增长速度过快（＞1cm/年），则需要尽快手术治疗。一旦确诊，在观察期间应严格戒烟，同时注意控制血压和心率。

（6）治疗

目前腹主动脉瘤的主要治疗措施包括药物治疗、开放手术治疗及腔内治疗。

开放手术：腹主动脉瘤择期开放手术死亡率为2%～8%，破裂腹主动脉瘤的手术死亡率为40%～70%。肾下型腹主动脉瘤手术的5年存活率为60%～75%，10年存活率为40%～50%。

腔内治疗：国内一项单中心10年研究表明腔内治疗的技术成功率为91.1%，围手术期死亡率为1.3%，1年、3年、5年和10年累积总体生存率分别为95.1%、84.0%、69.5% 和 38.6%，高龄、术前动脉瘤破裂和短瘤颈是影响腹主动脉腔内修复术（EVAR）术后远期生存的独立预测因素[30]。一项Meta分析表明，中国人群比西方人群更倾向于接受腔内治疗（44.5% vs 41.5%，$P=0.012$），EVAR患者术后30d死亡率明显低于开放手术患者[31]。

（7）住院费用及时间

HQMS数据显示，2020年中国腹主动脉人工血管置换术患者平均住院日为22d，平均住院费用为12.30万元；EVAR手术平均住院日为14d，平均住院费用为17.84万元（图4-10-5）。

4.10.1.3 主动脉手术量

国内顶级血管外科中心的主动脉手术量已经处于全球领先水平。中国医学科学院阜外医院外科年报显示，阜外医院2019年主动脉手术1519例（图4-10-6），较2018年增长3.1%，其中开放手术909例，腔内手术528例，杂交手术82例，手术总量连续3年超过美国排名第一的克里夫兰诊所。受疫情影响，阜外医院2020年主动脉手术量较2019年明显减少，总量1063例，其中腔内手术363例。在接受腔内微创修复的患者中，非常值得关注的变化是更高比例采用了烟囱技术、潜望镜技术以及开窗技术重建分支动脉，体现了手术难度显著加大，手术费用也相应增多，同时也体现了基层医院实施此类手术的能力提升，解决了相对简单的病例，未来转运到大中心的患者手术的复杂程度还将持续加大。

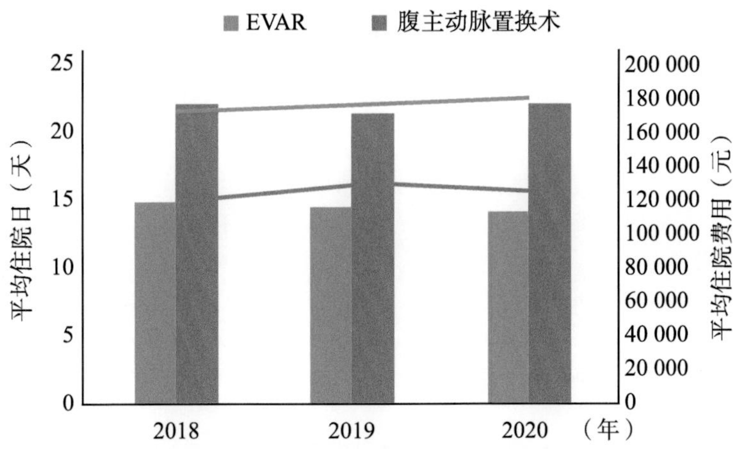

图4-10-5　2018—2020年腹主动脉不同手术方式患者住院天数（柱状图）及平均住院费用（折线图）

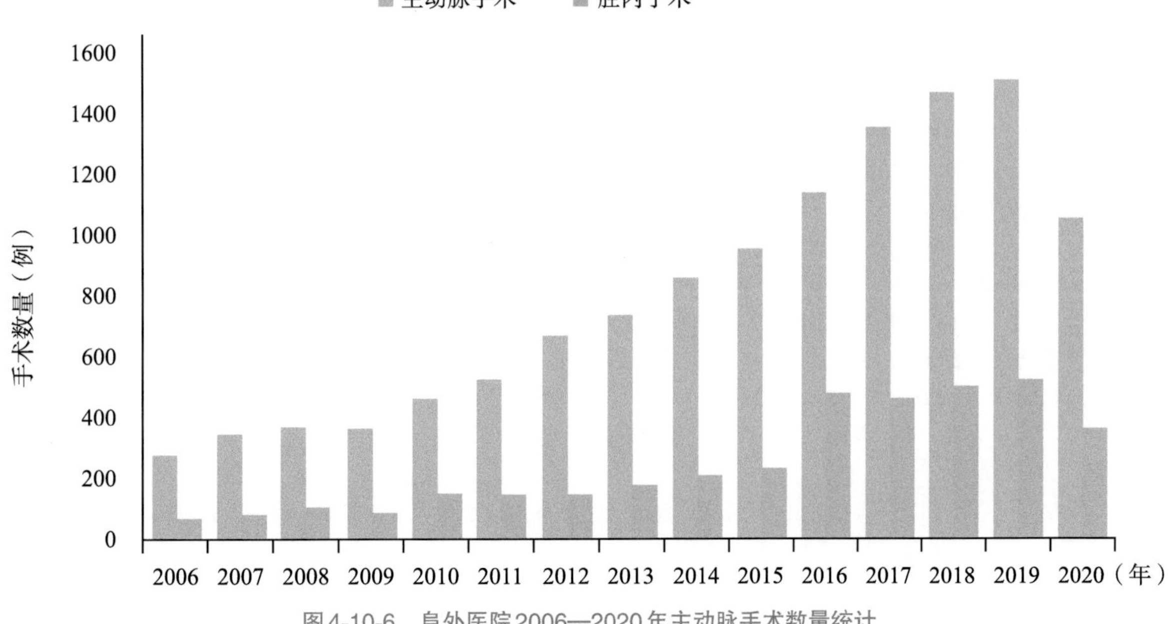

图4-10-6　阜外医院2006—2020年主动脉手术数量统计

参考文献

［1］Xia L，Li JH，Zhao K，et al．Incidence and in-hospital mortality of acute aortic dissection in China：analysis of China Health Insurance Research（CHIRA）Data 2011［J］．J Geriatr Cardiol，2015，12（5）：502-506.

［2］Hagan PG，Nienaber CA，Isselbacher EM，et al．The International Registry of Acute Aortic Dissection（IRAD）：new insights into an old disease［J］．JAMA，2000，283（7）：897-903.

［3］Wang W，Duan W，Xue Y，et al．Clinical features of acute aortic dissection from the Registry of Aortic Dissection in China［J］．J Thorac Cardiovasc Surg，2014，148（6）：2995-3000.

［4］武玉多，谷孝艳，何怡华，等．2002—2018年主动脉夹层住院患者临床特征及时间趋势单中心回顾性分析［J］．中国循证心血管医学杂志，2020，12（5）：576-578.

［5］Xia LT，Huang L，Feng X，et al．Chronobiological patterns of acute aortic dissection in central China［J］．Heart，2020，107（4）：320-325.

[6] Wu JL，Zhang L，Qiu JT，et al. Morphological features of the thoracic aorta and supra-aortic branches in patients with acute type A aortic dissection in China [J]. Interact Cardiovasc Thorac Surg，2018，27 (4)：555-560.

[7] 国家心血管病专家委员会血管外科专业委员会. 遗传性胸主动脉瘤/夹层基因检测及临床诊疗专家共识 [J]. 中国循环杂志，2019，34 (4)：319-325.

[8] Chen JM，Lv MZ，Yao WC，et al. Association between fine particulate matter air pollution and acute aortic dissections：A time-series study in Shanghai，China [J]. Chemosphere，2020，243：125357. DOI：10.1016/j.chemosphere.2019.125357.

[9] 李杨，刘思奇，段维勋，等. 急性主动脉夹层临床特征的分析 [J]. 中国循证心血管医学杂志，2013，(6)：588-592，614.

[10] 陶莉莉，李芳，毛鹭，等. 急性主动脉夹层的早期诊断新进展 [J]. 中外医疗，2020，39 (18)：196-198.

[11] Wang Y，Tan X，Gao H，et al. Magnitude of soluble ST2 as a novel biomarker for acute aortic dissection [J]. Circulation，2018，137 (3)：259-269.

[12] 陈璟，何军. 主动脉夹层患者院内死亡危险因素18年回顾性分析 [J]. 中国全科医学，2020，23 (32)：4091-4095.

[13] Duan WX，Wang WG，Xia L，et al. Clinical profiles and outcomes of acute type A aortic dissection and intramural hematoma in the current era：lessons from the first registry of aortic dissection in China [J]. Chin Med J (Engl)，2021，134 (8)：927-934.

[14] 孙立忠，董松波. 主动脉A型夹层诊疗在我国主动脉外科中的地位及意义 [J]. 中国心血管病研究，2019，17 (9)：769-772.

[15] Shu C，Fan B，Luo M，et al. Endovascular treatment for aortic arch pathologies：chimney，on-the-table fenestration，and in-situ fenestration techniques [J]. J Thorac Dis，2020，12 (4)：1437-1448.

[16] Luo MY，Fang K，Fan BW，et al. Midterm results of retrograde in situ needle fenestration during thoracic endovascular aortic repair of aortic arch pathologies [J]. J Endovasc Ther，2021，28 (1)：36-43.

[17] Fang K，Shu C，Luo MY，et al. First-in-man implantation of gutter-free design chimney stent-graft for aortic arch pathology [J]. Ann Thorac Surg，2020，110 (2)：664-669.

[18] Jing Z，Lu Q，Feng J，et al. Endovascular repair of aortic dissection involving the left subclavian artery by castor stent graft：A multicentre prospective trial [J]. Eur J Vasc Endovas Surg，2020，60 (6)：854-861.

[19] Guo W，Zhang HP，Liu XP，et al. Endovascular repair of aortic arch aneurysm with a new modular double inner branch stent graft [J]. Ann Vasc Surg，2021，77：347. DOI：10.1016/j.avsg.2020.05.053.

[20] 国家心血管病专家委员会血管外科专业委员会. 杂交技术治疗累及弓部主动脉病变的中国专家共识 [J]. 中国医学前沿杂志（电子版），2020，12 (2)：18-24.

[21] 舒畅，罗明尧，方坤，等. 新型冠状病毒肺炎疫情防控时期主动脉急症患者诊治的建议 [J]. 中国循环杂志，2020，35 (4)：331-337.

[22] 吴龙，黄晓帆，刘隽炜，等. COVID-19疫情期间急性主动脉夹层手术湖北省多中心管理经验总结及建议 [J]. 中华胸心血管外科杂志，2020，36 (7)：397-401.

[23] Li K，Zhang KW，Li TX，et al. Primary results of abdominal aortic aneurysm screening in the at-risk residents in middle China [J]. BMC Cardiovasc Disord，2018，18 (1)：60. DOI：10.1186/s12872-018-0793-5.

[24] 姜波，李馨桐，张东明，等. 中国东北地区腹主动脉瘤超声筛查初步结果 [J]. 中华血管外科杂志，2019，004 (001)：20-24.

[25] 左尚维，隗瑛琦，陈峰，等. 腹主动脉瘤危险因素的病例对照研究 [J]. 北京大学学报（医学版），2014，46 (3)：412-416.

[26] Fan YN，Ke X，Yi ZL，et al. Plasma D-dimer as a predictor of intraluminal thrombus burden and progression of abdominal aortic aneurysm [J]. Life Sci，2020，240：117069. DOI：10.1016/j.lfs.2019.117069.

[27] Zhu C，Leach JR，Wang Y，et al. Intraluminal thrombus predicts rapid growth of abdominal aortic aneurysms [J]. Radiology，2020，294 (3)：707-713.

[28] Yang P，Cai Z，Wu K，et al. Identification of key microRNAs and genes associated with abdominal aortic aneurysm based on the gene expression profile [J]. Exp Physiol，2020，105 (1)：160-173.

[29] Huang TT，Liu S，Huang JH，et al. Meta-analysis of the growth rates of abdominal aortic aneurysm in the Chinese population [J]. BMC Cardiovasc Disord，2019，19 (1)：204. DOI：10.1186/s12872-019-1160-x.

[30] 汪睿，姚陈，王劲松，等. 腹主动脉瘤腔内修复术中长期疗效分析：单中心十年结果 [J]. 中华外科杂志，2020，58 (11)：E006.

[31] Shi F，He Y，Wang S，et al. Endovascular and open surgical repair of abdominal aortic aneurysms：A comparative analysis of western and Chinese studies [J]. Rev Cardiovasc Med，2020，21（1）：75-92.

4.10.2　外周动脉疾病

外周动脉疾病（PAD）的主要病因是动脉粥样硬化（AS），其他病因还包括血栓、大动脉炎、纤维肌性发育不良、夹层、外伤或者外源性压迫等。本节对下肢动脉疾病（LEAD）、颈动脉粥样硬化性疾病（CAD）、肾动脉狭窄（RAS）及锁骨下动脉狭窄这四种常见的PAD进行报告。

4.10.2.1　下肢动脉疾病

（1）患病率

LEAD是中老年人常见的疾病。流行病学调查结果显示，LEAD患病率差别很大，年龄、地区、疾病状态均影响患病率的高低（表4-10-1）。一项中国大陆地区的分层随机抽样调查显示，≥35岁的自然人群LEAD患病率为6.6%，据此推测中国约有4530万例LEAD患者[1]。

表4-10-1　中国下肢动脉疾病患病率的流行病学调查结果

人群（调查发表年份）	调查人数	年龄（岁）	患病率（%）		
			男性	女性	合计
社区自然人群（2009年）[2]	21 152	≥18	1.8	4.3	3.0
慢性肾脏病人群（2010年）[3]	3732	≥35	—	—	41.9
2型糖尿病人群（2018年）[4]	10 681	≥50	—	—	21.2
全国自然人群（2019年）[1]	30 025	≥35	6.3	7.0	6.6

注：表中LEAD的诊断标准均为踝臂指数（ABI）＜0.90

（2）并发症和危险因素

LEAD是全身AS的重要窗口，18%的LEAD患者并存冠心病，30%的冠心病患者、33%的缺血性脑卒中患者并存LEAD，其早期检出与治疗对全身动脉粥样硬化性心血管病（ASCVD）诊治有重要价值，然而中国人群中无症状的LEAD约占95%[1]。LEAD患者的死亡率明显高于同龄非LEAD者，且随ABI的减低逐步增高。有研究[5]报告了3210例动脉粥样硬化高危人群不同ABI分级3年随访的死亡率情况（图4-10-7），其中ABI≤0.4组与1.0～1.4组比较，全因死亡率增加2倍（95%CI：1.936～4.979），心血管病死亡率增

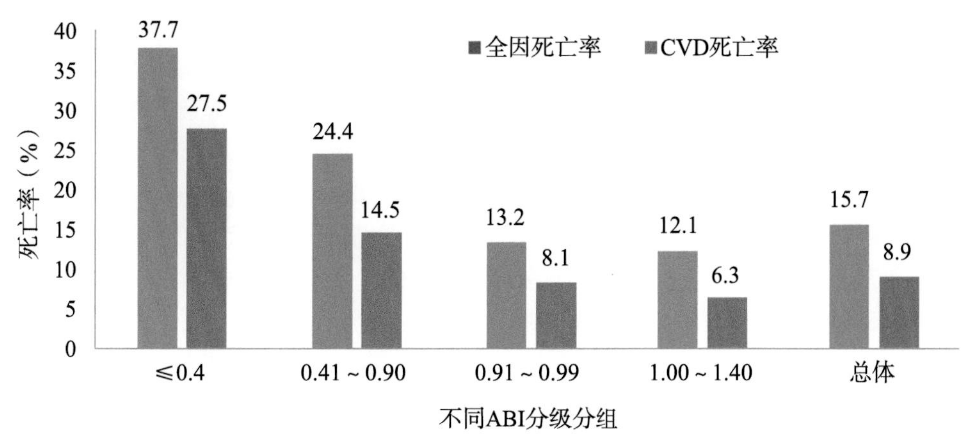

图4-10-7　动脉粥样硬化高危人群不同踝臂指数（ABI）分级3年随访的死亡率

加4倍（95%CI：2.740～8.388）。

中国人群LEAD的主要危险因素有吸烟、高血压、高胆固醇血症及2型糖尿病。其中，吸烟的致病性特别强，当前吸烟导致LEAD的OR值为2.62[6]，二手烟具有量效效应，每周暴露于二手烟时间超过25h的OR值为7.86[7]。LEAD的其他危险因素包括老龄、教育水平低、冠心病、汉族、农村居民、大量饮酒、高敏感C反应蛋白升高、尿酸升高、CKD、高同型半胱氨酸血症、心率增加等。

对于2型糖尿病患者，维生素D缺乏与LEAD患病风险和严重程度相关[8]。对于非糖尿病患者，空腹血糖（FBG）变异性增高与LEAD的患病率呈独立的线性正相关[9]。一项社区动脉粥样硬化风险研究，基线纳入12 320例无PAD的患者（54.3岁±5.7岁）中位随访23年，调整传统PAD危险因素后，发现TyG指数每增加1个标准差，PAD事件风险增加11.9%[10]。在成年高血压患者中，非传统的血脂指标TC/HDL-C、TG/HDL-C、LDL-C/HDL-C比值和非HDL-C，每增加一个标准差，LEAD风险分别显著增加37%、14%、40%和24%，尤其是LDL-C/HDL-C、TC/HDL-C比值在预测PAD方面更优[11]。

（3）诊断和治疗

LEAD诊断主要依靠ABI测量、血管超声、计算机断层血管成像（CTA）、磁共振血管成像（MRA）、数字减影血管成像（DSA）等。这些技术在临床上广泛使用，尤其是作为动脉硬化早期功能识别的方法越来越受到重视，同步四肢血压和臂踝脉搏波速度测量获得的指标可以在动脉解剖狭窄出现之前就有改变，对于动脉硬化的早期诊断有一定的价值，为了更好地指导临床合理规范使用该方法，已有专门的共识发表[12]。另外随着人工智能的发展，传统诊断方法也不断更新，有研究者开发了下肢动脉CTA的深度学习模型，对于下肢动脉狭窄程度的判读虽然敏感性低于人工读片，但准确性和特异性提高[13]。

LEAD治疗包括控制危险因素、药物治疗、血运重建（经皮腔内介入及外科手术治疗）和运动锻炼。2012—2015年的一项人群研究显示，1.9%的患者接受了血运重建[1]，据此估测中国实施血运重建的例数为86万。一项单中心研究回顾性分析了2002年1月～2011年12月1613例LEAD患者外科治疗方法及预后的变化，提示随着介入治疗方法的进展和介入新器材的不断面世，LEAD接受腔内介入治疗的比例逐渐增加，患者的保肢率提高。2002—2006年接受介入治疗和传统手术治疗的患者比例分别为20.1%和47.5%，而2007—2011年介入治疗比例增至68.7%，传统手术治疗比例为18.5%[14]。

对于严重下肢肢体缺血的新型治疗相关研究也展露曙光，一项Ⅱ期双盲随机对照临床研究观察了肌内注射编码人肝细胞生长因子基因的质粒*pUDK-HGF*对严重肢体缺血患者的疗效和安全性，入选静息痛患者119例和腿部溃疡患者121例，结果发现在缓解疼痛、溃疡愈合方面试验药物组优于安慰剂组，而副作用方面无显著差异[15]。

4.10.2.2　颈动脉粥样硬化性疾病

（1）患病率

cIMT增厚和颈动脉斑块是世界范围人群的常见疾病。2018年中国脑卒中预防项目（CSPP）在全国进行脑卒中高危人群筛查，研究共收集106 918名40岁及以上城乡社区居民的颈动脉超声检查结果进行分析[16]。数据显示，中国40岁及以上人群中，颈动脉中度及以上狭窄的患病率为0.5%。随狭窄程度增加，调查对象的脑卒中风险升高，中度、重度及以上狭窄者脑卒中风险分别是无狭窄者的1.65倍（95%CI：1.20～2.29）和2.86倍（95%CI：1.83～4.46）。

一项心血管风险研究随机抽取新疆7个城市26个村庄共14 618名年龄≥35岁的成年人（包括汉族、维吾尔族、哈萨克族），经颈动脉超声检查发现cIMT增厚及颈动脉斑块患病率分别为12.4%及9.7%，且男性均高于女性（14.7% vs 10.4%，12.2% vs 7.4%），差异均有统计学意义（$P<0.001$）。进一步分析后发现，cIMT增厚患病率最高的是哈萨克族（14.86%），其次是汉族（13.5%）及维吾尔族（8.19%）；颈动脉斑块患病率最高的是汉族（10.97%），其次是维吾尔族（8.99%）及哈萨克族（6.66%），差异有统计学意义[17]。2017—2018年在中国东北农村采用多阶段整群抽样方法选取5838名40岁及以上的居民开展横断面研究[18]，该人群的平均颈动脉内膜中层厚度为0.72mm±0.13mm，且随年龄增长而增加。颈动脉粥样硬

化和斑块的粗患病率分别为42.1%和40.0%，男性显著高于女性（年龄标准化患病率33.1% vs 31.5%，$P<0.001$）。不同人群颈动脉狭窄患病率见表4-10-2。此外，在北京市8家社区医院筛查的9215例脑卒中高风险人群中，颈动脉粥样硬化的患病率高达74.7%[19]。

表4-10-2 不同人群颈动脉粥样硬化中度及以上狭窄患病率

项目名称	调查年份	人群特点	样本量（n）	检查方法	颈动脉狭窄（≥50%）患病率（%）
中国汉族人群颅颈动脉狭窄社区研究[20]	2010—2011	≥40岁、无症状、汉族	5440	颈动脉超声+经颅多普勒超声	18.1（颅内外颈动脉狭窄）
中国人群动脉粥样硬化风险评价研究-2（CARE-Ⅱ）[21]	2012—2015	2周内曾发生前循环缺血症状	1047	颈动脉磁共振成像	18.9
东营地区城乡居民颈动脉粥样硬化现状研究[22]	2014—2015	≥45岁常住城乡居民	10 182	颈动脉超声	1.2
天津农村地区颈动脉狭窄调查研究[23]	2017—2018	≥45岁、无症状、无脑血管病史	3126	颈动脉超声	6.7
辽宁省农村地区40岁及以上人群颈动脉粥样硬化流行病学特征现状分析[24]	2017—2018	≥40岁、常住居民	5838	颈动脉超声	33.1（动脉粥样硬化标化患病率）

（2）危险因素

颈动脉粥样硬化性狭窄的危险因素包括传统危险因素（性别、年龄、高血压、糖尿病、血脂异常、肥胖、吸烟、高同型半胱氨酸血症等）和遗传因素。Meta分析提示颈动脉内膜中层厚度、颈动脉斑块和颈动脉狭窄的发病率随年龄的增长而增加，且男性高于女性。吸烟、糖尿病和高血压是cIMT增厚和颈动脉斑块增加的常见危险因素[25]。

中国脑卒中预防项目对84 880名年龄≥40岁人群的横断面研究显示[26]，颈动脉粥样硬化性狭窄的危险因素包括年龄大（50～59岁、60～69岁、≥70岁vs 40～49岁，OR值分别为2.01、4.29、5.75）、男性性别（vs女性，OR值1.10）、农村居民（vs城市，OR值1.77）、吸烟（已戒烟、当前吸烟vs从不吸烟，OR值分别为1.58 和1.52）、饮酒（经常酗酒、偶尔饮酒vs不饮酒，OR值分别为1.44 和1.21）、缺乏运动（vs规律运动，OR值1.30）、肥胖（vs正常体重，OR值1.27）、高血压（vs正常血压，OR值1.43）、糖尿病（vs非糖尿病，OR值1.39）、血脂异常（vs血脂正常，OR值1.65）。

另外，有研究显示，绝经与颈动脉斑块发生风险也显著相关（HR＝1.93，95%CI：1.05～3.54，$P=0.03$）[27]。

（3）评价手段和风险预测

一项回顾性研究搜集了121例颈动脉狭窄的患者信息，多因素Logistic回归分析显示斑块内出血（IPH）（OR＝7.568，95%CI：1.933～26.627）和脂质坏死核心（LRNC）（OR＝3.835，95%CI：1.409～10.441）是斑块出现临床症状的独立预测因素。IPH和LRNC的曲线下面积分别为0.697和0.715[28]。

颈动脉粥样硬化性狭窄与TIA和缺血性脑卒中密切相关。CARE-Ⅱ研究发现，在近期发生脑血管事件的患者中，高危颈动脉粥样硬化斑块（指颈动脉磁共振扫描提示斑块表面破裂、LRNC＞40%或IPH）的检出率为28%，是严重颈内动脉狭窄（狭窄程度≥50%）的1.5倍。在识别高危斑块上，最大管壁厚度的预测能力优于管腔狭窄（曲线下面积：0.93 vs 0.81）[21]。

在颈动脉粥样硬化患者中，许多非针对斑块本身的实验室检查及测量也成为预测风险的指标，如：中性粒细胞/淋巴细胞比率，中国人的内脏脂肪指数及腰围、腰围身高比（WHtR）、女性内脏肥胖替代指标等。回归分析显示，中性粒细胞/淋巴细胞比率（OR＝1.23，95%CI：1.05～1.43）和内脏脂肪指数（OR＝1.39，95%CI：1.21～1.61）是颈动脉粥样硬化的独立危险因素[29]。颈动脉粥样硬化人群在腰围、WHtR、女性内脏脂肪指数、女性脂质蓄积指数方面显著高于对照组（$P<0.001$）[19]。

（4）与心血管的相关性

动脉粥样硬化往往累及多处动脉血管床，通过对外周中、大动脉壁如颈动脉内膜中层厚度进行检测有助于预测心血管事件。一项对120例冠心病患者的分析表明，相比非心肌梗死组而言，心肌梗死组的不稳定型斑块发生率高，组间对比有显著差异（$\chi^2=4.632$，$P<0.05$）[30]。中国开滦研究发现，颈动脉斑块和伴有颈动脉斑块的高血压与首发心血管事件（HR＝1.85，95%CI：1.01～3.44；HR＝2.97，95%CI：1.66～5.29）、脑梗死（HR＝2.66，95%CI：1.16～6.15；HR＝4.15，95%CI：1.87～9.19）和全因死亡率（HR＝1.96，95%CI：1.16～3.31；HR＝1.85，95%CI：1.09～3.13）的额外风险相关[31]。

（5）治疗

改善生活方式、控制危险因素是防治颈动脉粥样硬化性狭窄及其合并症的基础。对于药物治疗效果欠佳、脑卒中风险高的颈动脉狭窄患者，可依据情况给予血运重建治疗，主要术式包括颈动脉内膜剥脱术（CEA）、颈动脉支架置入术（CAS）等。近年来，一种新的治疗颈动脉狭窄的技术“经颈动脉血管重建（TCAR）-血流逆转”已经出现，但其安全性和有效性以及CEA治疗的金标准仍不确定。

颅外颈动脉狭窄血运重建试验（RECAS）显示：在纳入的2719例颈动脉狭窄患者中，有症状和无症状患者在术后1个月内主要终点事件［脑卒中、心肌梗死和（或）死亡］发生率分别为4.3%（95%CI：3.2%～5.6%）和4.7%（95%CI：3.5%～6.3%）。在有症状（$P=0.338$）和无症状（$P=0.890$）患者中，CAS和CEA的主要风险结局无显著性差异[32]。单中心回顾性研究提示，在＞70岁的老年患者中，CEA及CAS术后30d主要不良临床事件（死亡、心肌梗死和同侧脑卒中）发生率分别为4.6%和3.01%[33]。

根据《中国脑卒中防治报告2019》提供的数据，2018年度CEA手术上报例数4910例，严重并发症发生率为2.79%。CAS在我国开展较为广泛，2018年度共开展CAS 15 801例，严重并发症发生率仅为1.92%[34]。但也存在CEA发展不均衡、CAS应用范围过广、患者筛选不严格等问题。

4.10.2.3 肾动脉狭窄

肾动脉狭窄（RAS）指肾动脉管腔狭窄程度＞50%，是中老年AS常见的外周血管疾病受累表现。

（1）流行病学

由于RAS常是隐匿的，其患病率经常被低估。RAS可引起肾血管性高血压，一项来自新疆的研究显示，在高血压人群中肾血管性高血压所占比例为1.9%[35]。来自中国台湾地区健康保险数据库（2300万人）的研究发现[36]，2000—2008年共诊断肾血管疾病患者14 025例，发病率为6.69/10万人年，发病率随年龄增长而增加，45～64岁人群发病率为10.56/10万人年，65岁以上老年人为27.03/10万人年。

（2）肾动脉狭窄的危险因素

资料显示，冠状动脉造影同时进行肾动脉造影时，RAS的检出率为16.3%，年龄＞65岁、女性、高血压、LEAD、肾功能不全、冠状动脉多支病变等是RAS的独立危险因素[37]。基于这些指标，有研究者开发了预测模型，指导临床医师在冠状动脉造影时决定是否同时行肾动脉造影检查。

一项18年连续纳入2905例RAS患者的单中心研究发现[38]，中国人群RAS的病因主要有AS（82.4%）、大动脉炎（11.9%）、纤维肌性发育不良（4.3%）和其他原因（1.4%），其病因构成与年龄和性别相关，年龄≤40岁的患者中非AS病因更多见，并且18年间病因构成有较大变化，AS由1999—2000年的50%增加到2015—2016年的85%。

40.5%的RAS患者合并左心室肥厚，双侧RAS更高（65.4%）[39]。心力衰竭患者中RAS与较差的临床结局相关，RAS是全因死亡（HR＝4.155，95%CI：1.546～11.164，$P=0.005$）和心血管死亡（HR＝3.483，95%CI：1.200～10.104，$P=0.022$）的预测因子[40]。

（3）诊断和治疗

肾动脉造影是诊断金标准，但计算机断层扫描血管成像和磁共振血管成像由于技术进步和无创优势，在临床诊断中得以大量应用。多普勒超声简便易行更多用于筛查，超声造影（CEUS）对于诊断肾动脉狭窄的敏感性、特异性、准确性、阳性预测值和阴性预测值分别为88.9%、87.8%、88.5%、93.5%和80.0%，而对于肾动脉狭窄的分级判断接近肾动脉造影[41]，因此用于有肾损伤患者的肾动脉狭窄诊断价值比较高。

针对动脉硬化性RAS的介入治疗效果，目前证据存在矛盾，部分来自国外的随机对照研究（ASTRAL、CORAL）结果提示并不优于药物治疗，但大部分研究结果显示对于合并一过性肺水肿或充血性心力衰竭的患者介入治疗有效。来自国内的一些单中心病例观察研究显示，老年患者、重度RAS患者、移植肾动脉狭窄患者，肾动脉介入治疗有效。

在81例老年（76.2岁±5.1岁）动脉粥样硬化性RAS患者中进行的31.3个月随访研究提示，肾动脉介入治疗有利于血压控制，但肾功能改善有限[42]。对149例重度RAS（狭窄程度83.1%±7.0%）患者1年随访发现，肾动脉支架联合优化药物治疗可有效降低血压，并提高肾小球滤过率[43]。针对移植肾动脉狭窄的两项单中心研究提示，介入治疗移植肾动脉狭窄效果明确，技术成功率和术后血管通畅率高，血压和肾功能明显改善[44]。至于肾动脉介入治疗的安全性，一项针对230例单侧或者双侧RAS的回顾性研究发现，介入治疗后3年随访不良心肾事件发生率为24.3%（56/230），这些事件的发生可能与年龄（≥65岁）、Charlson合并症指数评分≥2分、糖尿病、脑卒中和充血性心力衰竭相关[45]。

4.10.2.4　锁骨下动脉狭窄

（1）流行病学

臂间收缩压差≥15mmHg是预测锁骨下动脉狭窄＞50%的一个强有力指标，可用于锁骨下动脉狭窄的流行病学筛查和诊断。来自上海一社区3133名平均年龄为69岁的老年人群研究表明，臂间收缩压差≥15mmHg的人数占1.7%[46]。单中心研究显示锁骨下动脉狭窄住院患者中的病因构成，在年龄＞40岁的患者中AS占95.9%，而年龄≤40岁的患者中大动脉炎占90.5%[47]。臂间收缩压差≥15mmHg增加患者的心血管病死亡、全因死亡和脑卒中风险。

（2）治疗

对于有症状的锁骨下动脉狭窄患者，首选治疗方法为腔内介入治疗，对于锁骨下动脉闭塞性病变介入治疗也安全有效，单中心研究发现其成功率为82.6%～91.3%[48，49]。对于无法做腔内介入治疗的锁骨下动脉闭塞，动脉转流是主要的治疗方法，一项51.4个月的随访研究发现转流血管通畅率为83.3%[50]。

对于拟行CAGB的患者，心脏科医师应在术前评价锁骨下动脉狭窄情况，一旦发现合并左侧锁骨下动脉近段中重度狭窄，术前支架置入是有效的治疗方法，无论是同期杂交（先锁骨下动脉介入治疗＋同期CABG），还是顺序择期治疗（先锁骨下动脉介入治疗＋择期CABG），均安全有效。对167例拟行左乳内动脉-冠状动脉旁路移植术（LIMA-CABG）患者的回顾分析显示，合并左锁骨下动脉狭窄术前给予支架置入治疗，介入治疗成功率为97.6%（163/167），30d内死亡、脑卒中和心肌梗死的发生率分别为0.6%、1.8%、0%，1年、2年、5年、10年生存率分别为98.8%、97.5%、93.9%、86.2%，左锁骨下动脉1年、2年、5年、10年通畅率分别为95.7%、93.8%、86.5%、75.2%，提示在有经验的医疗中心为拟行LIMA-CABG的左锁骨下狭窄患者行锁骨下动脉支架置入术安全有效[51]。

参考文献

［1］Wang ZW，Wang X，Hao G，et al．A national study of the prevalence and risk factors associated with peripheral arterial disease from China：The China Hypertension Survey，2012—2015［J］．Int J Cardiol，2019，275：165-170.

［2］王勇，李觉，徐亚伟，等．中国自然人群下肢外周动脉疾病患病率及相关危险因素［J］．中华心血管病杂志，2009，37（12）：1127-1131.

［3］Luo Y，Li X，Li J，et al．Peripheral arterial disease，chronic kidney disease，and mortality：the Chinese Ankle Brachial

Index Cohort Study [J]. Vasc Med, 2010, 15 (2): 107-112.

[4] Zhang X, Ran X, Xu Z, et al. Epidemiological characteristics of lower extremity arterial disease in Chinese diabetes patients at high risk: a prospective, multicenter, cross-sectional study [J]. J Diabetes Complications, 2018, 32 (2): 150-156.

[5] Li X, Luo Y, Xu Y, et al. Relationship of ankle-brachial index with all-cause mortality and cardiovascular mortality after a 3-year follow-up: the China ankle-brachial index cohort study [J]. J Hum Hypertens, 2010, 24 (2): 111-116.

[6] Song PG, Rudan D, Wang ML, et al. National and subnational estimation of the prevalence of peripheral artery disease (PAD) in China: a systematic review and meta-analysis [J]. J Glob Health, 2019, 9 (1): 010601. DOI: 10.7189/jogh.09.010601.

[7] Lu L, Jiang C, Mackay DF, et al. Exposure to secondhand smoke and risk of peripheral arterial disease in southern Chinese non-smokers: The Guangzhou Biobank Cohort Study-Cardiovascular Disease Sub-cohort [J]. Vascular, 2017, 25 (3): 283-289.

[8] Tan JJ, Lv HH, Ma YP, et al. Analysis of angiographic characteristics and intervention of vitamin D in type 2 diabetes mellitus complicated with lower extremity arterial disease [J]. Diabetes Res Clin Pract, 2020, 169: 108439. DOI: 10.1016/j.diabres.2020.108439.

[9] Sun XT, Zeng C, Zhang SZ, et al. Long-term tracking of fasting blood glucose variability and peripheral artery disease in people without diabetes [J]. BMJ Open Diabetes Res Care, 2020, 8 (1): e000896. DOI: 10.1136/bmjdrc-2019-000896.

[10] Gao JW, Hao QY, Gao M, et al. Triglyceride-glucose index in the development of peripheral artery disease: findings from the Atherosclerosis Risk in Communities (ARIC) Study [J]. Cardiovasc Diabetol, 2021, 20 (1): 126. DOI: 10.1186/s12933-021-01319-1.

[11] Ding CC, Chen Y, Shi YM, et al. Association between nontraditional lipid profiles and peripheral arterial disease in Chinese adults with hypertension [J]. Lipids Health Dis, 2020, 19 (1): 231. DOI: 10.1186/s12944-020-01407-3.

[12] 中国医疗保健国际交流促进会难治性高血压与周围动脉病分会专家共识起草组. 同步四肢血压和臂踝脉搏波速度测量临床应用中国专家共识 [J]. 中国循环杂志, 2020, 35 (06): 521-528.

[13] Dai LS, Zhou Q, Zhou HM, et al. Deep learning-based classification of lower extremity arterial stenosis in computed tomography angiography [J]. Eur J Radiol, 2021, 136: 109528. DOI: 10.1016/j.ejrad.2021.109528.

[14] 马天宇, 谷涌泉, 郭连瑞, 等. 下肢动脉硬化闭塞症外科治疗方法的比较及预后: 单中心十年经验 [J]. 中华外科杂志, 2015, 53 (4): 305-309.

[15] Gu Y, Cui S, Liu C, et al. pUDK-HGF gene therapy to relieve CLI rest pain and ulcer: A phase Ⅱ, double-blind, randomized placebo-controlled trial [J]. Hum Gene Ther, 2021, DOI: 10.1089/hum.2020.290.

[16] Hua Y, Jia L, Xing Y, et al. Distribution pattern of atherosclerotic stenosis in Chinese patients with stroke: A multicenter registry study [J]. Aging Dis, 2019, 10 (1): 62-70.

[17] Wu Y, Liu F, Adi D, et al. Association between carotid atherosclerosis and different subtypes of hypertension in adult populations: A multiethnic study in Xinjiang, China [J]. PLoS One, 2017, 12 (2): e0171791. DOI: 10.1371/journal.pone.0171791.

[18] Xing L, Li R, Zhang S, et al. High burden of carotid atherosclerosis in rural northeast China: A population-based study [J]. Front Neurol, 2021, 12: 597992. DOI: 10.3389/fneur.2021.597992.

[19] 张丽, 赵珈艺, 范乐, 等. 内脏脂肪指数、脂质蓄积指数与脑卒中高危人群颈动脉粥样硬化的相关性研究 [J]. 中国动脉硬化杂志, 2021, 29 (03): 240-246.

[20] Qiu J, Zhou Y, Yang X, et al. The association between ankle-brachial index and asymptomatic cranial-carotid stenosis: a population-based, cross-sectional study of 5440 Han Chinese [J]. Eur J Neurol, 2016, 23 (4): 757-762.

[21] Zhao X, Hippe DS, Li R, et al. Prevalence and characteristics of carotid artery high-risk atherosclerotic plaques in Chinese patients with cerebrovascular symptoms: A Chinese Atherosclerosis Risk Evaluation Ⅱ Study [J]. J Am Heart Assoc, 2017. DOI: 10.1161/JAHA.117.005831.

[22] 商静, 李玮, 徐付印, 等. 超声评价东营地区45岁及以上人群颈动脉粥样硬化现状 [J]. 中国动脉硬化杂志, 2017, 25 (03): 293-296.

[23] Zhang K, Lin Q, Zhang T, et al. Contemporary prevalence and risk factors of carotid artery stenosis in asymptomatic low-income Chinese individuals: a population-based study [J]. Postgrad Med, 2020: 1-7.

[24] 潘雯, 张立敏, 李茹, 等. 辽宁省农村地区40岁及以上人群颈动脉粥样硬化流行病学特征现状分析 [J]. 中国公共

卫生，2021，37（01）：92-96.
［25］Song P，Fang Z，Wang H，et al．Global and regional prevalence，burden，and risk factors for carotid atherosclerosis：a systematic review，meta-analysis，and modelling study［J］．Lancet Glob Health，2020，8（5）：e721-721，e729.
［26］Wang XJ，Li WZ，Song FJ，et al．Carotid atherosclerosis detected by ultrasonography：A national cross-sectional study［J］．J Am Heart Assoc，2018，7（8）：e008701．DOI：10.1161/JAHA.118.008701.
［27］Li Y，Zhao D，Wang M，et al．Association of menopause with risk of carotid artery atherosclerosis［J］．Maturitas，2021，143：171-177.
［28］Zhang R，Zhang Q，Ji A，et al．Identification of high-risk carotid plaque with MRI-based radiomics and machine learning［J］．Eur Radiol，2021，31（5）：3116-3126.
［29］Li B，Lai X，Yan C，et al．The associations between neutrophil-to-lymphocyte ratio and the Chinese visceral adiposity index，and carotid atherosclerosis and atherosclerotic cardiovascular disease risk［J］．Exp Gerontol，2020，139：111019．DOI：10.1016/j.exger.2020.111019.
［30］赵琋．颈动脉粥样硬化斑块超声在冠心病诊断中的意义［J］．黑龙江医药科学，2021，44（01）：170-171.
［31］Li W，Zhao J，Song L，et al．Combined effects of carotid plaques and hypertension on the risk of cardiovascular disease and all-cause mortality［J］．Clin Cardiol，2020，43（7）：715-722.
［32］Yang B，Ma Y，Wang T，et al．Carotid endarterectomy and stenting in a Chinese population：Safety outcome of the revascularization of extracranial carotid artery stenosis trial［J］．Transl Stroke Res，2021，12（2）：239-247.
［33］Feng Y，Bai X，Wang T，et al．Thirty-day outcomes of carotid endarterectomy in the elderly：A 17-year single-center study［J］．J Clin Neurosci，2020，78：86-90.
［34］《中国脑卒中防治报告》编写组．《中国脑卒中防治报告2019》概要［J］．中国脑血管病杂志，2020，17（05）：272-281.
［35］李南方，王磊，周克明，等．新疆维吾尔自治区人民医院住院高血压患者病因构成特点［J］．中华心血管病杂志，2007，35（09）：865-868.
［36］Fang CC，Chen WJ，Peng CL，et al．Renovascular disease in Taiwan：a long-term nationwide population study［J］．Int J Cardiol，2013，168（1）：541-542.
［37］严健华，孙璨贤，赵肖奕，等．动脉粥样硬化性肾动脉狭窄的患病率及危险因素分析［J］．中华医学杂志，2013，93（11）：827-831.
［38］Xiong HL，Peng M，Jiang XJ，et al．Time trends regarding the etiology of renal artery stenosis：18 years' experience from the China Center for Cardiovascular Disease［J］．J Clin Hypertens（Greenwich），2018，20（9）：1302-1309.
［39］Dong H，Ou Y，Nie Z，et al．Association of renal artery stenosis with left ventricular remodeling in patients coexisting with renovascular and coronary artery disease［J］．Vascular，2019，27（2）：190-198.
［40］Zheng B，Ma Q，Zheng LH，et al．Analysis of renal artery stenosis in patients with heart failure：A RASHEF Study［J］．Chin Med J（Engl），2015，128（20）：2777-2782.
［41］Cui YH，Zhang QB，Yan JP，et al．The value of contrast-enhanced ultrasound versus doppler ultrasound in grading renal artery stenosis［J］．Biomed Res Int，2020，2020：7145728．DOI：10.1155/2020/7145728.
［42］Zhao JH，Cheng QL，Zhang XY，et al．Efficacy of percutaneous transluminal renal angioplasty with stent in elderly male patients with atherosclerotic renal artery stenosis［J］．Clin Interv Aging，2012，7：417-422.
［43］Jiang X，Peng M，Li B，et al．The efficacy of renal artery stent combined with optimal medical therapy in patients with severe atherosclerotic renal artery stenosis［J］．Curr Med Res Opin，2016，32（sup2）：3-7.
［44］Ren Y，Xiong F，Kan X，et al．Endovascular management of transplant renal artery stenosis：A single-center retrospective study［J］．Catheter Cardiovasc Interv，2020，95（3）：429-436.
［45］Hu Y，Zhang Y，Wang H，et al．Percutaneous renal artery stent implantation in the treatment of atherosclerotic renal artery stenosis［J］．Exp Ther Med，2018，16（3）：2331-2336.
［46］Sheng CS，Liu M，Zeng WF，et al．Four-limb blood pressure as predictors of mortality in elderly Chinese［J］．Hypertension，2013，61（6）：1155-1160.
［47］车武强，蒋雄京，董徽，等．锁骨下动脉狭窄的病因和解剖特征：阜外医院18年1793例患者分析［J］．中国循环杂志，2018，33（12）：1197-1202.
［48］佟铸，谷涌泉，郭连瑞，等．复杂锁骨下动脉闭塞性病变的腔内治疗［J］．介入放射学杂志，2015，24（03）：188-192.

[49] Niu GC, Yan ZG, Zhang BH, et al. Endovascular treatment of chronic total occlusion in the subclavian artery: A review of 23 cases [J]. Front Neurol, 2020, 11: 264. DOI: 10.3389/fneur.2020.00264.
[50] 俞恒锡，张建，汪忠镐，等. 动脉旁路移植术治疗锁骨下动脉闭塞症30例分析［J］. 中华普通外科杂志，2005，（05）：271-273.
[51] Che WQ, Dong H, Jiang XJ, et al. Stenting for left subclavian artery stenosis in patients scheduled for left internal mammary artery-coronary artery bypass grafting [J]. Catheter Cardiovasc Interv, 2016, 87 (Suppl 1): 579-588.

4.11 肿瘤心脏病学

肿瘤心脏病学是一门新兴的交叉学科，其主要研究领域包括CVD与肿瘤共有的危险因素、抗肿瘤治疗导致的心血管并发症、心脏肿瘤及肿瘤合并CVD等。随着癌症幸存者数量的增多和新的癌症治疗导致的心血管并发症的增加，近些年来这门学科得到心脏学领域的关注。

4.11.1 流行病学

肿瘤心脏病学在中国起步较晚，但发展速度很快。阜外医院学者发表的一项纳入71万例患者的大规模队列研究发现[1]，18%的癌症患者伴有CVD危险因素或患有CVD，其中13%至少有一种CVD危险因素，5%有一种CVD。最常见的危险因素是高血压（10.8%），尤其是前列腺癌和子宫癌患者的高血压患病率达到了24.6%和20.6%；其次是糖尿病（5.3%）和血脂异常（1.2%）。患病率最高的CVD是脑卒中（2.7%）、冠心病（1.7%）和心力衰竭（0.6%）。在调整年龄、性别、肿瘤分期和所接受的治疗后，合并心力衰竭的肿瘤患者预后最差，全因死亡风险增加79%；其次是心肌梗死，全因死亡风险增加50%。嘧啶类药物可导致较高的心脏毒性事件发生率（30.6%），其中心律失常发生率最高（20.9%），其次是心肌缺血（19.9%）。

重庆市肿瘤医院学者回顾性分析2014年1月～2018年12月11 620例新发恶性肿瘤患者的流行病学特征[2]，合并CVD者4897人（42.14%），其中高血压的比例最高（35.24%）。亚组分析显示，不同年龄段患者合并CVD的比例有统计学差异（$P<0.001$），其中≥66岁的患者合并CVD的比例最高，约为58.13%；不同治疗方式的患者合并CVD的比例也有统计学差异（$P<0.001$），其中单纯放疗、化疗的患者合并CVD的比例相对较高；不同肿瘤分期的患者合并CVD的比例亦存在统计学差异（$P<0.001$），其中分期越晚的患者合并CVD的比例越高，合并CVD比例最高的前三位恶性肿瘤分别为结直肠癌（49.06%）、肺癌（48.44%）和食管癌（48.00%）。

我国学者对1244例新型冠状病毒肺炎患者的回顾性分析显示[3]，癌症患者140例，非癌症患者1104例。通过对比两组患者临床特点及预后发现，在癌症合并CVD的新型冠状病毒肺炎患者中B型利钠肽原（Pro-BNP）水平和30d院内病死率均明显升高（HR＝1.92，$P<0.05$）。

4.11.2 肿瘤心脏病学领域相关的指南

肿瘤心脏病学作为一门新兴的交叉学科，经过近些年的发展，其诊治策略越来越规范。中国专家制定并发布的相关指南和共识见表4-11-1。

表4-11-1 肿瘤心脏病学相关指南和共识

发布时间	指南和共识名称
2013年	蒽环类药物心脏毒性防治指南（2013年版）[4]
2017年	绝经后早期乳腺癌患者血脂异常管理的中国专家共识[5]

续表

发布时间	指南和共识名称
2020年	抗肿瘤治疗心血管损害超声心动图检查专家共识[6]
2020年	蒽环类药物心脏毒性防治指南2020[7]
2020年	免疫检查点抑制剂相关心肌炎监测与管理中国专家共识（2020版）[8]

参考文献

［1］Liu D，Ma ZQ，Yang JG，et al．Prevalence and prognosis significance of cardiovascular disease in cancer patients：a population-based study［J］．Aging（Albany NY），2019，11（18）：7948-7960．

［2］雷海科，李小升，刘海霞，等．重庆某三甲医院恶性肿瘤住院患者伴心血管疾病的流行病学特征分析［J］．肿瘤预防与治疗，2019，32（10）：900-905．

［3］Huang Y，Hu ZH，Hu D，et al．Clinical characteristics，risk factors and cardiac manifestations of cancer patients with COVID-19［J］．J Appl Physiol（1985），2021，131（3）：966-976．

［4］中国临床肿瘤学会，中华医学会血液学分会．蒽环类药物心脏毒性防治指南（2013年版）［J］．临床肿瘤学杂志，2013，18（010）：925-934．

［5］中国乳腺癌内分泌治疗多学科管理血脂异常管理共识专家组．绝经后早期乳腺癌患者血脂异常管理的中国专家共识［J］．中华肿瘤杂志，2017，39（001）：72-77．

［6］中华医学会超声医学分会超声心动图学组，中国医师协会心血管分会超声心动图专业委员会，中国抗癌协会整合肿瘤心脏病学分会，等．抗肿瘤治疗心血管损害超声心动图检查专家共识［J］．中华超声影像学杂志，2020，29（04）：277-288．

［7］中国临床肿瘤学会．蒽环类药物心脏毒性防治指南2020［M］．北京：人民卫生出版社，2020．

［8］中国抗癌协会整合肿瘤心脏病学分会，中华医学会心血管病学分会肿瘤心脏病学学组，中国医师协会心血管内科医师分会肿瘤心脏病学专业委员会，等．免疫检查点抑制剂相关心肌炎监测与管理中国专家共识（2020版）［J］．中国肿瘤临床，2020，47（20）：1027-1038．

第五部分　心血管病康复

5.1　心脏康复

从20世纪80年代心脏康复概念引入中国以来，经过近40年的探索与实践，中国心脏康复工作在不断前行并取得了明显成效。

5.1.1　中国心脏康复开展情况

5.1.1.1　医院类型

2016年一项针对全国医院心脏康复工作的现状调查[1]共纳入中国大陆七大区124家三甲医院，结果显示仅有30家医院（24%）开展了心脏康复服务，其中军队医院0家，政府医院18家（占所有被调查政府医院的29%），大学附属医院12家（占所有被调查大学附属医院的22%），提示心脏康复工作的开展主要集中在政府医院及大学附属医院（图5-1-1）。

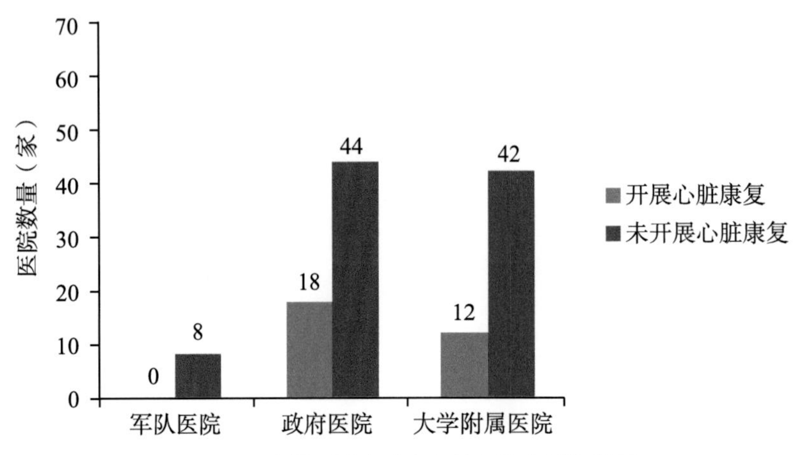

图5-1-1　中国开展心脏康复的医院类型及数量

5.1.1.2　覆盖率

2016年中国医院心脏康复工作现状调查结果显示[1]，平均1亿人口中仅有2.2家医院能开展心脏康复。从七大区开展心脏康复的医院分布密度（心脏康复中心数量/亿人口）上来看，经济发达地区如华北、华东及华南地区分布最多，东北、华中、西南地区次之，而西北地区尚未开展，说明中国心脏康复工作的发展极不平衡（表5-1-1）。

表5-1-1　中国七大区开展心脏康复的医院分布情况

地区	人数（百万）	心脏康复中心数量	心脏康复中心密度（数量/亿人口）
东北	108	1	0.9
华北	155	9	5.8
华东	382	13	3.4
华中	240	2	0.8
华南	147	4	2.7
西南	213	1	0.5
西北	99	0	0
总计	1344	30	2.2

5.1.1.3　康复分期情况

心脏康复分为3期，即Ⅰ期（院内康复期）、Ⅱ期（院外早期康复或门诊康复期）及Ⅲ期(院外长期康复期)。2016年中国医院心脏康复工作现状调查结果显示[1]，在13家完成36项调查并开展心脏康复的医院中，有3家（23%）开展了院内Ⅰ期康复，3家（23%）开展了Ⅱ期康复，7家（54%）同时开展了Ⅰ期和Ⅱ期康复（图5-1-2）。

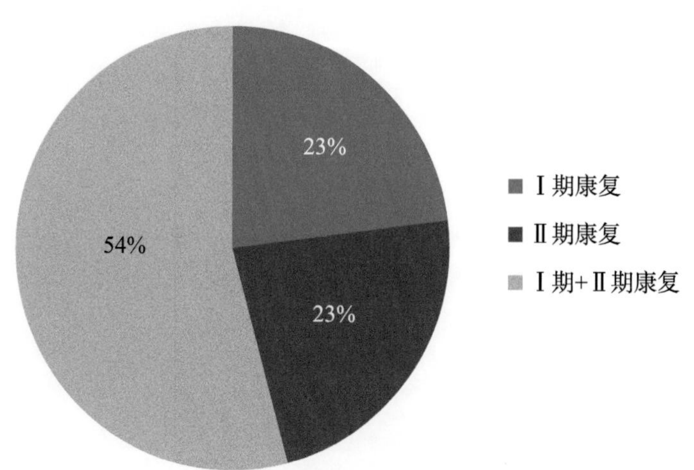

图5-1-2　中国医院心脏康复中心开展工作情况

5.1.1.4　结合传统医学的特色心脏康复现状

（1）中国传统医学太极拳对冠心病介入术后患者预后的影响

一项研究探讨了太极拳对冠心病介入术后患者预后的影响[2]。研究共纳入2014年3月～2016年3月年龄57～71岁的326例冠心病患者，并随机分为对照组和太极拳组，对照组仅给予常规治疗，太极拳组在常规治疗的基础上加入24式杨氏太极拳，治疗6个月，结果显示：太极拳组患者自我护理能力量表（ESCA）、日常生活活动能力量表（ADL）、健康调查简表（SF-36）的评分和LVEF均高于对照组（$P<0.05$），太极拳组心律失常、房室传导阻滞恢复时间、住院时间、焦虑自评量表（SAS）和抑郁自评量表

（SDS）评分均低于对照组（$P<0.05$），提示太极拳运动可改善冠心病介入术后患者的预后（表5-1-2）。

表5-1-2　两组患者日常生活活动能力、心功能及情绪等相关指标比较

指标	太极拳组（$n=128$）	对照组（$n=121$）	P值
ESCA（评分）	122.5±13.4	105.4±12.5	0.00
ADL（评分）	45.7±6.5	39.6±4.8	0.007
SF-36（评分）	61.5±7.4	40.0±5.3	0.001
LVEF（%）	47.3±3.4	42.6±3.1	0.043
心律失常恢复时间（d）	4.5±1.2	6.3±1.3	0.015
房室传导阻滞恢复时间（d）	3.3±1.6	5.5±1.4	0.006
住院时间（d）	16.4±2.5	20.5±4.8	0.032
SAS（评分）	32.3±4.5	43.9±5.6	0.001
SDS（评分）	39.2±9.3	53.6±8.7	0.003

（2）中国传统医学八段锦对急性心肌梗死介入治疗患者生活质量和心功能的影响

一项随机对照研究[3]入选了2016—2017年接受介入治疗的82例成年AMI患者，对照组仅给予规范的血运重建及药物治疗，而研究组在此基础上第2日即开始床旁坐式八段锦锻炼，出院后序贯进行站立位八段锦锻炼，每周5次，共持续24周。结果显示：研究组LVEF、SF-36等各项指标均优于对照组（$P<0.05$），提示八段锦可作为心脏康复手段用于改善AMI介入术后患者的生活质量，并且对维持心功能、减小腹围及BMI有显著作用（表5-1-3）。

表5-1-3　两组患者24周后心功能、腹围、BMI及SF-36评分比较

指标	研究组（$n=43$）	对照组（$n=39$）	P值
LVEF（%）	58.74±10.10	57.79±9.56	<0.05
腹围（cm）	85.98±5.79	90.26±7.10	0.004
BMI（kg/m^2）	23.40±2.30	24.60±2.82	0.035
生理功能（评分）	90.11±10.72	82.69±12.34	0.005
生理职能（评分）	90.11±16.49	69.87±40.63	0.004
身体疼痛（评分）	90.05±11.81	80.35±19.89	0.008
总体健康状况（评分）	77.84±16.19	63.54±18.73	<0.001
精力（评分）	73.95±8.42	62.31±8.57	<0.001
社会功能（评分）	82.32±12.87	71.79±24.37	0.019
情感职能（评分）	96.12±10.81	70.08±38.08	<0.001
精神健康（评分）	82.23±17.38	74.87±15.27	0.046
SF-36评分变化（评分）	82.56±19.31	51.28±22.18	<0.001

5.1.1.5　心脏康复安全性现状

心脏康复的安全性问题一直是临床医师关注的焦点。一项关于居家心脏康复安全性与疗效的前瞻性队列研究[4]共纳入2015年7月～2018年3月335例PCI术后的冠心病患者，分为对照组和居家康复组，其中居家康复组通过智能手机及相应软件进行远程电子监控，最长随访42个月。经倾向性匹配分析发现居家康

复组MACE的发生率低于对照组，因心绞痛恶化导致再住院率明显下降，运动能力、生活质量及冠心病风险因素控制均优于对照组（表5-1-4），证明了智能手机辅助的居家心脏康复模式是降低冠心病患者心血管风险和改善患者健康的一种安全有效的方法。

表5-1-4　两组患者不良心血管事件、运动耐力及冠心病风险因素控制参数比较

指标	对照组（$n=135$）	居家心脏康复组（$n=135$）	P值
主要不良心血管事件［n（%）］	12（8.9）	2（1.5）	0.002
急性心肌梗死发生率［n（%）］	0（0.0）	0（0.0）	—
非预期血运重建［n（%）］	12（8.9）	2（1.5）	0.002
脑卒中［n（%）］	0（0.0）	0（0.0）	—
心源性死亡［n（%）］	1（0.6）	0（0.0）	0.493
恶化心绞痛导致计划外住院率［n（%）］	31（23）	13（9.7）	0.002
最大代谢当量	5.1±1.4	6.2±1.3	0.001
无氧阈时峰值摄氧量［ml/（kg·min）］	13.7±4.1	16.2±4.3	＜0.001
收缩压（mmHg）	130.1±13.9	122.2±13.7	＜0.001
LDL-C（mmol/L）	2.2±0.8	1.5±0.6	＜0.001

5.1.1.6　中国心脏康复的前沿进展

中国心脏康复正逐渐由中心心脏康复向家庭心脏康复延伸，而家庭心脏康复作为新生代事物也面临着挑战，如何监测以保证安全性以及如何设置并调整干预居家心脏康复内容是目前亟待解决的问题。

一项随机单盲对照研究于2016年11月～2017年3月共纳入312例PCI术后患者，进行基于智能手机和社交媒体的心脏康复和二级预防（SMART-CR/SP）[5]，该研究通过微信这一社交平台对冠心病患者进行心脏康复和二级预防项目随访。结果显示，SMART-CR/SP组患者2个月和6个月后6min步行距离较常规治疗组明显提高，差异有统计学意义（表5-1-5），提示SMART-CR/SP是一种有效的心脏康复和二级预防模式。

表5-1-5　SMART-CR/SP组和常规治疗组6min步行距离（m）比较

评估时间	常规治疗组（$n=156$）	SMART-CR/SP组（$n=156$）	OR（95%CI）	P值
基线	485	489.2		—
2个月	517.8	539.1	20.64（7.50～33.77）	0.034
6个月	523.5	543.4	22.29（8.19～36.38）	0.027

另一项前瞻性随机对照研究纳入了96例稳定性冠心病患者，分为对照组和远程监控组。其中远程监控组通过智能手机及相应软件进行远程电子监控，随访6个月后发现远程监控组患者心肺运动各参数指标及运动依从性均优于对照组，证明了电子监控下的运动心脏康复模式对中国冠心病患者切实有效[6]。

5.1.2　中国心脏康复重要临床指标评价

5.1.2.1　心脏康复对经皮冠状动脉介入治疗后患者血压和血脂的影响

一项单中心随机对照试验[7]入选了2016年1月～2018年3月心血管内科门诊PCI术后患者266例，随

机分为对照组和研究组，观察远程辅助居家心脏康复对血压和血脂的影响。结果显示，12个月后研究组患者康复后收缩压和LDL-C水平均较对照组明显下降，两种指标的达标率显著高于对照组（均$P<0.05$）。提示远程辅助居家心脏康复可明显降低PCI术后冠心病患者收缩压和LDL-C水平，提高收缩压和LDL-C的达标率，有助于血压和血脂的控制（表5-1-6）。

表5-1-6　研究组和对照组患者居家康复后血压和低密度脂蛋白胆固醇比较

分组	收缩压（mmHg）	收缩压达标率（%）	LDL-C水平（mmol/L）	LDL-C达标率（%）
对照组（$n=133$）	128.7±12.7	48.1	2.23±0.84	17.3
研究组（$n=133$）	123.7±13.7	72.9	1.64±0.42	42.1
P值	<0.05	<0.05	<0.05	<0.05

注：对照组仅接受二级预防健康教育；研究组接受二级预防健康教育和运动指导，并依据运动处方进行居家心脏康复

5.1.2.2　早期康复锻炼对心脏外科术后患者预后的影响

2016年1月～2018年1月，一项研究探讨了早期康复锻炼对心脏外科术后患者预后的影响[8]。研究选择成人心脏外科术后重症监护室停留时间大于48h的患者893例，根据是否开展早期康复锻炼分为早期康复组239例和传统治疗组654例，经过倾向性评分进行1∶1匹配，每组192例。结果表明早期康复组与传统治疗组比较，机械通气时间缩短，镇静药物使用时间减少，谵妄和肠道功能紊乱的发生率以及营养不良的风险均降低，提示心脏外科术后早期康复锻炼对患者预后指标有一定的改善作用（表5-1-7）。

表5-1-7　匹配分析后两组患者预后指标比较

项目	早期康复组（$n=192$）	传统治疗组（$n=192$）	P值
机械通气时间（h）	36.0±14.9	43.0±12.5	0.016
镇静药物使用时间（h）	39.0±16.8	47.0±21.3	0.001
谵妄［n（%）］	15（7.81）	33（17.19）	0.006
肠道功能紊乱［n（%）］	51（26.56）	82（42.71）	0.001
肱三头肌皮褶厚度（mm）	15.0±2.8	12.0±3.3	0.021

5.1.3　中国心脏康复重要卫生经济学评价

5.1.3.1　心脏康复缩短心血管病患者住院时间

在中国天津市进行的一项随机对照研究[9]分析了术前5d强化吸气肌训练对心脏手术患者术后并发症及预后的影响。该研究对入选的197例年龄≥50岁的心脏外科手术患者进行前瞻性观察，结果显示心脏手术前持续5d的强度为30%最大吸气肌压力的吸气肌训练患者（干预组）与最低强度吸气肌训练的患者（对照组）出现术后肺部并发症的风险比为0.23（95%CI：0.09～0.58，$P=0.002$），对照组住院时间（9.38 d±3.10 d）较干预组（7.51 d±2.83 d）显著延长（$P=0.039$）。

5.1.3.2　心脏康复节省心血管病患者住院费用

一项针对先天性心脏病患儿术后早期综合干预康复模式效果评价的研究[10]分析了2007年1月～2018

年12月接受心脏病手术的400例先天性心脏病患儿（年龄6个月～3岁）的住院时间和住院费用。患者被随机分为康复组和对照组，康复组给予综合康复干预措施，对照组给予常规干预措施。结果表明，与对照组相比，康复组住院时间明显缩短（$P<0.001$），住院费用明显降低（$P<0.001$），提示给予综合干预康复模式能显著减少先天性心脏病患儿的住院时间和住院费用（表5-1-8）。

表5-1-8　康复组与对照组住院时间和住院费用比较

组别	住院时间（d）	住院费用（元）
康复组（$n=200$）	4.2±2.1	38 132±9502
对照组（$n=200$）	6.6±3.2	42 867±13 516
P值	＜0.001	＜0.001

5.1.4　心脏康复领域的相关指南

近年来中国心脏康复治疗迅猛发展，相关学会也先后发布了康复指南（表5-1-9），以下纲领性文件系统阐述了心脏康复的定义、获益证据，明确了中国心脏康复标准化流程、风险控制及质量控制的具体措施，并制定了心脏康复科室建设的基本规范。

表5-1-9　心脏康复领域相关指南

发布时间	名称
2013	冠心病康复与二级预防中国专家共识[11]
2015	冠心病患者运动治疗中国专家共识[12]
2016	经皮冠状动脉介入治疗术后运动康复专家共识[13]
2017	中西医结合冠状动脉旁路移植术Ⅰ期心脏康复专家共识[14]
2018	中国心脏康复与二级预防指南2018精要[15]
2018	75岁及以上稳定性冠心病患者运动康复中国专家共识[16]
2020	慢性心力衰竭心脏康复中国专家共识[17]
2020	冠状动脉旁路移植术后心脏康复专家共识[18]
2021	心房颤动患者心脏康复中国专家共识[19]

参考文献

[1] Zhang Z，Pack Q，Squires RW，et al. Availability and characteristics of cardiac rehabilitation programmes in China［J］. Heart Asia，2016，8（2）：9-12.

[2] Li Y，Zhang H，Wang Y. Tai Chi ameliorates coronary heart disease by affecting serum levels of miR-24 and miR-155［J］. Front Physiol，2019，10：587. DOI：10.3389/fphys.2019.00587.

[3] Chen MG，Liang X，Kong L，et al. Effect of baduanjin sequential therapy on the quality of life and cardiac function in patients with AMI after PCI：A randomized controlled trial［J］. Evid Based Complement Alternat Med，2020，2020（8）：1-10.

[4] Ma J，Ge C，Shi Y，et al. Chinese home-based cardiac rehabilitation model delivered by smartphone interaction improves clinical outcomes in patients with coronary heart disease［J］. Front Cardiovasc Med，2021，8：731557. DOI：10.3389/fcvm.2021.731557.

[5] Dorje TS，Zhao G，Tso K，et al. Smartphone and social media-based cardiac rehabilitation and secondary prevention in

China (SMART-CR/SP): a parallel-group, single-blind, randomised controlled trial [J]. Lancet Digit Health, 2019, 1 (7): e363-e374.

[6] Song YX, Ren C, Liu P, et al. Effect of smartphone-based telemonitored exercise rehabilitation among patients with coronary heart disease [J]. J Cardiovasc Transl Res, 2020, 13 (4): 659-667.

[7] 戈程，徐勇，邢龙芳，等. 远程辅助居家心脏康复对经皮冠状动脉介入治疗后患者血压和血脂的影响 [J]. 中华老年多器官疾病杂志，2019，18 (10): 726-731.

[8] 王书鹏，孟树萍，陈会娟，等. 早期康复锻炼对心脏外科术后患者预后的影响 [J]. 中国循环杂志，2019，34 (5): 498-502.

[9] Chen X, Hou L, Zhang Y, et al. The effects of five days of intensive preoperative inspiratory muscle training on postoperative complications and outcome in patients having cardiac surgery: a randomized controlled trial [J]. Clin Rehabil, 2019, 33 (5): 913-922.

[10] 刘智，陈贤元，陈冬燕，等. 先天性心脏病患儿术后早期综合干预康复模式效果评价 [J]. 岭南心血管病杂志，2017，23 (4): 448-450，478.

[11] 中华医学会心血管病学分会，中国康复医学会心血管病专业委员会，中国老年学学会心脑血管病专业委员会. 冠心病康复与二级预防中国专家共识 [J]. 中华心血管病杂志，2013，41 (4): 267-275.

[12] 中华医学会心血管病学分会预防学组，中国康复医学会心血管病专业委员会. 冠心病患者运动治疗中国专家共识 [J]. 中华心血管病杂志，2015，43 (7): 575-588.

[13] 中国医师协会心血管内科医师分会预防与康复专业委员会. 经皮冠状动脉介入治疗术后运动康复专家共识 [J]. 中国介入心脏病学杂志，2016，24 (7): 361-369.

[14] 冯雪，李四维，刘红樱，等. 中西医结合冠状动脉旁路移植术Ⅰ期心脏康复专家共识 [J]. 中国循环杂志，2017，32 (4): 314-317.

[15] 中国康复医学会心血管病专业委员会. 中国心脏康复与二级预防指南2018精要 [J]. 中华内科杂志，2018，57 (11): 802-810.

[16] 中华医学会老年医学分会. 75岁及以上稳定性冠心病患者运动康复中国专家共识 [J]. 中国综合临床，2018，34 (2): 97-104.

[17] 中国康复医学会心血管病预防与康复专业委员会. 慢性心力衰竭心脏康复中国专家共识 [J]. 中华内科杂志，2020，59 (12): 942-952.

[18] 国家心血管病中心. 冠状动脉旁路移植术后心脏康复专家共识 [J]. 中国循环杂志，2020，35 (01): 4-15.

[19] 中国康复医学会心血管病预防与康复专业委员会. 心房颤动患者心脏康复中国专家共识 [J]. 中华内科杂志，2021，60 (2): 106-116.

5.2 脑卒中康复

5.2.1 中国脑卒中康复开展现状

5.2.1.1 康复机构与人员结构

2016年，中国康复医院数量（图5-2-1）和康复床位数（图5-2-2）均较前几年显著增加[1]。2018年国家医疗质量管理与控制信息系统抽样调查，包含了新疆生产建设兵团在内的32个省、自治区、直辖市的7544家医院数据，结果显示，2147家医院配置有康复医学病房，病房配置率为28.46%，其中实际纳入统计的1897家康复病房的平均床位数为41.17张。2018年全国综合医院康复医学科平均出院患者753.25人次（图5-2-3），其中脑卒中患者241.56人次。神经内科病房早期康复（住院24～48h）开展率为11.79%，其中急性缺血性脑卒中早期康复开展率为25.25%[2]。

2009年调查显示国内康复医师1.6万名、治疗师1.4万名和护士1.2万名，2018年康复医师增加至3.8万名，护士增加至1.5万名。康复治疗师毕业于康复专业的占比为70%左右，毕业于中医的占比为15%左右[1, 2]。

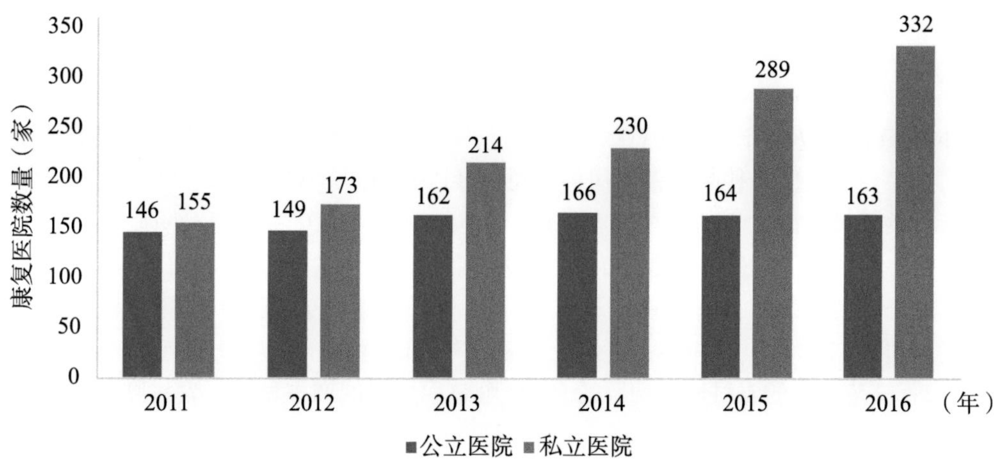

图5-2-1　2011—2016年中国康复医院数量变化趋势

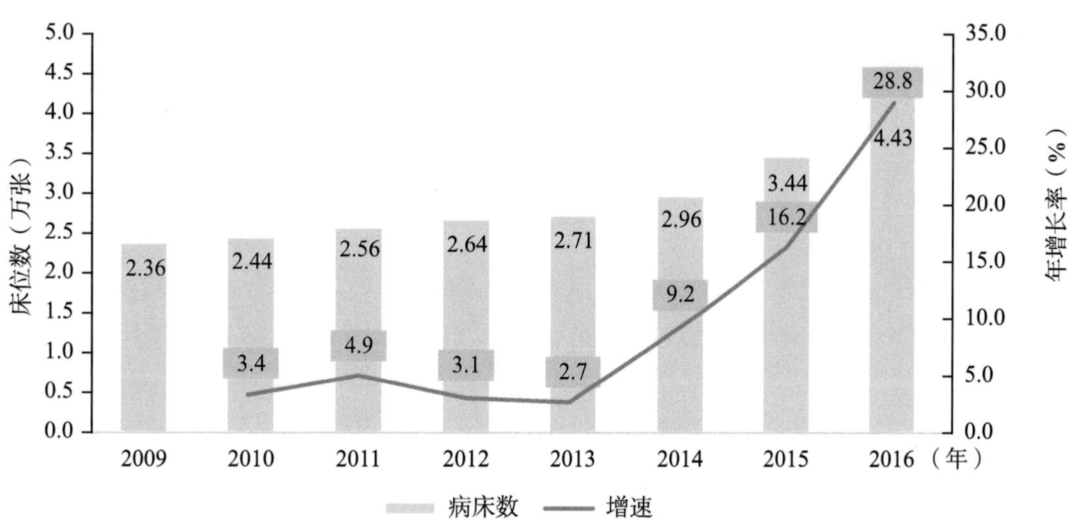

图5-2-2　2009—2016年中国康复医院床位数及年增长率

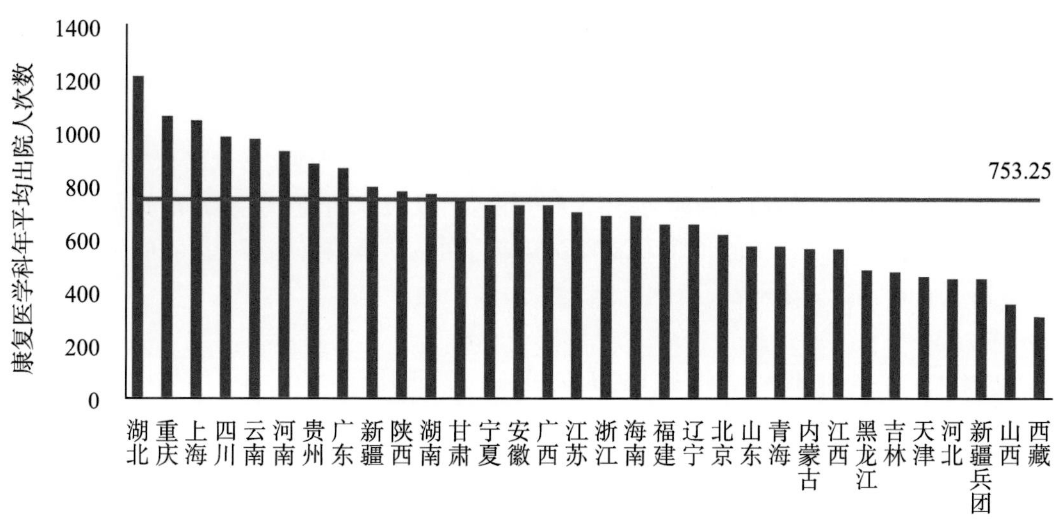

图5-2-3　2018年全国综合医院康复医学科平均出院人次数

5.2.1.2 康复知识知晓率

中国脑卒中后患者康复治疗的状况总体有待改进，城市社区与农村对康复相关知识知晓率均不高。2013—2014年对上海市徐汇区、普陀区常住居民3565份和792份问卷调查显示，两区居民对颈椎病、腰椎间盘突出症、膝骨关节炎基础知识的认知程度尚可，为79.55%～95.05%，而对脑血管病基础知识的认知相对欠缺，尤其是普陀区居民，认知程度仅为43.06%。徐汇区与普陀区居民对社区卫生服务中心康复设备配置情况的满意度分别为90.86%和60.21%，对医师诊治水平的满意度分别为80.33%和59.47%，对技师技能水平的满意度分别为83.17%和63.30%，对综合康复服务的满意度分别为79.44%和63.29%[3]。另一项从河南省 18 个城市管辖范围内的农村地区抽取的596例脑卒中患者的调查显示，农村脑卒中患者对疾病相关知识掌握水平堪忧，平均知晓率仅为48.9%，对疾病管理的重要性认识也严重不足，且仅有17.8%参与功能锻炼的患者依从性处于高水平，82.2% 处于中低水平[4]。

5.2.1.3 中国脑卒中三级康复

近年来中国脑卒中康复领域发展迅速，正逐步建立三级医疗康复服务网络。其中，康复分级诊疗根据疾病分期分别以急性期早期康复、稳定期综合康复和恢复期基本康复为主。有研究对2019年5月以前发表的关于三级康复治疗对脑卒中患者康复效果的14项随机对照试验进行Meta分析，分别使用神经功能缺损程度、运动能力评分、日常活动能力作为结局指标，结果显示，与常规治疗相比，三级康复治疗能够有效促进患者神经功能恢复，改善运动功能，提高日常活动能力[5]。

湖北省十堰市人民医院将收治的124例脑卒中（包括脑缺血和脑出血）患者随机分为研究组与对照组，每组62例。对照组仅给予常规护理干预，研究组则对患者实施分级康复模式干预，采用神经功能缺损程度量表（CSS）评价神经功能，采用简化版Fugl-Meyer运动功能量表评估运动功能，采用Barthel指数（BI）评定生活能力。康复后6个月，分级康复模式能够促进患者运动功能及神经功能的恢复，提高生活能力，降低泌尿系与肺部感染及肩手综合征的发生率[6]。

5.2.1.4 传统医学与现代技术在中国脑卒中三级康复中的应用

中国传统医学和养生手段（如针灸、中药熏蒸、气功、八段锦等）联合现代医学技术被越来越多地应用于脑卒中患者的康复治疗中。六字诀气功结合基本的关节运动训练可以提高脑卒中后构音障碍患者的呼吸控制和综合言语能力[7]。在认知训练同时行互动式头针能明显改善脑卒中后认知功能障碍患者的认知功能[8]，头针与运动疗法相结合可以明显提高脑卒中患者日常活动能力[9]，头针配合认知训练可以有效增强脑卒中后患者的认知和运动功能[10]。基于虚拟现实的八段锦可有效改善养老院老年轻度认知障碍患者的认知功能和躯体功能，提高患者的生命质量[11]。

新型康复医学技术应用于脑卒中患者康复也取得了一定成效。虚拟现实技术联合下肢机器人训练能够改善缺血性脑卒中患者下肢功能和平衡能力[12]，基于虚拟现实技术的动作观察疗法具有改善脑卒中后吞咽功能的功效[13]，交变电磁疗法结合计算机辅助认知训练可以显著改善脑卒中患者的认知功能，促进其运动功能和日常生活活动能力的恢复[14]。

5.2.2 中国近年开展的较大规模康复项目

5.2.2.1 ICF的多中心研究

2012年7月～2014年6月，一项研究纳入了全国52家三级甲等医院和科研机构共57个分中心的首发脑卒中住院患者2822例，运用《国际功能、残疾和健康分类》（ICF）核心分类组合脑卒中（综合版）评价脑卒中康复患者的功能、结构、活动和参与、环境因素，并探讨其相互关系。结果发现，ICF核心分类组合脑卒中（综合版）可以作为一个新的康复评价体系应用于脑卒中患者，有助于开展更实用、更有效的康复[15]。

2014年11月～2015年2月，一项基于ICF通用分类建立预测模型的研究在中国20个省50家康复中心纳入了383例脑卒中患者，其平均住院时间为22.73d±9.75d，将住院时间≥28d定义为平均住院时间延长，选择包括年龄、性别、医疗保险类型、活动能力、能量和驱动功能（ICF，b130）、情感功能（ICF，b152）和进行日常事务（ICF，d230）7个变量，通过逐步回归分析建立最优模型。结果显示，医疗保险类型和进行日常事务（ICF，d230）与住院时间延长相关（$P<0.05$）[16]。

2019年9月～2020年8月，一项基于ICF康复组合（ICF-RS）作为评价工具应用于脑卒中患者适用性的研究在广东省、福建省、澳门特别行政区8所医院选取了134例脑卒中患者，采集其人口学资料，并应用ICF-RS量化标准开发的ICF-RS APP评定患者的功能状况。结果显示，在身体功能的9个类目中，脑卒中患者状况较差的类目为b455运动和耐受能力、b640性功能、b130能量和驱动能力；在活动的14个类目中，脑卒中患者状况较差的类目为d455到处移动、d240控制应激和其他心理需求、d640做家务；在参与的7个类目中，脑卒中患者状况较差的类目为d660帮助别人、d470利用交通工具、d920娱乐和休闲。ICF-RS通过“生物-心理-社会”医学模式，能够更加全面、综合地评估脑卒中住院患者的功能状况[17]。

5.2.2.2　中国脑卒中康复模式的成功探索

随着三级康复诊疗和互联网技术的发展，脑卒中康复也在探索适合目前国情的社区-家庭-智能康复模式。远程康复可以通过信息通信技术远距离传送康复服务，弥补当前脑卒中康复资源的不足，尤其适用于疫情期间。

江苏省人民医院浦口分院康复医学科将60例后期无康复打算的脑卒中出院患者随机分为对照组和观察组，每组各30例，均接受康复医学科常规出院宣教，并进行出院前BI、Fugl-Meyer运动功能量表（FMA）及脑卒中专门化生存质量量表（SS-QOL）的评定，对照组签订“家庭医师＋家庭护士”服务，侧重日常护理和防护指导；观察组签订“家庭医师＋家庭治疗师”服务，重点进行家庭环境改造和辅助器具的代偿和替代，侧重日常生活活动能力（ADL）的应用。结果显示，“家庭治疗师签约”服务能够明显提高脑卒中偏瘫患者的ADL、运动功能及生活质量[18]。

上海复旦大学中山医院一项研究纳入了52名脑卒中后NIHSS评分2～20分的偏瘫患者，随机分为远程康复组和常规康复组，每组各26人。两组患者均进行每周10次、为期12周的康复训练，包括作业治疗、物理治疗和肌电触发神经肌肉电刺激。远程康复组是在治疗师指导下，通过远程医疗康复系统在家中参加康复训练，训练过程接受治疗师的实时视频监督；而常规康复组是在康复科门诊与康复治疗师面对面进行康复训练。对训练前、后改良BI、FMA、双侧初级运动皮层（M1）区域之间的静息状态功能连接（rsFC）、M1区域的灰质体积和皮质脊髓束的白质完整性进行比较，结果显示与常规康复组相比，远程康复组FMA显著改善（$P=0.011$），M1-M1 rsFC显著增加（$P=0.031$），M1-M1 rsFC变化与远程康复组的FMA变化显著正相关（$P=0.018$）。研究表明居家远程康复训练改善了脑卒中患者的运动功能，并且安全、可行[19]。

5.2.3　脑卒中康复卫生经济学评价

康复医学科2018年患者人均住院费为11 222元，其中，药费2286元，药占比为20.37%；康复治疗费用5567元，治疗费用占比49.61%[2]。北京大学第三医院康复医学科对462家具有康复医学科病房的三级医院的1 552 248个样本进行统计，结果显示2013—2018年康复医学科平均住院日21.53d，日均住院费用810元，具体费用中，康复相关费用（康复费与物理治疗费）占比逐年提升，药占比（西药费、中成药费、中草药费占出院费用的比例）逐年下降[20]。

5.2.4 脑卒中康复指南及专家共识

2012年，中华医学会神经病学分会神经康复学组、中华医学会神经病学分会脑血管病学组和卫生部脑卒中筛查与防治工程委员会办公室共同发布了中国第1版《中国脑卒中康复治疗指南（2011完全版）》[21]，首次全面阐释了脑卒中康复流程、脑卒中功能障碍及康复意见，具有极为重要的临床价值。2017年和2019年又分别发布了《中国脑卒中早期康复治疗指南》[22]和《中国脑血管病临床管理指南（节选版）——卒中康复管理》[23]，规范了脑卒中康复的治疗行为，为康复治疗的实施和评价提供了科学证据和基础。

2021年，由国内脑卒中康复及神经调控等相关领域的专家组成的中国经颅直流电刺激脑卒中康复临床应用专家共识组发布了《经颅直流电刺激技术应用于脑卒中患者康复治疗的专家共识》[24]，对经颅直流电刺激治疗脑卒中后常见临床问题给出了循证医学证据，为脑卒中患者的康复治疗提供了临床指导意见。

循证医学证实，康复是降低脑卒中致残率最有效的方法，也是脑卒中组织化管理模式中不可或缺的关键环节。现代康复理论和实践证明，有效的康复训练能减轻患者功能上的残疾，提高患者的满意度，加速脑卒中的康复进程，减少潜在的护理费用，节约社会资源。但与发达国家相比，中国脑卒中康复服务现状与康复需求之间存在较大差距，与国家经济、社会发展的总体水平不相称。脑卒中康复正在通过不断完善和规范康复医疗体系，应用中西医结合，增加医养融合、体医融合和高科技与康复医疗的融合，实现学科有序发展。

参考文献

[1] Li JA，Li LSW. Development of rehabilitation in China［J］. Phys Med Rehabil Clin N Am，2019，30（4）：769-773.

[2] 张娜，张元鸣飞，刘京宇，等. 国家康复医学专业医疗服务与质量安全报告（2019年）［J］. 中华物理医学与康复杂志，2020，42（12）：1146-1152.

[3] 李贝贝，白跃宏，杨坚，等. 社区居民康复知识、康复服务满意度及需求的调查［J］. 康复学报，2019，29（4）：13-18.

[4] 曹莹，张振香，林蓓蕾，等. 农村地区脑卒中患者院外康复锻炼依从性现状及对策分析［J］. 中国实用神经疾病杂志，2020，23（7）：625-630.

[5] 阿丽亚，刘丽欢，梅春丽. 三级康复治疗对脑卒中患者康复效果的Meta分析［J］. 中国慢性病预防与控制，2020，28（4）：312-317.

[6] 李燕，章玮. 脑卒中不同阶段分级康复模式对患者神经功能与生活能力的影响［J］. 现代中西医结合杂志，2020，29（14）：1576-1579.

[7] Zheng Y，Zhang Y，Li H，et al. Comparative effect of Liuzijue qigong and conventional respiratory training on trunk control ability and respiratory muscle function in patients at an early recovery stage from stroke：A randomized controlled trial［J］. Arch Phys Med Rehabil，2021，102（3）：423-430.

[8] 章春霞，张绍华，王玉龙，等. 互动式头针治疗脑卒中后认知功能障碍：随机对照研究［J］. 中国针灸，2021，41（3）：252-256.

[9] Hu XL，Li BJ，Wang XF. Scalp acupuncture therapy combined with exercise can improve the ability of stroke patients to participate in daily activities［J］. Complement Ther Clin Pract，2021，43：101343. DOI：10.1016/j.ctcp.2021.101343.

[10] Xiong J，Zhang Z，Ma Y，et al. The effect of combined scalp acupuncture and cognitive training in patients with stroke on cognitive and motor functions［J］. Neuro Rehabilitation，2020，46（1）：75-82.

[11] 孙志成，马金霖，顾晓美，等. 基于虚拟现实的八段锦锻炼对养老院轻度认知障碍老年患者的影响［J］. 中华物理医学与康复杂志，2021，43（4）：322-326.

[12] 胡靖然，陈小飞. 虚拟现实技术联合下肢康复机器人训练对缺血性脑卒中患者下肢功能及平衡能力影响的研究［J］. 中国康复，2020，35（12）：633-636.

[13] 陈芳婷，郑俊，欧建林，等. 基于虚拟现实技术的动作观察疗法对脑卒中后吞咽障碍的影响［J］. 中国康复，2020，35（7）：343-347.

[14] 胡永林，陈晓磊，华永萍，等. 低频交变电磁疗法结合计算机辅助认知训练对脑卒中患者康复的影响［J］. 中华物理医学与康复杂志，2020，42（5）：397-399.

［15］刘丽旭，张通，何静杰．运用ICF核心分类组合脑卒中（综合版）评价脑卒中患者功能状况的多中心研究［J］．中国康复理论与实践，2019，25（7）：816-821．

［16］Zhang X，Qiu HD，Liu SG，et al．Prediction of prolonged length of stay for stroke patients on admission for inpatient rehabilitation based on the International Classification of Functioning，Disability，and Health（ICF）generic set：A study from 50 centers in China［J］．Med Sci Monit，2020，26：e918811．DOI：10.12659/MSM.918811．

［17］于佳妮，章马兰，沈威，等．岭南地区住院脑卒中患者功能状况的《国际功能、残疾和健康分类康复组合》多中心研究［J］．中国康复医学杂志，2021，36（3）：294-298．

［18］柏敏，马腾，张玲，等．“家庭治疗师签约”服务模式应用于脑卒中偏瘫患者家庭康复效果的研究［J］．中国康复，2021，36（2）：109-112．

［19］Chen J，Sun DL，Zhang SF，et al．Effects of home-based telerehabilitation in patients with stroke：A randomized controlled trial［J］．Neurology，2020，95（17）：e2318-e2330．

［20］张元鸣飞，樊静，周谋望，等．2013—2018年国家三级医院康复医学科住院患者医疗服务与质量安全报告：基于医院质量监测系统病案首页数据［J］．中国康复医学杂志，2020，35（7）：771-774．

［21］中华医学会神经病学分会神经康复学组，中华医学会神经病学分会脑血管病学组，卫生部脑卒中筛查与防治工程委员会办公室，等．中国脑卒中康复治疗指南（2011完全版）［J］．中国康复理论与实践，2012，18（4）：301-318．

［22］中华医学会神经病学分会，中华医学会神经病学分会神经康复学组，中华医学会神经病学分会脑血管病学组．中国脑卒中早期康复治疗指南［J］．中华神经科杂志，2017，50（6）：405-412．

［23］张通，赵军，白玉龙，等．中国脑血管病临床管理指南（节选版）——卒中康复管理［J］．中国卒中杂志，2019，14（8）：823-831．

［24］中国经颅直流电刺激脑卒中康复临床应用专家共识组．经颅直流电刺激技术应用于脑卒中患者康复治疗的专家共识［J］．中华物理医学与康复杂志，2021，43（4）：289-294．

第六部分　心血管基础研究与器械研发

6.1　心血管基础研究

中国大陆地区的高水平心血管基础研究从2005年后开始起步，有影响力的论文主要发表在*Circulation*和*Circulation Research*两大杂志。通过*Cell*、*Nature Medicine*、*Circulation*、*J Am Coll Cardiol*、*Eur Heart J*、*Circ Res*和*Nature Communications*等期刊的数据，可以观察到近几年国内高水平心血管基础研究的快速发展（图6-1-1）。

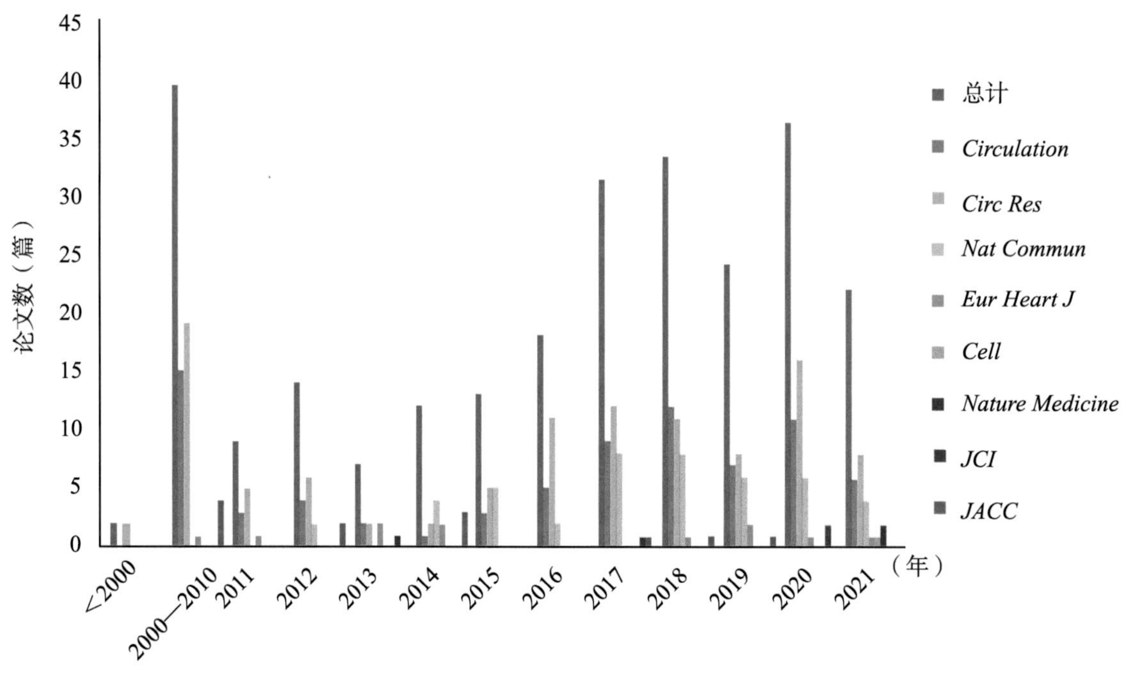

图6-1-1　2000—2021年中国第一单位和通讯作者单位发表的心血管基础研究论文

2020—2021年通讯作者和主要作者均来自中国大陆地区、以探索心脏和血管解剖，发育与功能/发病机制为对象的基础研究论文共48篇，涉及心肌疾病（IHD、心肌病、心肌炎、心力衰竭等）、心律失常、动脉粥样硬化及生长发育等方面。其中热点研究包括心脏保护与再生、单细胞测序技术、基因治疗及机器学习等（图6-1-2，图6-1-3）。

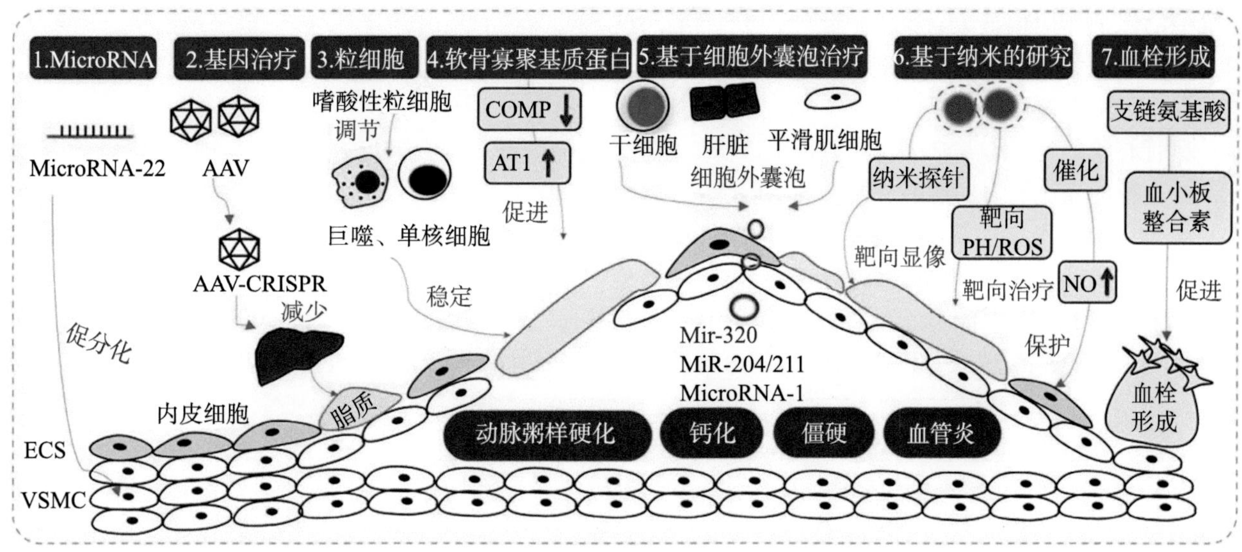

图6-1-2 2020—2021年血管相关研究示意图

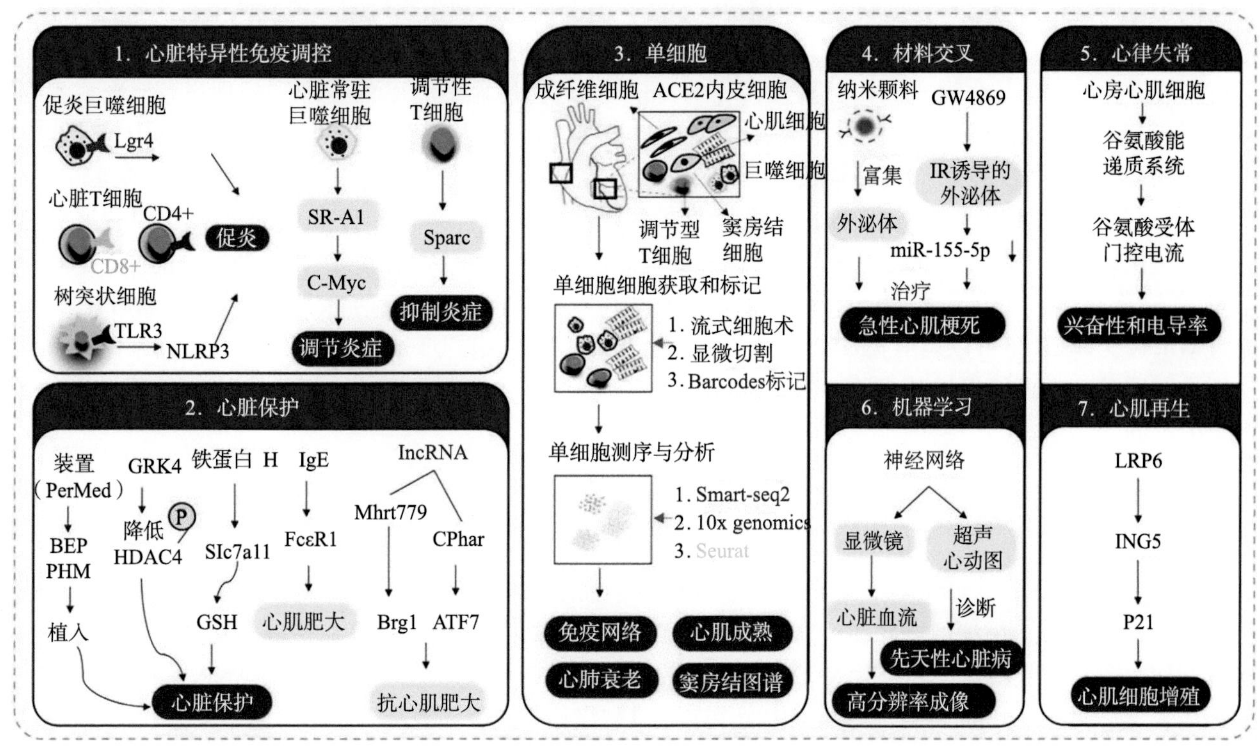

图6-1-3 2020—2021年心脏相关研究示意图

6.1.1 心脏保护

心脏保护的关键在于减少细胞损伤，激发内源性细胞再生。科学家们正致力于寻找新的治疗方法来对抗心脏损伤。

炎症与包括ASCVD及冠心病在内的多种CVD的发生密切相关。炎症反应在心脏损伤和重塑中的作用是近年国内心血管研究的热点，取得重要成果最多，发现了一些重要发病机制、干预靶点和生物标志物。例如通过调节心脏常驻炎症细胞有助于心脏功能的改善[1]。心脏中具调控作用的非编码RNA，包括小分子RNA（microRNA，例如 MiR-320[2]）和长链非编码RNA（lncRNA，例如Mhrt779[3]和CPhar[4]）等在心脏中的保护作用也被大家关注。此外，干细胞及其衍生细胞在心血管损伤保护中也表现出一定的潜力。一方面，干细胞来源的心肌细胞可用于移植治疗[5]；另一方面，细胞来源的外泌体可促进血管新生、保护受损心肌及改善心肌功能[6]。

尽管心肌梗死后心脏修复技术取得了进步，但仍需要开发新的综合治疗方法。在一项研究中，研究者设计了一种可灌注的多功能心外膜装置（PerMed），由可降解的弹性贴片（BEP）、可渗透的分层微通道网络（PHM）和一个能够从皮下递送治疗剂的植入泵系统[7]。BEP旨在为心室重塑提供机械支撑，而PHM旨在促进血管生成并允许修复细胞浸润。在大鼠模型中，植入PerMed改善了心室功能。当连接到泵时，PerMed能够靶向、持续和稳定地释放血小板衍生生长因子，增强心脏修复。总之，靶向心脏炎症、非编码RNA治疗、干细胞移植或者PerMed植入的可行性，展示了其在临床转化治疗心脏病方面的前景。

6.1.2　心肌细胞增殖与再生

对心肌再生机制的研究可为逆转或治疗缺血性心脏病导致的心脏重塑、心脏功能障碍，甚至心力衰竭提供良好的干预措施。由于哺乳动物的心脏不是有丝分裂后的器官，人的心肌细胞自我更新率很低（≈1%）。成年哺乳动物心肌细胞的更新不足以补偿心肌梗死后心肌细胞的丢失。很多通路在细胞的生长、增殖、分化过程中起到重要作用。

雷帕霉素是蛋白质合成，细胞生长，增殖，自噬，溶酶体功能和细胞代谢的关键调节剂。雷帕霉素的作用靶点（mTOR）与特定的衔接蛋白相互作用形成两种多蛋白复合物，称为mTORC1（mTOR复合物1）和mTORC2（mTOR复合物2）。在心血管系统中，mTOR通路可调节心脏的生理和病理过程。研究显示X-box结合蛋白1（XBP1s）[8]，检查点激酶1（CHK1）[9]，溶酶体相关跨膜蛋白4B（LAPTM4B）[10]，己糖胺生物合成途径（HBP）[11]等可通过直接或者间接作用于mTOR通路来调节心肌细胞增殖和心脏再生。

Hippo-YAP（Yes相关蛋白）也是另外一个在心肌细胞增殖、凋亡和分化中起关键作用的通路蛋白。该途径具有在不同疾病状态下进行治疗操作并促进器官再生的巨大潜力。近来，新发现的嵌入盘成分Xinβ[12]以及gp130[13]可通过Hippo-YAP途径进行信号传导控制心脏的发育与再生。此外，最新研究显示，通过Wnt共受体LRP6可以调节ING5/P21信号通路，控制心肌细胞的增殖[14]。总之，对心肌细胞的关键通路进行干预，有可能促进其增殖，从而将心脏修复和再生的策略用于目前难以治疗的CVD（如心力衰竭）中。

6.1.3　单细胞测序

单细胞RNA测序（scRNA-seq）通过检测分析单个细胞的RNA表达，使得能够在单细胞水平上分析特定细胞群，分析组织细胞特异性，已被广泛用于基础研究，在心血管发育和疾病中具有广泛的运用前景。例如，窦房结起搏器细胞（SANPC）自发释放的电脉冲触发心脏收缩。然而，SANPC的细胞性质仍然存在争议。通过比较SANPC的单细胞转录组与小鼠初级视觉皮层细胞的转录组，表明Vsnl1是一种潜在的窦房结标志物[15]，SANPC与谷氨酸能神经元具有显著的生物学特性，谷氨酸能神经递质系统可以作为心律的内在调节模块，为起搏器细胞相关的心律失常提供潜在的干预目标[16]。

总之，通过单细胞RNA测序，研究者可以绘制心脏细胞图谱，可研究窦房结的细胞组成以及分析心脏巨噬细胞异质性等，这为实现心脏疾病的精准治疗提供了可能。

6.1.4　机器学习与心血管病诊断

机器学习是人工智能的分支，可以存储和处理更多信息。它本质上是一种算法或模型，通过算法对数据进行解析、分析，从而对事件的未来发展做出预测与决策。机器学习已逐渐被用于医学诊断。通过机器学习可实现阿尔茨海默病的分类、肺癌检测、视网膜疾病检测、先天性心脏病检测等。

近来，一项研究采用深度的可分离的基于卷积的多通道网络，自动分析多视图超声心动图，大大减少了网络参数，提高了疾病的诊断率。该模型对先天性心脏病患者，包括室间隔缺损患者和房间隔缺损患者具有很高的诊断率，可以潜在地应用于未来的临床实践[17]。短期自动化机器学习过程可以部分替代和促进初级医生的长期专业培训，提高我国先天性心脏病的初诊率，为先天性心脏病儿童的早期诊断和及时治疗奠定了基础。

参考文献

[1] Zhang HW，Xu AD，Sun X，et al. Self-maintenance of cardiac resident reparative macrophages attenuates doxorubicin-induced cardiomyopathy through the SR-A1-c-Myc axis [J]. Circ Res，2020，127 (5)：610-627.

[2] Zhang XD，Yuan S，Li HP，et al. The double face of miR-320：cardiomyocytes-derived miR-320 deteriorated while fibroblasts-derived miR-320 protected against heart failure induced by transverse aortic constriction [J]. Signal Transduct Target Ther，2021，6 (1)：69. DOI：10.1038/s41392-020-00445-8.

[3] Lin H，Zhu Y，Zheng C，et al. Antihypertrophic memory after regression of exercise-induced physiological myocardial hypertrophy is mediated by the long noncoding RNA Mhrt779 [J]. Circulation，2021，143 (23)：2277-2292.

[4] Gao R，Wang L，Bei Y，et al. Long noncoding RNA cardiac physiological hypertrophy-associated regulator induces cardiac physiological hypertrophy and promotes functional recovery after myocardial ischemia-reperfusion injury [J]. Circulation，2021，144 (4)：303-317.

[5] Liang S，Zhang YY，Wang HB，et al. Paintable and rapidly bondable conductive hydrogels as therapeutic cardiac patches [J]. Adv Mater，2018，30 (23)：e1704235. DOI：10.1002/adma.201704235.

[6] Feng R，Ullah M，Chen K，et al. Stem cell-derived extracellular vesicles mitigate ageing-associated arterial stiffness and hypertension [J]. J Extracell Vesicles，2020，9 (1)：1783869. DOI：10.1080/20013078.2020.1783869.

[7] Huang S，Lei D，Yang Q，et al. A perfusable，multifunctional epicardial device improves cardiac function and tissue repair [J]. Nat Med，2021，27 (3)：480-490.

[8] Wang X，Deng Y，Zhang G，et al. Spliced X-box binding protein 1 stimulates adaptive growth through activation of mTOR [J]. Circulation，2019，140 (7)：566-579.

[9] Fan Y，Cheng Y，Li Y，et al. Phosphoproteomic analysis of neonatal regenerative myocardium revealed important roles of checkpoint kinase 1 via activating mammalian target of rapamycin C1/ribosomal protein S6 kinase b-1 pathway [J]. Circulation，2020，141 (19)：1554-1569.

[10] Gu S，Tan J，Li Q，et al. Downregulation of LAPTM4B contributes to the impairment of the autophagic Flux via unopposed activation of mTORC1 signaling during myocardial ischemia/reperfusion injury [J]. Circ Res，2020，127 (7)：e148-e165.

[11] Tran DH，May HI，Li Q，et al. Chronic activation of hexosamine biosynthesis in the heart triggers pathological cardiac remodeling [J]. Nat Commun，2020，11 (1)：1771. DOI：10.1038/s41467-020-15640-y.

[12] Guo HP，Lu YW，Lin ZQ，et al. Intercalated disc protein Xinβ is required for Hippo-YAP signaling in the heart [J]. Nat Commun，2020，11 (1)：4666. DOI：10.1038/s41467-020-18379-8.

[13] Xie D，Geng L，Xiong K，et al. Cold-inducible RNA-binding protein prevents an excessive heart rate response to stress by targeting phosphodiesterase [J]. Circ Res，2020，126 (12)：1706-1720.

[14] Wu Y，Zhou L，Liu H，et al. LRP6 downregulation promotes cardiomyocyte proliferation and heart regeneration [J]. Cell Res，2021，31 (4)：450-462.

[15] Liang DD，Xue JF，Geng L，et al. Cellular and molecular landscape of mammalian sinoatrial node revealed by single-cell RNA sequencing [J]. Nat Commun，2021，12 (1)：287. DOI：10.1038/s41467-020-20448-x

[16] Liang DD，Xue ZG，Xue JF，et al. Sinoatrial node pacemaker cells share dominant biological properties with glutamatergic neurons [J]. Protein Cell，2021，12 (7)：545-556.

[17] Wang J，Liu XF，Wang FY，et al. Automated interpretation of congenital heart disease from multi-view echocardiograms [J]. Med Image Anal，2021，69：101942. DOI：10.1016/j.media.2020.101942.

6.2 心血管医疗器械研发产品

6.2.1 2020—2021年入选国家药品监督管理局创新医疗器械审评通道的心血管产品

国家药品监督管理局在2020年9月1日～2021年8月31日，共批准68项医疗器械进入创新医疗器械审评通道，其中31项为心血管类产品，说明心血管领域的创新在我国医疗器械创新领域占主导地位，占比达45.6%；而且国产原创产品有58项，占比85.3%。

6.2.1.1 心血管支架类的产品

心血管支架类产品共有7项，涉及颅内药物洗脱支架、主动脉支架等产品，详见表6-2-1。

表6-2-1 进入创新医疗器械审评通道的心血管支架类产品

产品名称	申请者
静脉桥外支架	Vascular Graft Solutions Ltd.
颅内药物洗脱支架系统	赛诺医疗科学技术股份有限公司
可吸收药物洗脱外周支架系统	元心科技（深圳）有限公司
三分支型主动脉覆膜支架及输送系统	北京天助瑞畅医疗技术有限公司
模块内嵌主动脉弓覆膜支架系统	杭州唯强医疗科技有限公司
主动脉覆膜支架系统	先健科技（深圳）有限公司
胸主动脉支架系统	杭州唯强医疗科技有限公司

6.2.1.2 瓣膜类产品

瓣膜类产品有9项，全部是介入类瓣膜，详见表6-2-2。

表6-2-2 进入创新医疗器械审评通道的瓣膜类产品

产品名称	申请者
二尖瓣夹合器系统	上海捍宇医疗科技有限公司
经导管二尖瓣置换系统	上海纽脉医疗科技有限公司
经导管二尖瓣瓣膜夹系统	杭州德晋医疗科技有限公司
经导管主动脉瓣膜系统	上海纽脉医疗科技有限公司
经导管主动脉瓣膜系统	成都赛拉诺医疗科技有限公司
经导管二尖瓣修复系统	上海纽脉医疗科技有限公司
经心尖二尖瓣瓣膜修复系统	杭州德晋医疗科技有限公司
经导管主动脉瓣膜系统	金仕生物科技（常熟）有限公司
经导管二尖瓣夹及可操控导引导管	上海申淇医疗科技股份有限公司

6.2.1.3 治疗心律失常类产品

治疗心律失常类产品有3项，详见表6-2-3。

表6-2-3 进入创新医疗器械审评通道的治疗心律失常类产品

产品名称	申请者
穿戴式自动体外除颤器	苏州维伟思医疗科技有限公司
心脏冷冻消融系统	上海微创电生理医疗科技股份有限公司
心脏冷冻消融系统	沈阳鹏悦科技有限公司

6.2.1.4 冠状动脉血流评价类产品

冠状动脉血流评价类产品有两项，详见表6-2-4。

表6-2-4 进入创新医疗器械审评通道的冠状动脉血流评价类产品

产品名称	申请者
超声血流分数测量软件	博动医学影像科技（上海）有限公司
颅内出血CT影像辅助分诊软件	上海联影智能医疗科技有限公司

6.2.1.5 其他心血管类产品

其他心血管类产品有10项，详见表6-2-5。

表6-2-5 进入创新医疗器械审评通道的其他心血管类产品

产品名称	申请者
优美莫司涂层冠状动脉球囊扩张导管	山东吉威医疗制品有限公司
机械解脱弹簧圈	上海沃比医疗科技有限公司
人造血管	江苏百优达生命科技有限公司
紫杉醇超声辅助球囊导管	山东瑞安泰医疗技术有限公司
颅内动脉瘤手术计划软件	强联智创（北京）科技有限公司
冠状动脉介入手术控制系统	Corindus Inc.
植入式左心室辅助系统	深圳核心医疗科技有限公司
颅内动脉药物涂层球囊导管	上海心玮医疗科技有限公司
血管斑块旋切系统	Boston Scientific Corporation
紫杉醇药物涂层外周球囊导管	TriReme Medical，LLC

6.2.2 2020—2021年国家药品监督管理局入选优先医疗器械的心血管产品

国家药品监督管理局在2020年9月1日～2021年8月31日，共批准15项医疗器械进入优先医疗器械审评通道，其中有两项为心血管类产品，详见表6-2-6。

表6-2-6 进入优先医疗器械审评通道的心血管类产品

产品名称	申请者
动脉导管未闭封堵器	Abbott Medical Inc.
冠状动脉血管内冲击波导管	Shockwave Medical Inc.

6.2.3 2020—2021年国家药品监督管理局批准获得三类医疗器械注册证的心血管产品

2020年9月1日～2021年8月31日，国家药品监督管理局共批准获得心血管领域三类医疗器械注册证142项，其中101项为国产产品，其中11项产品曾进入国家创新医疗器械审评通道（表6-2-7）。与2019年9月1日～2020年8月31日的数据相比（获批141项注册证，国产产品96项，其中5项曾进入国家创新医疗器械审评通道），国家药品监督管理局在心血管器械审批方面的速度持续加快，获批创新医疗器械占比显著增加，同时也可以看到中国目前在心血管医疗器械领域的产业化发展进入高速发展阶段。

这101项国产产品中，介入类产品有90项，成像类产品4项，血流测量系统3项，开放手术类产品2项，有源手术类产品1项，AI软件1项。

表6-2-7 2020—2021通过创新医疗器械审评通道获批三类医疗器械注册证的国产心血管产品

序号	产品名称	申请者	产地
1	药物洗脱外周球囊扩张导管	北京先瑞达医疗科技有限公司	北京
2	紫杉醇洗脱PTCA球囊扩张导管	浙江巴泰医疗科技有限公司	浙江
3	药物洗脱PTA球囊扩张导管	浙江归创医疗器械有限公司	浙江
4	取栓支架	珠海通桥医疗科技有限公司	广东
5	锚定球囊扩张导管	湖南埃普特医疗器械有限公司	湖南
6	髂动脉分叉支架系统	先健科技（深圳）有限公司	广东
7	经导管主动脉瓣系统	沛嘉医疗科技（苏州）有限公司	江苏
8	药物洗脱支架系统	赛诺医疗科学技术股份有限公司	天津
9	机械解脱弹簧圈	上海沃比医疗科技有限公司	上海
10	冠状动脉CT血流储备分数计算软件	深圳睿心智能医疗科技有限公司	广东
11	血流储备分数测量设备	深圳北芯生命科技有限公司	广东

从各省市的获批数量上可以看出，目前心血管三类医疗器械产品的地域分布依然差异较大（图6-2-1），上海市排名第一，1年内共获得24项产品注册证，其次是江苏、广东和北京，而全国还有20多个省和直辖市获证数为“零”。

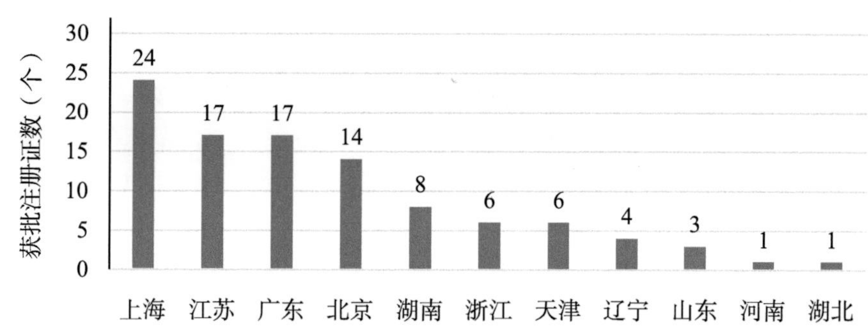

图6-2-1　2020—2021年各省获批三类心血管医疗器械注册证数量

6.2.4　部分创新产品简介

6.2.4.1　药物洗脱外周球囊扩张导管

适用于腘下动脉的经皮腔内血管成形术。该产品为经导丝型（0TW）球囊扩张导管，由Y形连接器、轴杆、球囊、不透射线标识环和导管尖端组成。轴杆分为双腔管和单腔管，轴杆外表面涂有润滑涂层；球囊材料为Grilamid L25，表面涂有药物涂层，涂层中所含药物为紫杉醇，药物剂量为3.3μg/mm^2，载体为硬脂酸镁。

6.2.4.2　紫杉醇洗脱PTCA球囊扩张导管

适用于对患有冠状动脉支架内再狭窄的患者进行经皮腔内血管成形术。紫杉醇洗脱PTCA球囊扩张导管由尖端管、球囊及紫杉醇涂层、标记环、远端内管、远端外管、近端管、导管加强件、导管座、通管针、球囊保护套组成。球囊表面涂覆有紫杉醇，剂量为3.0μg/mm^2。

6.2.4.3　药物洗脱PTA球囊扩张导管

该产品适用于对患有股动脉和腘动脉（膝下动脉除外）狭窄或闭塞病变的患者进行经皮腔内血管成形术。该产品为经导丝型（OTW）球囊扩张导管，由末端、球囊显影点、球囊及药物涂层、导管和导管座组成。药物涂层为纯紫杉醇，紫杉醇涂层均匀分布于球囊的有效长度表面，药物剂量为3μg/mm^2±1μg/mm^2。

6.2.4.4　取栓支架

用于在缺血性脑卒中发作8h内移除堵塞在颅内大动脉血管内的血栓以达到恢复血流的治疗目的，包括颈内动脉、大脑中动脉的M1和M2段、大脑前动脉的A1和A2段。该产品由一个自扩张的取栓支架、输送丝、支撑弹簧圈、显影弹簧圈、热缩套管、显影环和保护鞘管组成。其中取栓支架和输送丝均选用镍钛合金材料制成，显影环材质为铂铱合金，显影弹簧圈材质为铂钨合金。

6.2.4.5　锚定球囊扩张导管

适用于在经皮冠状动脉成形术，通过球囊的扩张，固定导引导管内的导引导丝，以实现导管的交换。该产品主要由球囊、导管、应变释放套管及接头组成。

6.2.4.6 髂动脉分叉支架系统

用于治疗腹髂动脉瘤或髂总动脉瘤。产品由髂动脉分叉支架、髂内覆膜支架以及其各自配套的输送器组成。髂动脉分叉支架由自膨式镍钛合金支架和PET膜组成，通过PET缝线缝合，支架连接点钢套采用316L不锈钢制成，支架显影点材料为钽；髂内覆膜支架由自膨式镍钛合金支架和ePTFE膜组成，支架显影点材料为钽。

6.2.4.7 经导管主动脉瓣系统

适用于经心脏团队评估认为需要接受主动脉瓣置换但不适合接受常规外科手术置换瓣膜的重度主动脉瓣钙化性狭窄患者。经导管主动脉瓣系统由主动脉瓣、配套的输送器及安装使用的压握装载系统组成。主动脉瓣由自扩张镍钛合金支架、裙布、瓣叶及缝合线组成。

6.2.4.8 药物洗脱支架系统

该产品适用于参考血管直径为2.5～4.0mm，病变长度≤35mm，用于改善局部缺血型心脏病患者的血管狭窄症状。药物洗脱支架系统由药物涂层支架和快速交换球囊导管输送系统组成。药物涂层支架以L605钴铬合金支架为基体，表面涂覆底部涂层和含药高分子涂层。底部涂层材料为聚甲基丙烯酸丁酯（PBuMA），该涂层不可降解；药物涂层由雷帕霉素药物和聚乳酸-羟基乙酸（PLGA）组成，为可降解涂层。支架药物剂量密度为1.20μg/mm^2；载药量为59～285μg。输送系统由TIP头、球囊、Marker、球囊内管、球囊外管和手柄组成。

6.2.4.9 机械解脱弹簧圈

适用于颅内动脉瘤瘤内栓塞、动静脉畸形和动静脉瘘填塞，以及外周血管系统动脉、静脉病变的填塞。该产品利用推送杆将弹簧圈输送至动脉瘤内，解脱释放弹簧圈，再利用弹簧圈的机械闭塞作用以及继发的血栓闭塞作用，将动脉瘤隔绝于载瘤动脉的血液循环之外，从而达到防止动脉瘤再破裂的目的。该产品的销索式机械解脱结构设计有助于提高解脱成功率，使操作更安全、方便，为临床提供更多治疗选择。

6.2.4.10 冠状动脉CT血流储备分数计算软件

该产品基于冠状动脉CT血管影像计算获得CT血流储备分数，在进行冠状动脉血管造影检查之前，辅助培训合格的医技人员评估稳定性冠心病（SCAD）患者的功能性心肌缺血症状。临床医师还应结合患者的病史、症状及相关诊断结果进行综合评判。该产品不适用于ACS等急性胸痛患者。该产品由软件安装光盘组成，功能模块包括冠状动脉提取模块、图像切割模块、FFR展示模块、血流动力学计算FFR模块。

6.2.4.11 血流储备分数测量设备

该产品由主机、电源电缆、手持遥控器组成。在冠状动脉血管造影术和（或）介入手术中显示冠状动脉病变血管压力和主动脉压（配合压力微导管和有创血压传感器）并计算血流储备分数（FFR），预期在医疗机构中供具有资质和经验且培训合格的医技人员用于成人患者冠状动脉病变血管的功能学评价，适用于冠状动脉血管造影目测为中度狭窄（直径狭窄30%～70%）且狭窄段参考血管直径≥2.5mm的原发病变。

6.2.4.12　冠状动脉CT造影图像血管狭窄辅助分诊软件

用于冠状动脉CT造影图像（CTA）的后处理，提供冠状动脉狭窄辅助分诊提示，供经培训合格的医师使用，不能单独用作临床诊疗决策依据。不适用于ACS等急性胸痛患者。由软件安装光盘组成，功能模块包括影像列表模块、基于深度学习的血管狭窄分诊提示模块、基于深度学习的后处理模块、冠状动脉血管分割结果修改模块、冠状动脉血管命名修改模块、管理配置模块。

6.2.4.13　球囊扩张导管

适用于冠状动脉血管系统狭窄部位的扩张。本产品为快速交换型球囊扩张导管，产品由球囊、标志环、远端杆、近端杆及导管座组成。球囊由聚酰胺共聚物制成。

第七部分　心血管病医疗费用

自1980年以来，中国CVD和糖尿病患者的出院人次数在不断增加，尤其是2000年以后，呈现加速上升趋势。相应地，CVD住院总费用也在快速增加，2004年至今，其年均增长速度呈震荡上升走势，且高于同期GDP增长速度。这种增长主要来自于住院服务需求的持续增长和近几年的物价上涨。其中，住院服务需求增长的主要原因是中国人口老龄化及医疗保障水平的持续提升。

7.1　出院总人次数及其变化趋势[1-4]

2019年中国医院心脑血管病患者出院总人次数为2684.41万人次，占同期出院总人次数（包括所有住院病种）的14.03%；其中，心血管病1434.88万人次，占7.50%，脑血管病1249.53万人次，占6.53%（图7-1-1）。

CVD患者出院人次数中，以缺血性心脏病（893.48万人次，其中心绞痛276.27万人次、急性心肌梗死105.76万人次）和脑梗死（827.60万人次）为主，其比重分别为36.92%和34.20%；其余依次为高血压256.68万人次（其中高血压性心脏、肾脏病30.92万人次）、脑出血149.33万人次、心力衰竭139.44万人次、心律失常112.92万人次、风湿性心脏病20.26万人次、肺栓塞10.54万人次。2019年糖尿病出院人次数为461.27万人次。1980—2019年中国各类主要CVD和糖尿病患者出院人次数变化趋势见图7-1-2。

1980—2019年，中国CVD患者出院人次数年均增速为9.59%，快于同期全病种出院人次数的年均增速（6.33%）。CVD各病种出院人次数年均增速排位依次为心力衰竭（20.66%），心绞痛（13.02%），脑梗死（11.91%），肺栓塞（11.45%），缺血性心脏病（11.04%），急性心肌梗死（10.94%），脑出血（8.84%），高血压（7.04%），心律失常（6.15%），高血压性心脏、肾脏病（5.95%），慢性风湿性心脏病（0.70%）和急

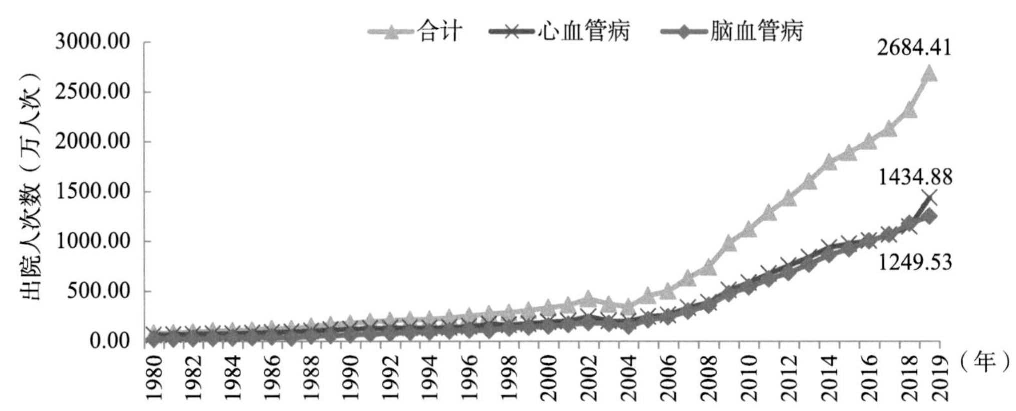

图7-1-1　1980—2019年中国CVD患者出院人次数变化趋势

CVD包括缺血性心脏病（心绞痛、急性心肌梗死及其他缺血性心脏病）、慢性风湿性心脏病、急性风湿热、肺栓塞、心律失常、心力衰竭、高血压病（包括高血压性心脏、肾脏病）及脑血管病，其中2002年以前，缺血性心脏病在卫生统计年报中的名称是冠心病

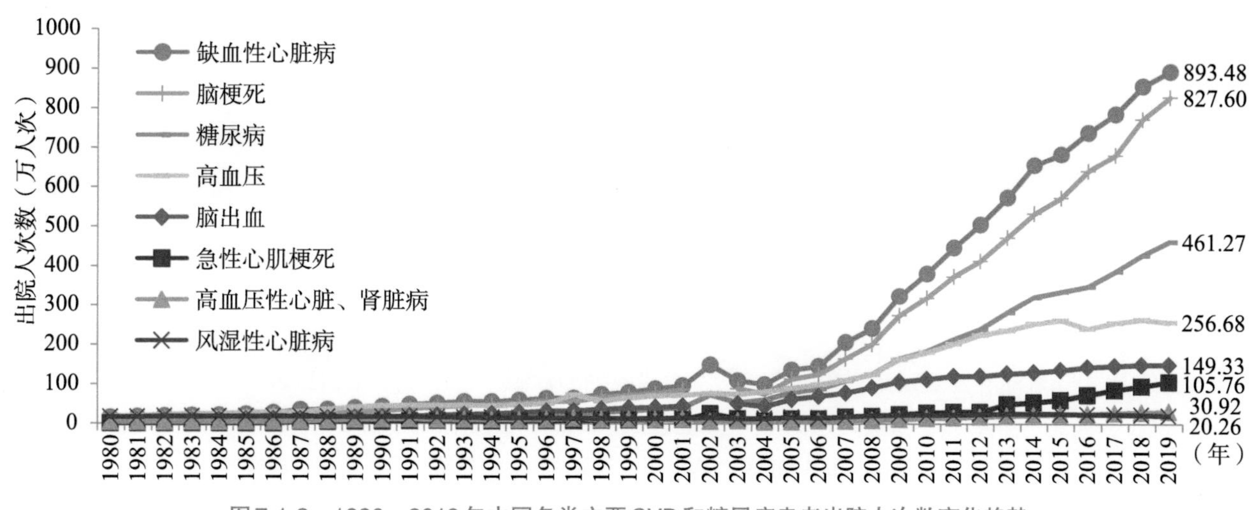

图7-1-2　1980—2019年中国各类主要CVD和糖尿病患者出院人次数变化趋势

性风湿热（-11.98%）。糖尿病出院人次数年均增速为13.31%。

7.2　心血管病住院费用

2019年，中国心脑血管疾病的住院总费用为3133.66亿元。其中，心血管病的住院总费用为1773.38亿元，包括缺血性心脏病1256.25亿元（其中，心绞痛427.84亿元、急性心肌梗死321.18亿元），心律失常180.99亿元，高血压167.21亿元（其中，高血压性心脏、肾脏病27.61亿元），心力衰竭130.64亿元，风湿性心脏病19.30亿元，肺栓塞18.09亿元，急性风湿热0.90亿元；脑血管病的住院总费用为1360.28亿元，包括脑梗死811.97亿元，脑出血296.33亿元（图7-2-1）；另外，糖尿病的住院总费用为365.92亿元。扣除物价因素的影响，自2004年以来，急性心肌梗死、脑梗死和脑出血住院总费用的年均增长速度分别为25.99%、18.82%和13.51%（图7-2-2）；与2018年相比，2019年缺血性心脏病的住院总费用增长了9.55%（心绞痛14.41%），高血压增长了-2.03%（高血压性心脏、肾脏病7.91%），肺栓塞增长了11.53%，心律失常增长了15.59%，心力衰竭增长了24.04%，慢性风湿性心脏病增长了-10.18%，急性风湿热增长了-9.46%；另外，糖尿病增长了7.72%。

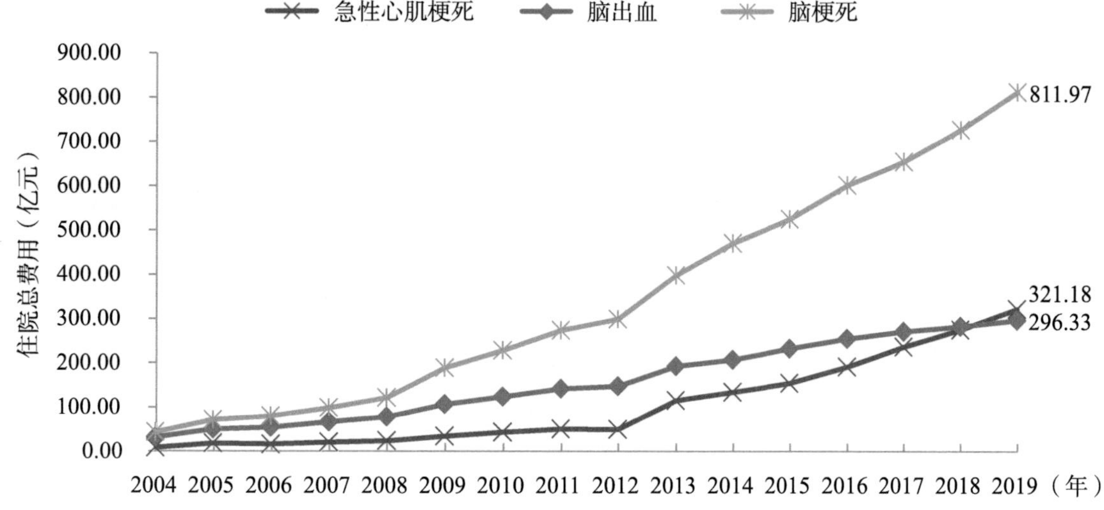

图7-2-1　2004—2019年3种CVD住院总费用变化趋势（当年价格）

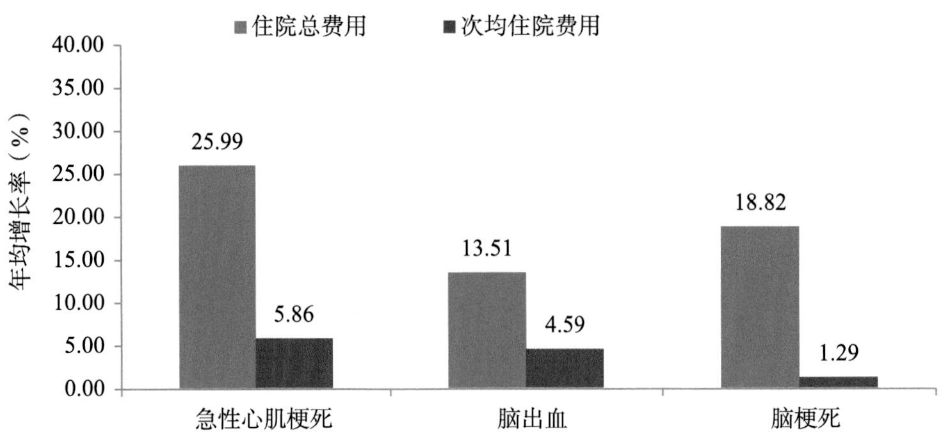

图7-2-2　2004—2019年3种CVD住院总费用和次均住院费用年均增长速度
住院总费用＝次均住院费用×住院人次数

2019年缺血性心脏病的次均住院费用为14 060.20元（心绞痛15 486.51元、急性心肌梗死30 368.54元），脑梗死9811.18元，脑出血19 843.37元（图7-2-3），高血压6514.19元（高血压性心脏、肾脏病8929.68元），肺栓塞17 169.01，心律失常16 028.28元，心力衰竭9368.51元，慢性风湿性心脏病9525.63元，急性风湿热5780.11元；另外，糖尿病7932.88元。扣除物价因素的影响，自2004年以来，急性心肌梗死、脑梗死和脑出血次均住院费用的年均增长速度分别为5.86%、1.29%和4.59%（图7-2-2）；与2018年相比，2019年缺血性心脏病的次均住院费用增长了4.94%（心绞痛1.23%），高血压增长了0.62%（高血压性心脏、肾脏病1.62%），肺栓塞增长了0.07%，心律失常增长了8.89%，心力衰竭增长了2.80%，慢性风湿性心脏病增长了1.53%，急性风湿热增长了2.87%；另外，糖尿病增长了-0.35%。

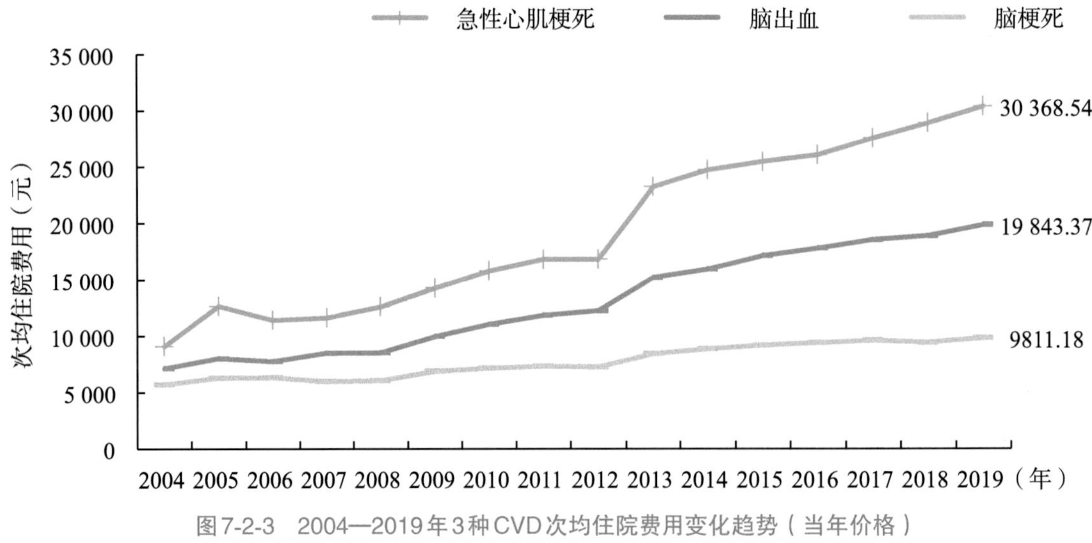

图7-2-3　2004—2019年3种CVD次均住院费用变化趋势（当年价格）

7.3　对报告内容及引用数据的说明

2019年CVD医疗费用：本着数据选取的代表性和科学性的原则，本报告选取《中国卫生健康统计年鉴》公布的、以公立医院病案为依据的全国样本医院病种住院医疗费用数据，描述心脑血管病相关病种的住院费用及其变化趋势。

出院人次数：由于卫生部统计信息中心分别在1987年和2002年两次调整相关病种统计口径，因此同一病种调整前后的出院人次数数据出现波动，在一定程度上影响了数据的连续性。鉴于此，2003年的心脑血管病住院费用数据未被计入本报告。

缺血性心脏病诊断：鉴于该病的诊断在基层医院存在一定的问题，故出院人次数量存在一定的误差，但不影响增长趋势的变化。

消除价格影响：为了真实反映医疗费用的增长，通常需要消除价格因素对费用的影响，即在计算过程中考虑医药价格指数的变化。本报告选取中国统计年鉴中“医疗保健价格指数”数据进行各类医疗费用的可比性处理。

参考文献

[1] 中华人民共和国卫生部. 全国卫生统计年报资料2001 [M]. 北京：中国协和医科大学出版社，2001.
[2] 中华人民共和国卫生部. 中国卫生统计年鉴2012 [M]. 北京：中国协和医科大学出版社，2012.
[3] 国家卫生和计划生育委员会. 中国卫生和计划生育统计年鉴2017 [M]. 北京：中国协和医科大学出版社，2017.
[4] 国家卫生健康委员会. 中国卫生健康统计年鉴2020 [M]. 北京：中国协和医科大学出版社，2020.

常用英文缩略语

A

ABI　踝臂指数
ACC　美国心脏病学会
ACEI　血管紧张素转化酶抑制剂
ACM　致心律失常型心肌病
ACR　尿白蛋白与肌酐比值
ACS　急性冠脉综合征
AHA　美国心脏协会
AMI　急性心肌梗死
ARB　血管紧张素Ⅱ受体拮抗剂
ARVC　致心律失常性右室心肌病
ASCVD　动脉粥样硬化性心血管病

B

BMI　体重指数
BRS　生物可吸收支架

C

CABG　冠状动脉旁路移植术
CAMI　中国急性心肌梗死注册研究
CANCDS　中国成人营养与慢性病监测
CCACH　中国儿童青少年心血管健康调查
CCB　钙离子拮抗剂
CCC　中国心血管病医疗质量改善项目
CCDRFS　中国慢性病与危险因素监测
CCSR　中国心脏外科注册研究
CDS　中华医学会糖尿病分会
CEA　颈动脉内膜剥脱术
CHARLS　中国健康与养老追踪调查
China-HF　中国心力衰竭注册登记研究
China-PAR　中国动脉粥样硬化性心血管病风险预测研究
China PEACE　中国心血管病高危人群早期筛查与综合干预项目
CHNS　中国健康与营养调查
CHS　中国高血压调查
cIMT　颈动脉内膜中层厚度
CKB　中国慢性病前瞻性研究
CKD　慢性肾脏病
CK-MB　肌酸激酶同工酶
CLHLS　中国老年健康影响因素跟踪调查
CNDMDS　中国糖尿病和代谢异常研究
CNSCKD　中国慢性肾病工作组调查
CNSSPP　中国脑卒中筛查与预防项目
CNSSS　中国脑卒中筛查项目
COPD　慢性阻塞性肺疾病
CPACS　中国急性冠状动脉综合征临床路径研究
CRT　心脏再同步化治疗
CSPP　中国脑卒中预防项目
C-STRIDE　中国慢性肾脏病队列研究
CTD　结缔组织病
CTEPH　慢性血栓栓塞性肺动脉高压
CVD　心血管病

D

DALY　伤残调整寿命年
DCM　扩张型心肌病
DVT　深静脉血栓

E

eGFR　估算肾小球滤过率
EMS　紧急医疗服务
ESC　欧洲心脏病学会
EVAR　腹主动脉腔内修复术

F

FBG　空腹血糖

G

GBD　全球疾病负担
GLP-1RA　胰高糖素样肽受体激动剂

H

HbA1c　糖化血红蛋白
HCM　肥厚型心肌病
HDL-C　高密度脂蛋白胆固醇
HOCM　梗阻性肥厚型心肌病
HQMS　医院质量监测系统
HR　风险比

I

ICD　置入型心律转复除颤器
ICER　增量成本收益比

ICH 脑出血
IDF 国际糖尿病联盟
IHD 缺血性心脏病
INR 国际标准化比值
IPAH 特发性肺动脉高压
IS 缺血性脑卒中

L

LDL-C 低密度脂蛋白胆固醇
LEAD 下肢动脉疾病
LVEF 左室射血分数
LVNC 左室心肌致密化不全

M

MACE 主要不良心血管事件
MACCE 主要不良心脑血管事件
MET 代谢当量
MS 代谢综合征

N

NCEP 美国国家胆固醇教育计划
NSTEMI 非ST段抬高型心肌梗死
NSVT 非持续性室性心动过速
NYHA 纽约心脏协会

O

OCT 光学相干断层成像术
OR 比值比
OSA 阻塞性睡眠呼吸暂停
OSAHS 阻塞性睡眠呼吸暂停低通气综合征

P

PAD 外周动脉疾病
PAF 人群归因分值
PAR% 人群归因危险度百分比
PCI 经皮冠状动脉介入
PCSK9 前蛋白转化酶枯草溶菌素9
PE 肺栓塞
PEA 肺动脉血栓内膜剥脱术
PH 肺动脉高压
PSS 原发性干燥综合征

Q

QALY 质量调整生命年

R

RAS 肾动脉狭窄
RCM 限制型心肌病
RFCA 导管射频消融
RR 相对危险度

S

SCD 心脏性猝死
SGLT2i 钠-葡萄糖共转运蛋白-2抑制剂
SLE 系统性红斑狼疮
SNP 单核苷酸多态性
SSc 系统性硬化症
STEMI ST段抬高型心肌梗死

T

TAVI 经导管主动脉瓣置换术
TEVAR 胸主动脉腔内修复术
TIA 短暂性脑缺血发作
TSP 总悬浮颗粒物

V

VTE 静脉血栓栓塞症

W

WHO 世界卫生组织

Y

YLD 健康寿命损失年
YLL 寿命损失年

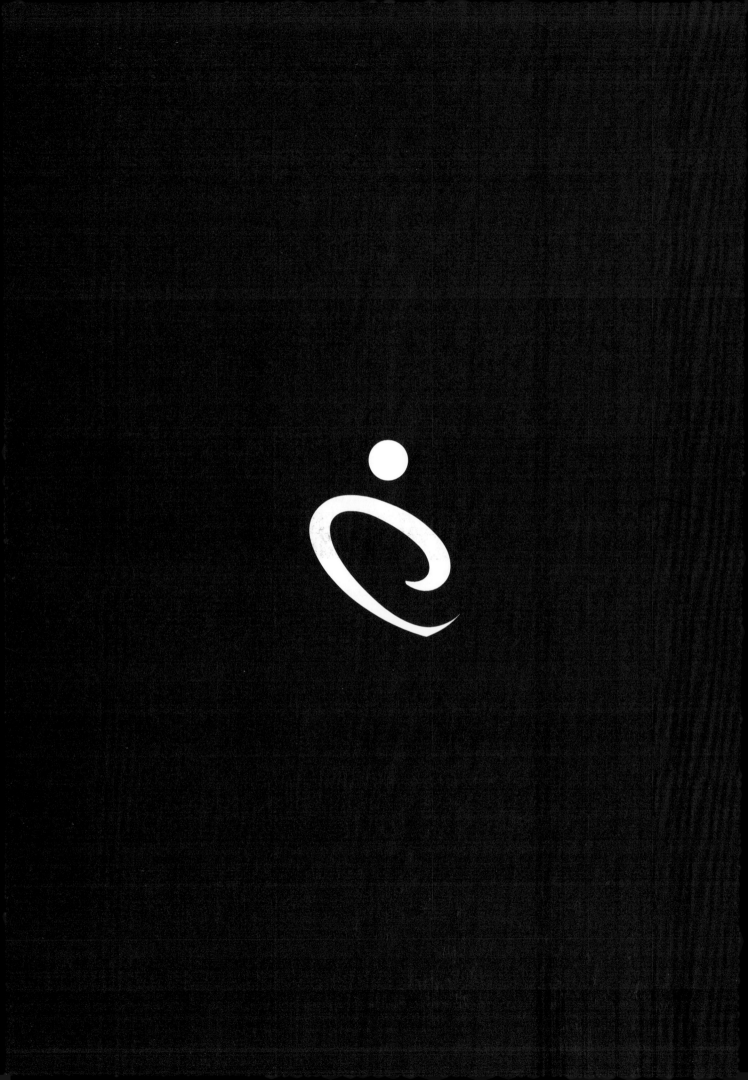